知れば知るほど!
始めたくなる

おとなの
矯正歯科BOOK

体験者9名の
リアルボイスを
収載

Ortho
Dontic
BOOK

監修:公益社団法人 日本臨床矯正歯科医会

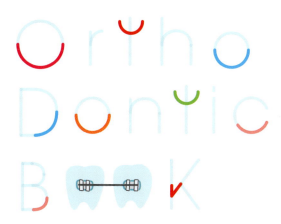

ほんとうのきれいは
ここから始まる。

おいしいものを味わったり
大切な人と会話をしたり
日々のしあわせに大きくかかわっている歯。
思えば、素敵といわれる笑顔には
いつも美しく整った歯並びがあるものです。

「いいなあ、すっきりとした口もとで」
この本には、そう思うだけの人生に区切りをつけ
矯正歯科治療を始めた9名の経験者が登場します。

また今、治療を考えているあなたに役立つよう

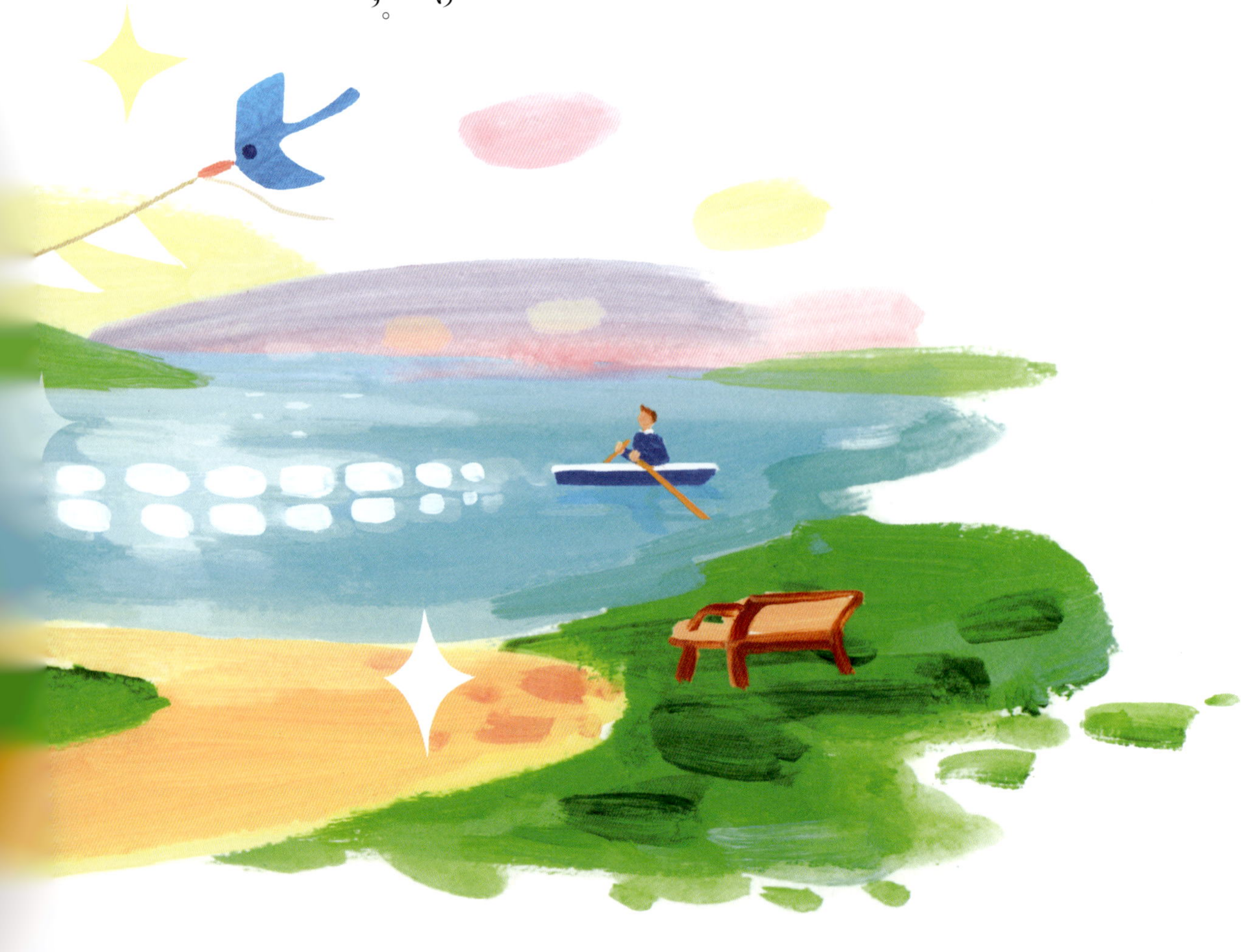

専門家への取材を踏まえ
おとなの矯正歯科治療の基本から
その周辺の歯科事情まで
踏み込んで解説しています。

ブレース（矯正装置）をつけた数年間は
人生のわずか数ページ。
それでいて、自分の可能性を生かし
新しい自分へと変化するための
とても貴重な歳月です。

今からでも、遅くはありません。
さあ、歩き始めましょう。
よく噛めて、安定した
ほんとうにきれいな歯並びに向けて。

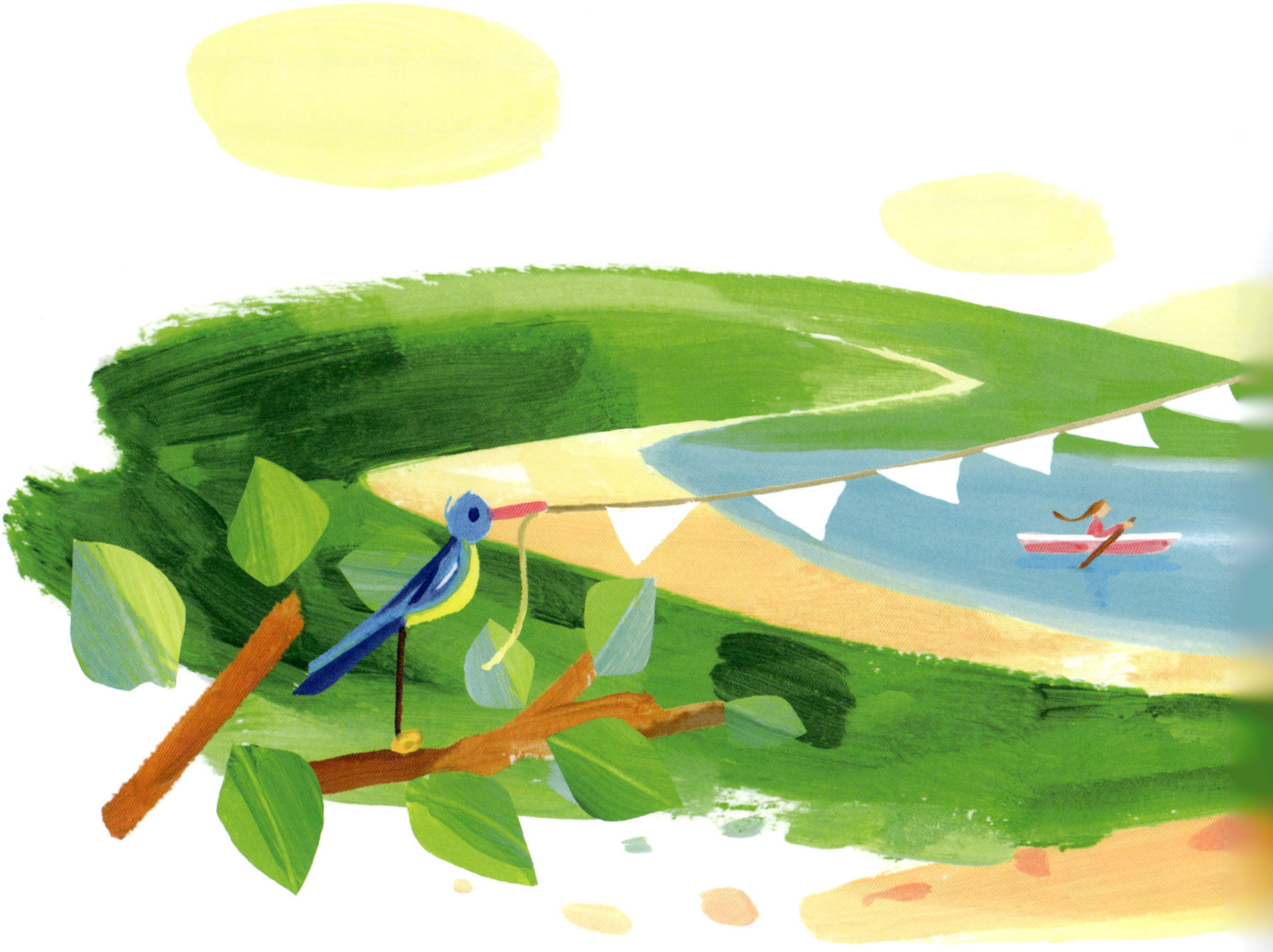

知れば知るほど！
始めたくなる

おとなの矯正歯科BOOK

Orthodontic Book

CONTENTS

PART 1
知っておきたい！
歯と歯並びのABC

PART 2
十人十色！ おとなの矯正歯科治療

Real voice Interview

PART 3
治療期間を楽しもう！

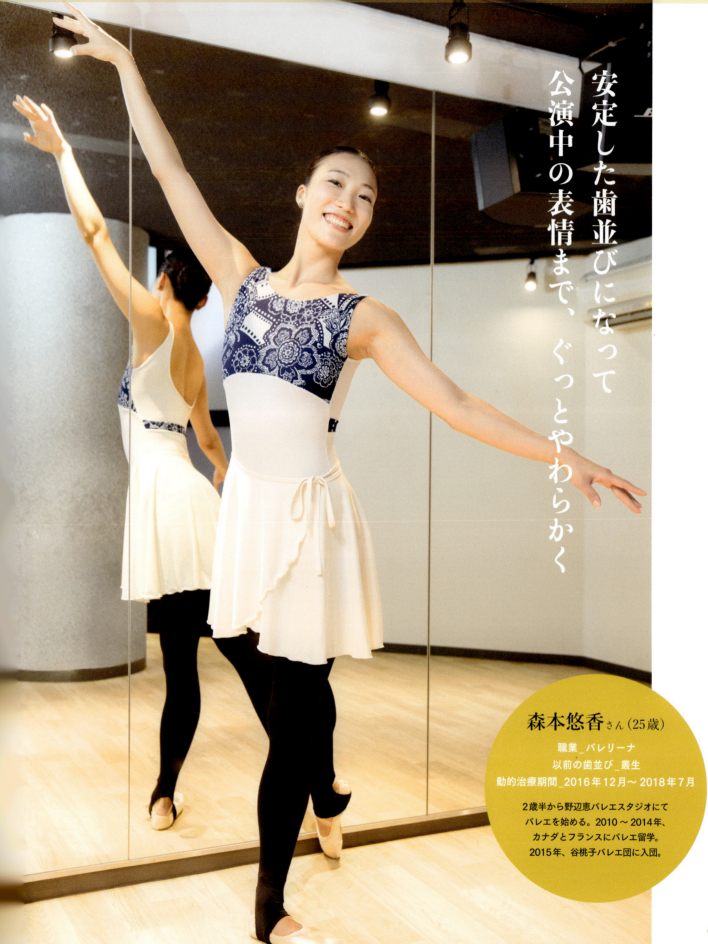

安定した歯並びになって 公演中の表情まで、ぐっとやわらかく

森本悠香さん（25歳）

職業_バレリーナ
以前の歯並び_叢生
動的治療期間_2016年12月～2018年7月

2歳半から野辺恵バレエスタジオにてバレエを始める。2010～2014年、カナダとフランスにバレエ留学。2015年、谷桃子バレエ団に入団。

自覚がなかった奥歯の咬み合わせを指摘されて

プロのバレリーナとして活躍中の森本さん。20代に入ってから、それまでは意識していなかった不揃いな上下の前歯が気になりだしました。そこでむし歯の治療の際、そのことを歯科医に相談してみたところ、意外な答えが――。

「先生から『前歯もゆがみがあるけれど、奥歯の咬み合わせがよくないね』といわれたんです。まったく自覚がありませんでしたが、その後、別の歯医者さんでも同じような指摘があったので、母の紹介で矯正歯科を訪れ、そのまま治療を始めることに決めました」

矯正歯科での治療期間は約1年半。平均よりも短期間ですが、治療に際してはバレリーナならではの苦労もあったようです。

「治療の前に親知らずを4本抜いたのですが、腫れた顔で舞台に上がることはできません。公演が入っている時期を避けて抜歯の予約を入れるために、ブレース（28ページ）をつけるまでに半年以上費やしてしまいました」

また、ブレース装着後には以前に治療したむし歯が再発。いったん装置をはずして治療せざるを得なくなり、2か月のロスに……。しかし、矯正歯科治療を始めてからは、さっそく嬉しい変化を感じたといいます。

口もとの癖が解消し華やかで自然な笑顔に

「口をすぼめたり、唇をなめたりといった、踊っているときに無意識に出てしまっていた口もとの癖がなくなったんです。また、小さい頃から歯を噛みしめることがよくあったのですが、せっかく治した歯並びを保ちたいので、今は意識して口もとをリラックスさせるように努めています。そのせいか、表情がやわらかくなったように思います」

そのほか、舌で歯を押すような舌癖《ぜっぺき》（53ページ）が改善できたのも治療の賜物《たまもの》。歯のお手入れも、矯正歯科の歯科衛生士による丁寧な指導で、治療が終わった今もきちんと継続できているといいます。

バレエの魅力について尋ねると、「正解がないところですね。だから、もっと上を目指したいと思うんです」と答えた森本さん。自分と向き合うそんな厳しさが、森本さんの治療の日々を支え、現在の輝くような笑顔につながっているのでしょう。

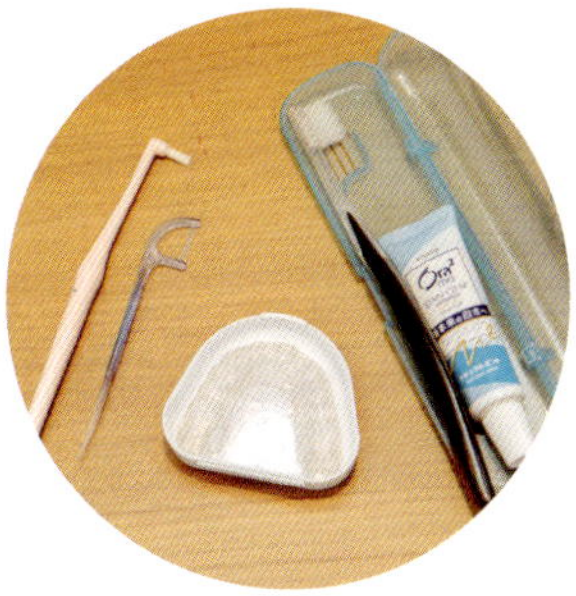

オーラルケアの意識が高まったのも矯正歯科治療のメリットのひとつ。動的治療が終わった今は、食事のとき以外はリテーナー（中央／28ページ）を装着している。

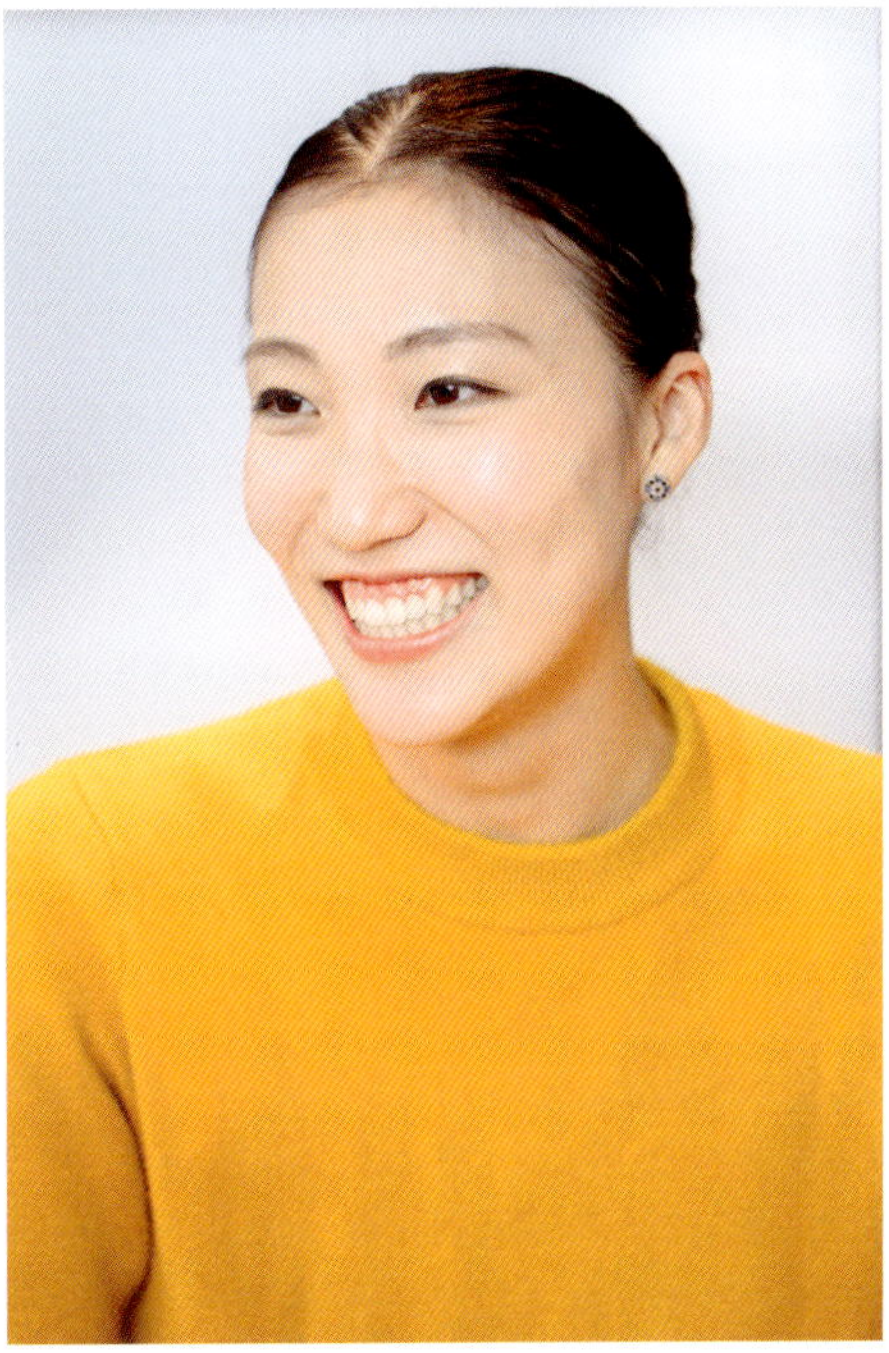

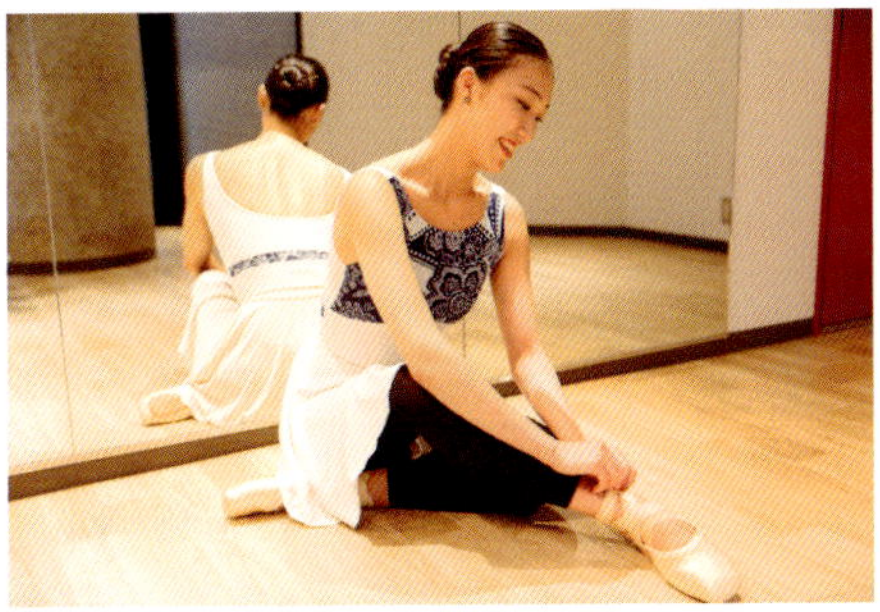

周囲をパッと明るくするような笑顔が魅力的。「甘いものが好きで、レッスン中によく間食します。でも、食べた後は歯みがきも忘れませんよ」とにっこり。

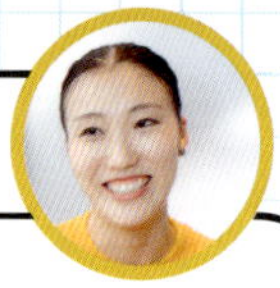

初診相談
2016年4月

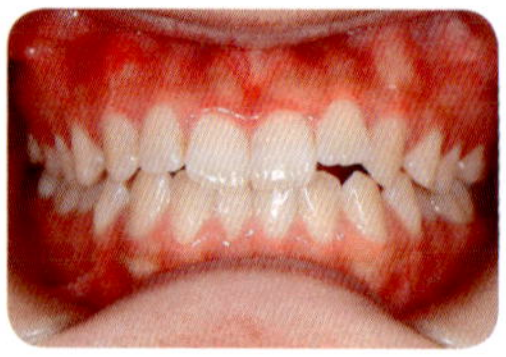

前歯の軽いゆがみが気になり、はじめて矯正歯科へ。主治医から奥歯の不正咬合を指摘される。実際、噛みしめる癖があった。

動的治療
〈前期〉
2016年12月

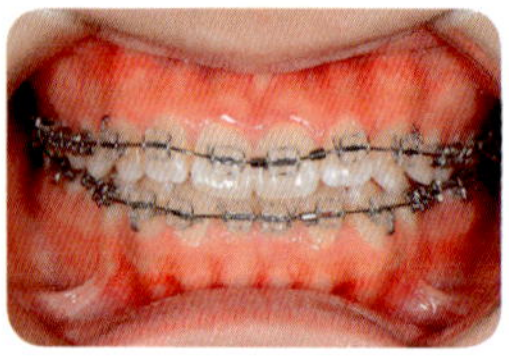

一般歯科で親知らずを4本抜いた後、矯正歯科でブレースをつけて治療を開始。歯列からはみ出している部分を整えていく。

動的治療
〈後期〉
2018年7月

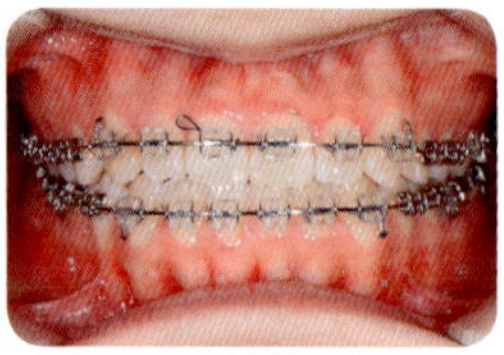

上の歯に対して下の歯がわずかに大きいので、下の前歯6本の隣接面をやすりでほんの少しずつ削る処置を受ける。

治療後
2018年7月

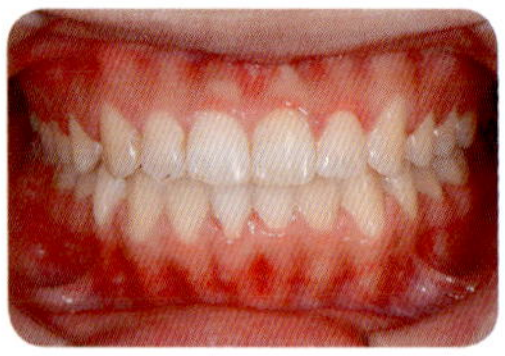

前歯のむし歯の再発で中断があったものの、当初の予定どおり1年半で治療終了。現在は保定装置を装着中。

from orthodontist

主治医コメント

森本さんの場合、不正咬合の程度が軽かったため、治療は短期で終了しました。ブレースをはずした後は担当の歯科衛生士と口腔筋機能療法（MFT／64ページ）を積極的に行っていたのが印象的です。もともと噛みしめの癖があり、顎関節症も見られるので、意識して口もとをリラックスさせるとよいと思います。

おしえて！ 悠香さん

治療を終えて、周囲の人の反応は？

矯正歯科治療を終えてから「顔だちが変わったね」といわれることがあります。最初の反応は、友人からの「メイクを変えた？」でした。頬からあごのラインがすっきりして見えたようです。メイクは特に変えていないので、治療のおかげだと思います。

選んだ矯正装置のタイプとその理由は？

舞台に上がるので、できれば目立たないものがいいと思っていました。そのことを相談して主治医にすすめられたのが透明のブラケットです。ただし、金属製よりも時間がかかる場合があると聞き、前歯のみを透明のブラケットに。奥歯はメタル製にしました。

治療中、食べにくかったものは？

人それぞれだと思いますが、私の場合は、透明のプラスティックブラケットが着色したように見えてしまうので、動的治療中はカレーを控えていました。「だめ」といわれると逆に無性に食べたくなって、我慢するのがつらかったですね（笑）。

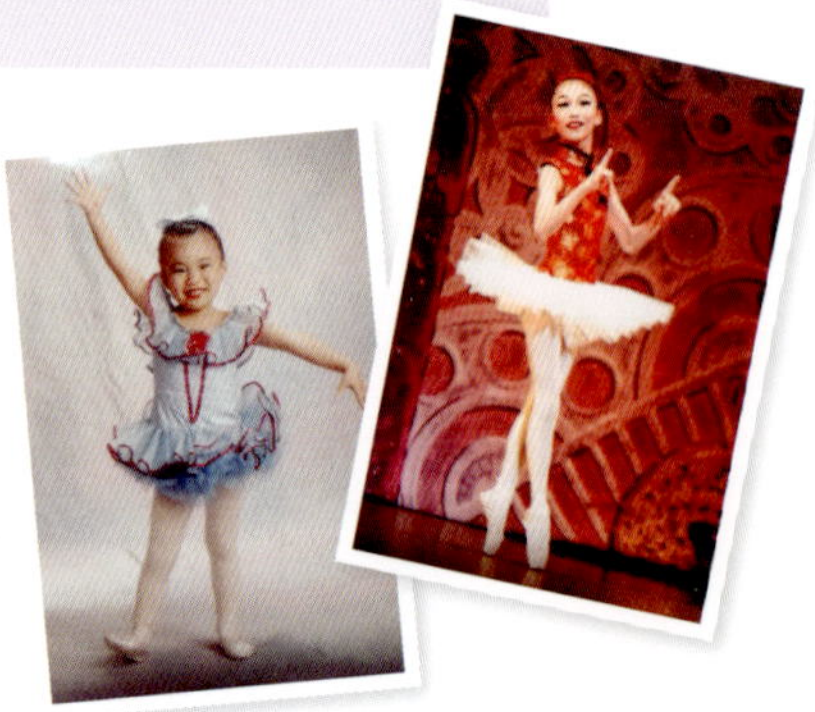

3歳3か月での初舞台（左）と、はじめてトゥシューズを履いたときの写真（右）。いずれもご本人提供。

矯正歯科治療を機にアクティブな人生が始まりました

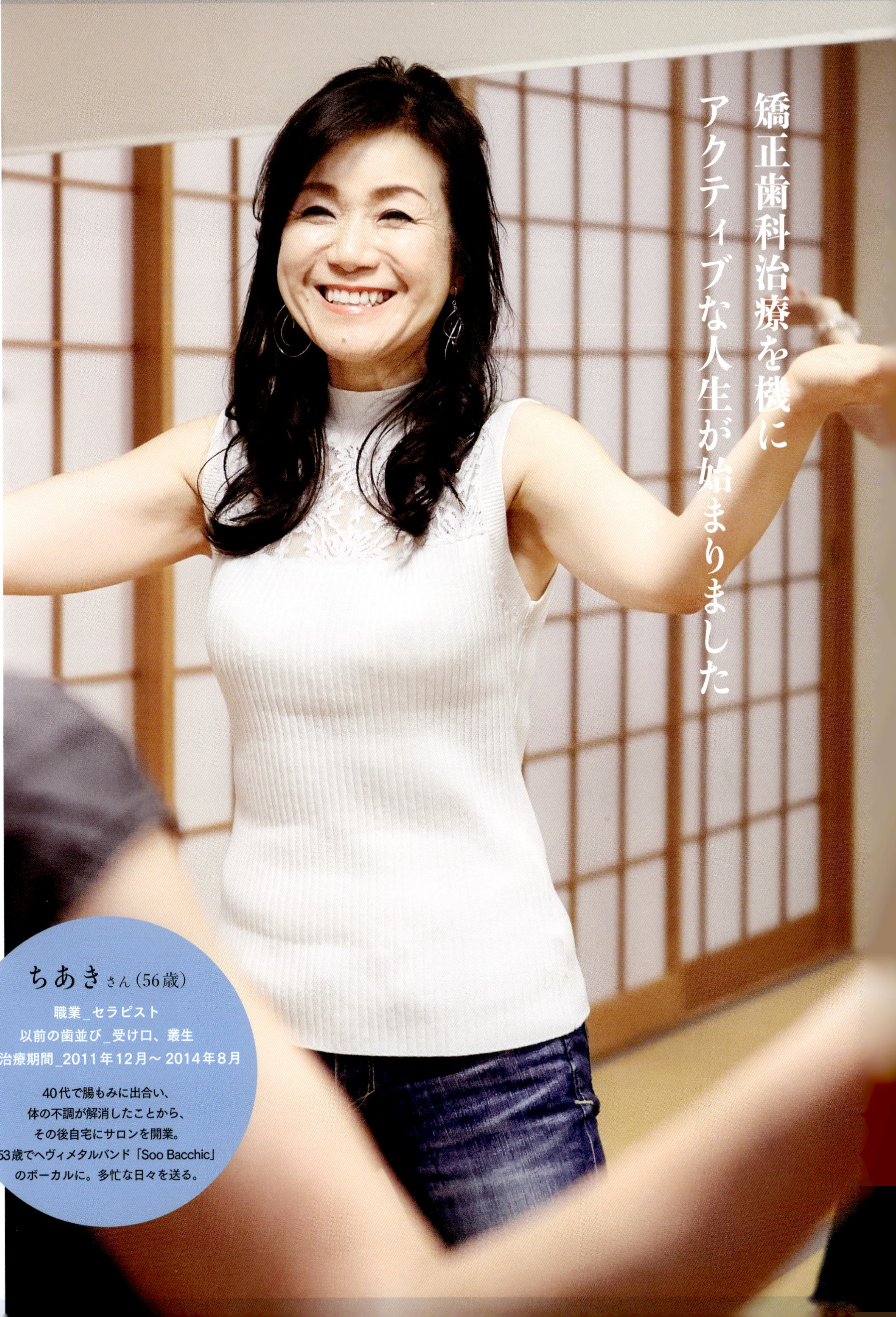

ちあきさん（56歳）

職業_セラピスト
以前の歯並び_受け口、叢生
動的治療期間_2011年12月～2014年8月

40代で腸もみに出合い、体の不調が解消したことから、その後自宅にサロンを開業。53歳でヘヴィメタルバンド「Soo Bacchic」のボーカルに。多忙な日々を送る。

娘の矯正歯科治療を見て「私も！」と決意

乱ぐい歯と受け口を治したくて、49歳で矯正歯科治療をスタート！ちあきさんが治療をはじめて意識したのは17歳のときでした。

「アメリカに1年ほど留学していたとき、矯正装置をつけているクラスメートがたくさんいました。そこで歯並びは治せるんだと知って、やってみたいと思ったんです」

しかし当時、日本では矯正歯科治療は現在ほど一般的ではなく、周囲の人に相談しても「あんなに目立つ装置を何年もつけるなんて」と否定的な意見が多かったそう。さらに、結婚してからは子育てや介護など、家族のお世話で忙しく、気づけば20年以上の月日が流れていました。

「先に娘が矯正歯科治療を始めたんです。歯並びがきれいに整っていくのを見て、治療への思いが再び募りました」

一念発起したちあきさんは、インターネットで矯正歯科を検索。治療の症例や患者さんの感想を参考に、矯正歯科を訪ねました。ところが、骨と癒着している歯や抜歯の難しい親知らずがあることから、治療を断られることに。さらに別の矯正歯科では「あなたの年齢なら、いまさら治療をしなくてもいいのでは？」と諭されたこともあったといいます。それでも諦めきれずに訪れた4軒目の矯正歯科で、念願の治療が始まりました。

「先生の『コンプレックスを自慢のタネに変えましょう！』という言葉が、今でも忘れられません」

歯並びが整ったことで何ごとにも積極的に

治療を終えた今、ちあきさんは「口もとが気になって、人前で話すこともままならなかった」という言葉が信じられないほど、人生を謳歌しています。大学の同窓会での出会いから結成されたヘヴィメタルバンドのボーカル、自宅で始めた腸もみサロン、独自のトレーニングメソッドで美しいボディーラインをつくる「らせん美」教室のインストラクター……。美しい歯並びが、彼女に一歩も二歩も前に踏み出す勇気をもたらしました。

また、「治療への後押しになれば」と自身の治療の経過をブログに綴《つづ》ったところ反響が大きく、矯正歯科医を招いての「治療相談会」を開催したことも。きれいな歯並びを得たちあきさんの行動力は、これからもパワーアップしていきそうです。

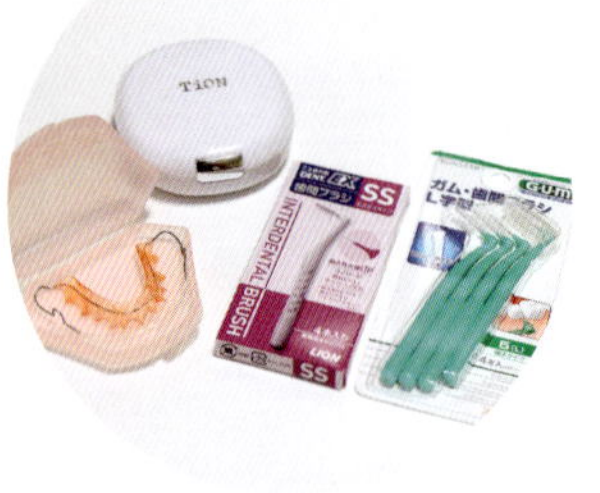

夜はリテーナー（左端）をつけて就寝。白いケースには、ジェル状のホワイトニング剤を使用するホームホワイトニング用のマウストレーが入っている。

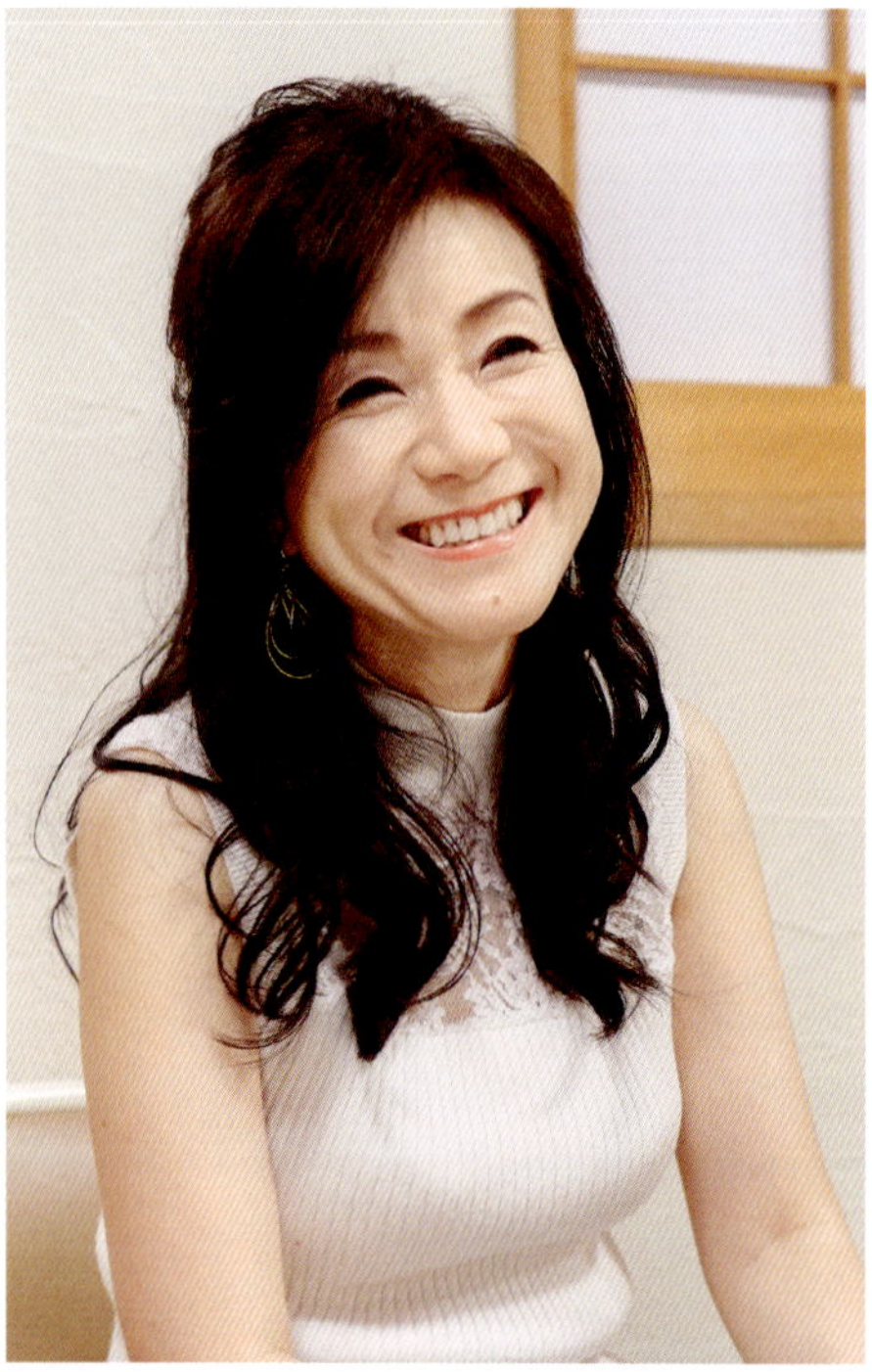

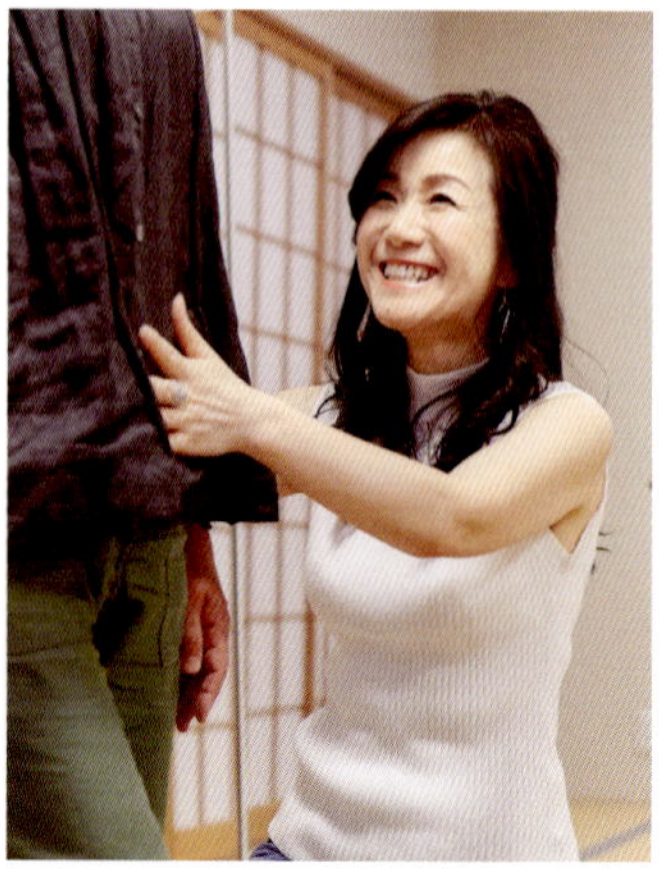

以前は歯を見せるのが嫌で、口を閉じたまま笑っていたというちあきさん。矯正歯科治療で生き生きとした笑顔になり、「人前で思い切り笑えることが幸せ」と話す。

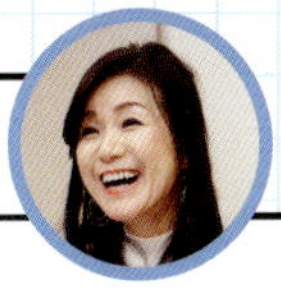

ちあきさんの矯正歯科治療 Diary

初診相談
2011年7月

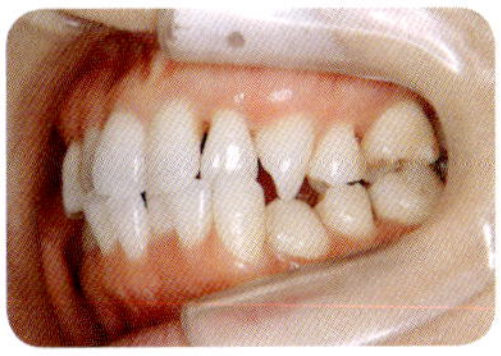

全体的に歯がガタガタで、上下の咬み合わせにも問題が。ほかに埋まったままの親知らずや骨と癒着した歯などもあった。

動的治療〈前期〉
2011年12月

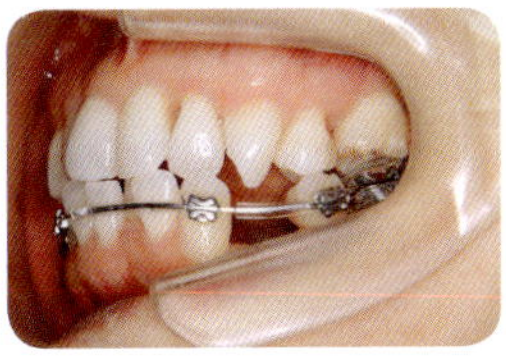

すべての歯にブラケットをつける前に、下の犬歯から小臼歯、大臼歯にワイヤーを通し、前歯を整えるための準備をしている。

動的治療〈後期〉
2014年5月

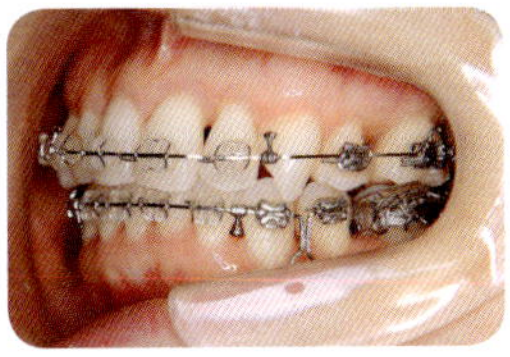

2年半が経ち、治療は歯の隙間を閉じていく最終段階。歯のケアもしっかり行ったため、治療中のむし歯などは一切なし。

治療後
2014年8月

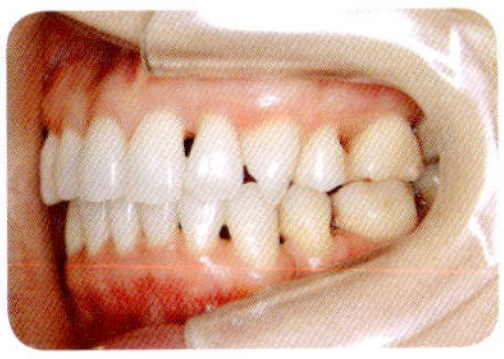

上下の咬み合わせが整い、笑った後も唇が歯に引っかからず、スムーズに閉じられるように。現在は保定装置を装着中。

from orthodontist

主治医コメント

動的治療中、矯正歯科のほかに一般歯科と予防歯科、3つのクリニックに通う非常に意識の高い患者さんでした。埋伏《まいふく》歯があったため、話し合って「ちあきさんにとってベストな」ゴールを設定。前向きに治療に取り組んでくださいました。治療をきっかけに人生を楽しめるようになったといっていただけて、私も嬉しく思います。

おしえて！ちあきさん

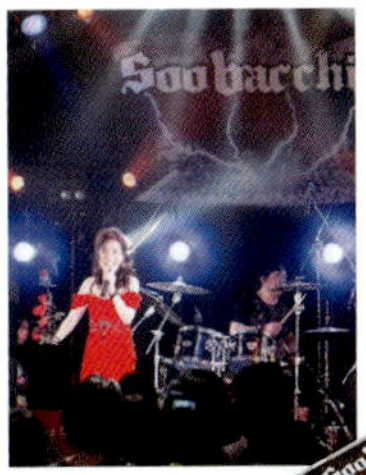

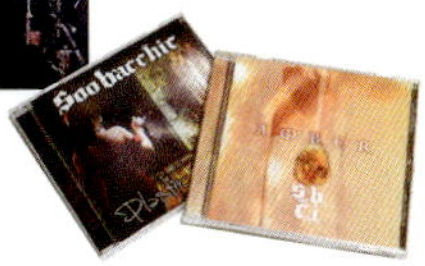

ちあきさんがボーカルとして参加するヘヴィメタルバンド「Soo Bacchic」のCDアルバム（下）。「歯並びが整ったら、高音の声が出しやすくなったように感じます」

写真：ご本人提供。

矯正歯科を選ぶ際、決め手となったことは？

インターネットで検索して矯正歯科を探しました。親知らずが骨と癒着して抜歯できないといわれていたので、ホームページで難しい抜歯症例を載せている矯正歯科をチェックしました（※）。掲載されている患者さんの感想や症例も参考にしましたね。

※医療広告規制の改正により、現在は治療前後の写真や患者さんの感想をホームページに掲載することは禁止されました。

あなたにとって、きれいな歯並びとはどんなもの？

歯並びはその人の美意識や美的センスを表すもの。私は歯並びがきれいになって自分に自信がもてたので、プレゼンテーションする力がつきました。そして、堂々と人前で笑顔になれることがもたらす快感は、何ものにも代えがたいと思います。

これから治療する人に知っておいてほしいことは？

女性は一度「歯並びを治したい」と思ったら、その思いをずっと抱き続けるのではないでしょうか。それを考えたら、治療にかかる数年はあっという間。「いまさら治療なんて」と迷っているなら、まずは歯医者さんに相談してみることをおすすめします。

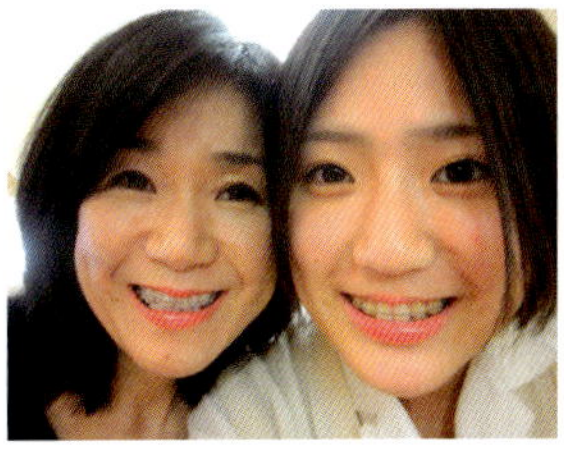

第8回「ブレース スマイル コンテスト」（93ページ）で優秀賞に輝いたちあきさんの作品。右はお嬢さま。

若々しさの秘訣
それはいくつになっても変化を楽しむこと

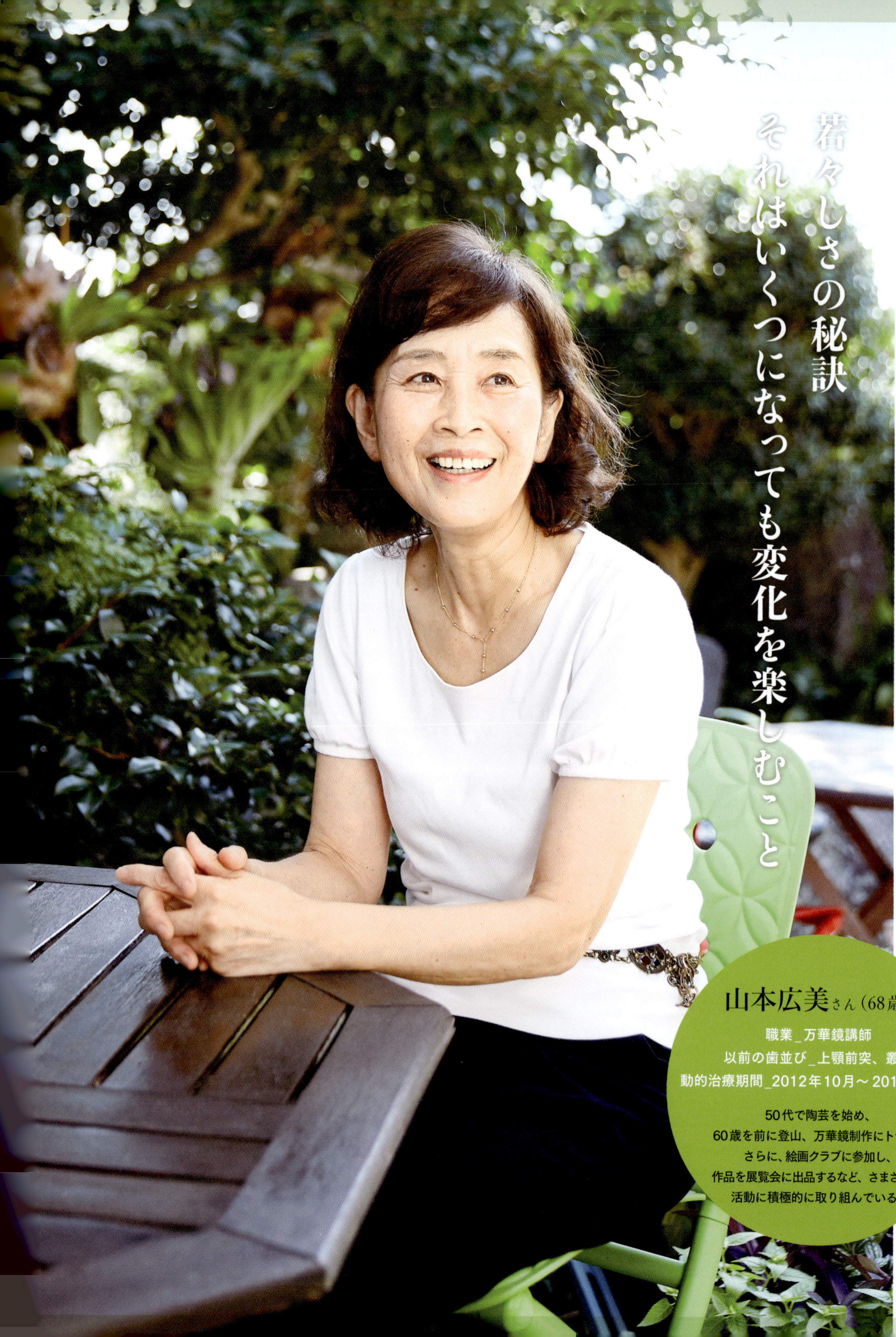

山本広美さん（68歳）

職業_万華鏡講師
以前の歯並び_上顎前突、叢生
動的治療期間_2012年10月～2015年12月

50代で陶芸を始め、
60歳を前に登山、万華鏡制作にトライ。
さらに、絵画クラブに参加し、
作品を展覧会に出品するなど、さまざまな
活動に積極的に取り組んでいる。

入れ歯にしようかと迷うこともあったけれど

山本さんは小学生の頃、歯並びを気にした両親のすすめで、大学病院の歯科を受診。しかし結局、永久歯の抜歯や、通院に時間がかかるなどの理由で治療を見合わせました。おとなになってからは、「矯正歯科治療は子どもがするもの」だと諦め、結婚後、成人から治療できることを知っても「この先、子育てに時間も費用もかかるから」と断念していました。

「いつかは治療したい、と思いながら60歳になり、いっそのこと気になる部分を全部入れ歯にしてしまおうかと思ったこともありました。でも年齢を重ねるにつれ、前歯が出てきたり咬み合わせが悪くなってきたりして、やっぱり、もとから治したいという気持ちが強くなったんです」

その頃、近くに住む40代の知人が治療を開始。それがきっかけで山本さんも矯正歯科を訪れることにしました。

おいしさを味わえるのは健康な歯があってこそ

現在、動的治療は終了し、前歯の裏側に固定するタイプのリテーナー（28ページ）を装着中。治療中、印象に残っているのは、「噛めないことのつらさ」だそう。

「ワイヤーを調整した後、どうしてもお肉が食べたかったのですが、痛みが強くて噛めませんでした。お肉をすり潰せばいいと思いついて、焼いてからミキサーにかけましたが、味がしません。人間は舌だけでなく、歯で噛んで味わっているんだと実感しましたね」

上あごの位置や歯並びが整った今では、治療前の食べづらさも解消。おいしい食事を存分に味わえるようになりました。

「治療中は大変なこともあったし、歯が動く痛みもありました。もっと早く治療したかったとも思います。でも、カラーモジュール（63ページ）で、あえて口もとを強調したりして楽しみました。せっかくの機会ですから、前向きな気持ちで治療したほうがいいですからね」

もともとチャレンジ精神旺盛。子どもに手がかからなくなってからは、陶芸に登山、万華鏡や絵の制作など、次々に新しいことに挑戦し、日常に変化をつけてきました。矯正歯科治療もそのひとつ。健康的な笑顔を手にした山本さん。さて、次はどんな変化を楽しむのでしょうか。

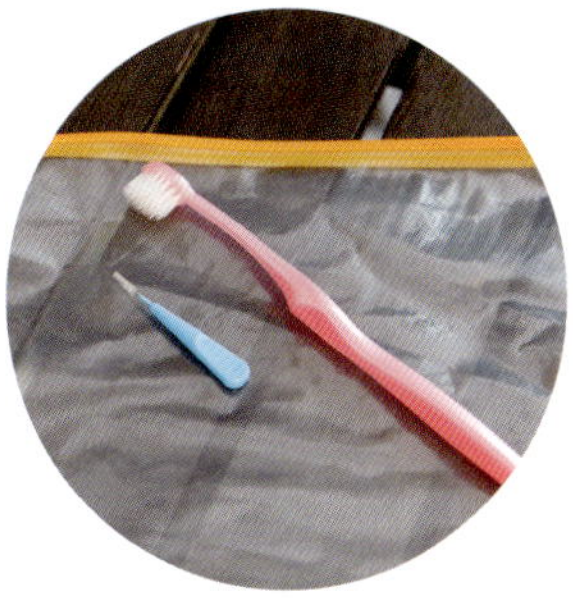

いたってシンプルな山本さんの歯みがきセット。矯正歯科治療を始める前から歯と歯ぐきの健康を意識して、1か月半に一度、かかりつけの一般歯科へクリーニングに通っている。

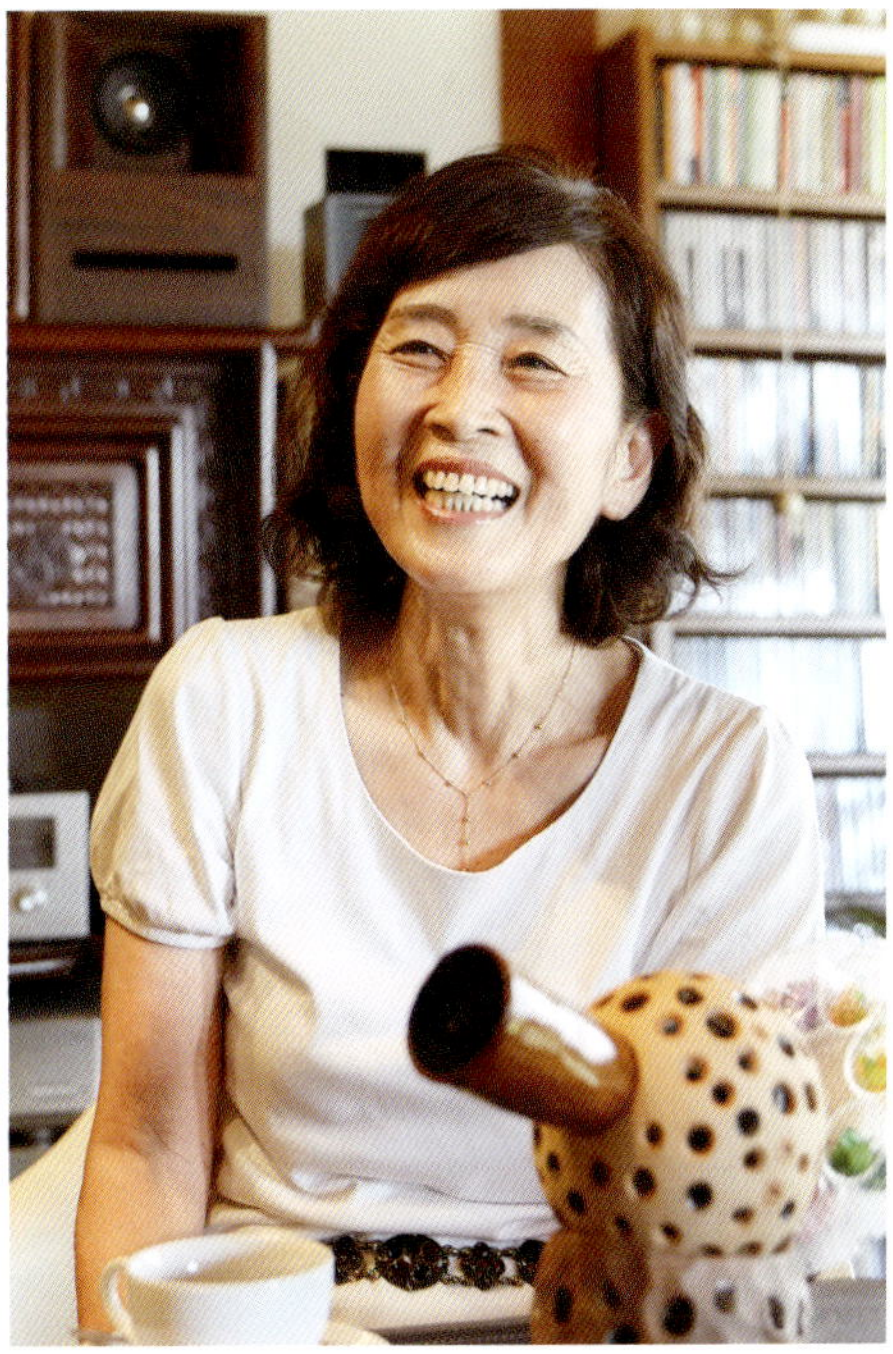

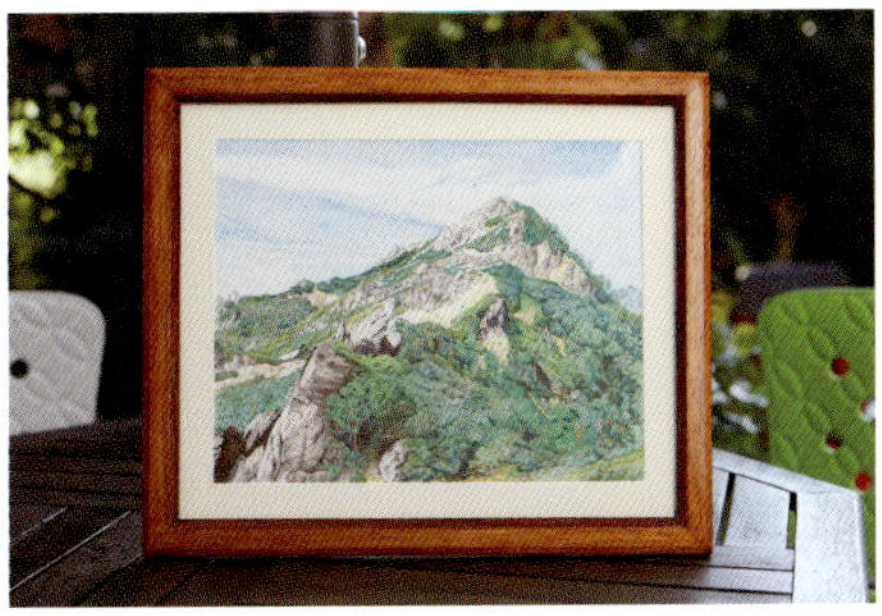

陶製の丸いオブジェと組み合わせたオリジナリティーのある万華鏡作品を前に。左の絵画は、カラーボールペンのペン先を使って描いた点描画。制作期間は1か月半ほど。

山本広美さんの矯正歯科治療 Diary

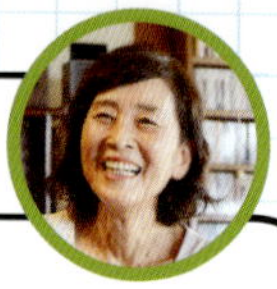

初診相談
2011年11月

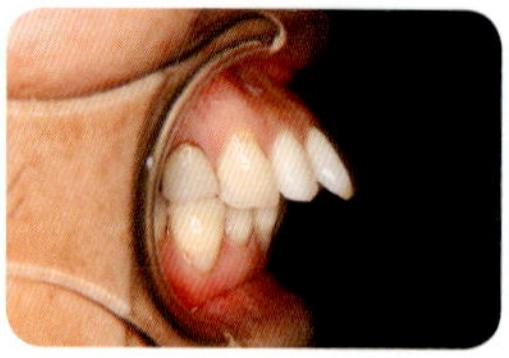

ガタツキがあり、歯が出ていた治療前。年齢や歯の状況を考慮し治療目標を立てた結果、抜歯はせずに治療をスタート。

動的治療〈前期〉
2012年10月

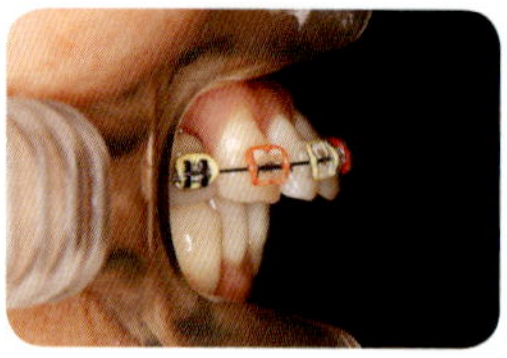

在宅時はヘッドギアをつけ、出っ歯が徐々に改善してきた頃。この後、アンカースクリュー(63ページ)による治療に移行。

動的治療〈後期〉
2015年12月

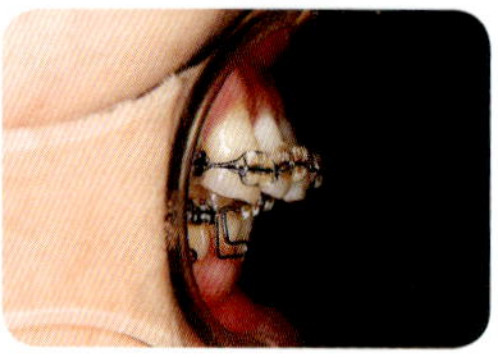

ブレースをはずす直前。前歯が引っ込み、咬み合わせが改善されている。治療開始から3年が過ぎ、順調に経過。

治療後
2015年12月

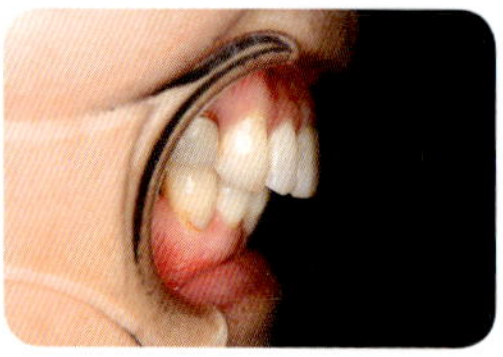

現在は、前歯の裏側に固定式のリテーナーを接着して保定中。保定期間の3年間は定期的に矯正歯科へ通院することに。

from orthodontist 主治医コメント

山本さんの場合、本来なら動的治療の前に抜歯をして上の前歯を後方にしっかりと下げるところですが、年齢的なことを考え、あえて抜歯をせずに矯正歯科治療を行いました。抜歯のリスクと最終的な咬み合わせをトータルで見ての判断です。治療の難易度は高かったのですが、安定した咬み合わせとなりました。

おしえて! 広美さん

治療の中で、思い出に残っていることは?

「京都万華鏡ミュージアム」でボランティアをしているのですが、外国のお客さまが家族で来られたことがありました。お母さんとお子さんがブレースをしていたのですが、顔を見合わせて「治療仲間だね」という雰囲気で、お互いに笑顔になったことがありました。

これから治療する人に知っておいてほしいことは?

ブレースをつけると、口もとが気になるかもしれませんが、治療仲間に出会ったときに親近感が湧く楽しさもあります。治療の痛みはありますが、歯並びを整えれば、おいしい食事を長く味わえます。治療のよい点に目を向けて、痛みやトラブルを乗り越えましょう!

あなたにとって、きれいな歯並びとはどんなもの?

顔や体と同じように口の中の状態も年齢とともに変わっていきます。歯のゆがみが進んだり、奥歯がすり減って咬み合わせも不自然になったり、歯ぐきがやせてきたり……。歯並びを治しておけば、そのようなトラブルを減らすことができると思います。

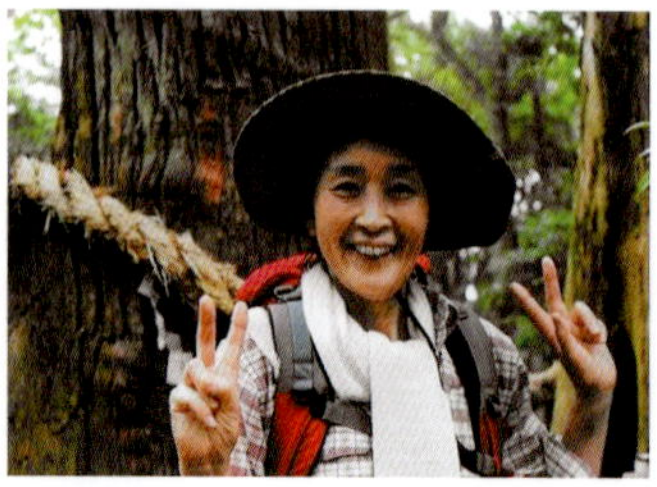

第8回「ブレース スマイル コンテスト」で最優秀賞に輝いた山本さんの作品。

PART 1

知っておきたい！

歯と歯並びのABC

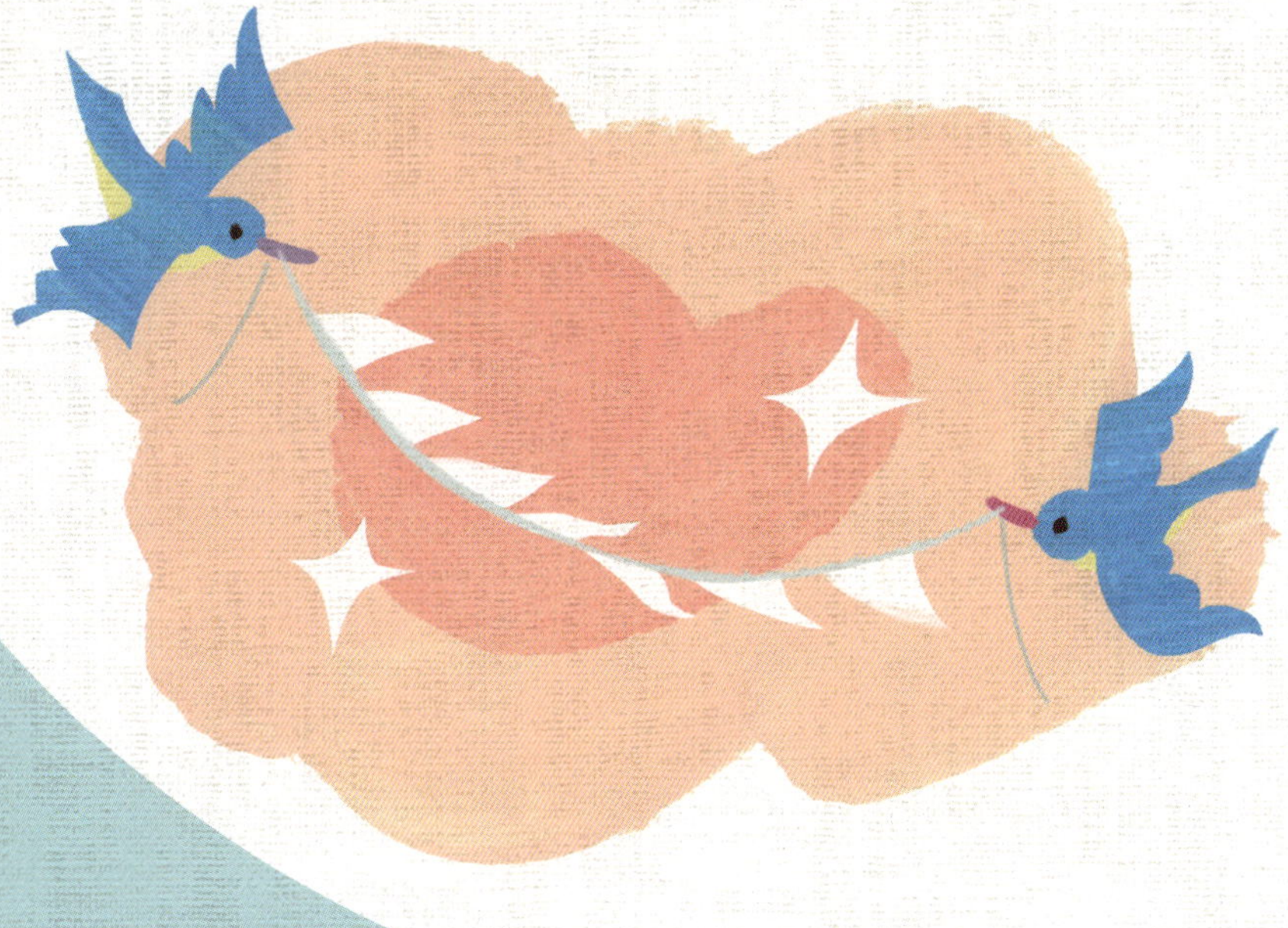

Yes／No チャートで "歯の意識" をチェック

あなたが整った歯並びに求めるのは心身の健康？ それとも見た目の美しさ？ 直観的にイエスかノーで答えていけば、内にある歯への意識が見えてきます。

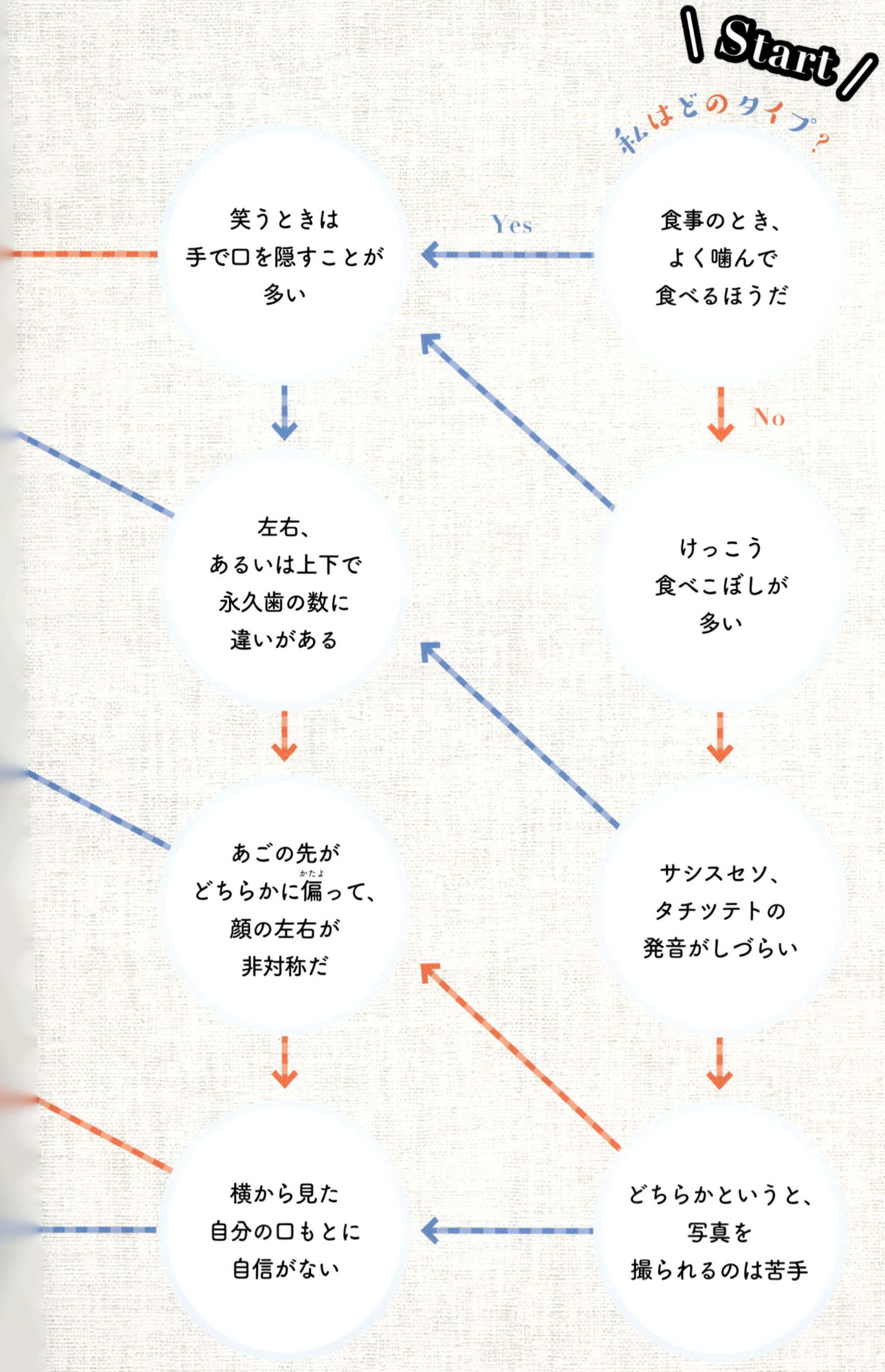

Start
私はどのタイプ？
食事のとき、よく噛んで食べるほうだ
Yes
No
笑うときは手で口を隠すことが多い
けっこう食べこぼしが多い
左右、あるいは上下で永久歯の数に違いがある
サシスセソ、タチツテトの発音がしづらい
あごの先がどちらかに偏《かたよ》って、顔の左右が非対称だ
どちらかというと、写真を撮られるのは苦手
横から見た自分の口もとに自信がない

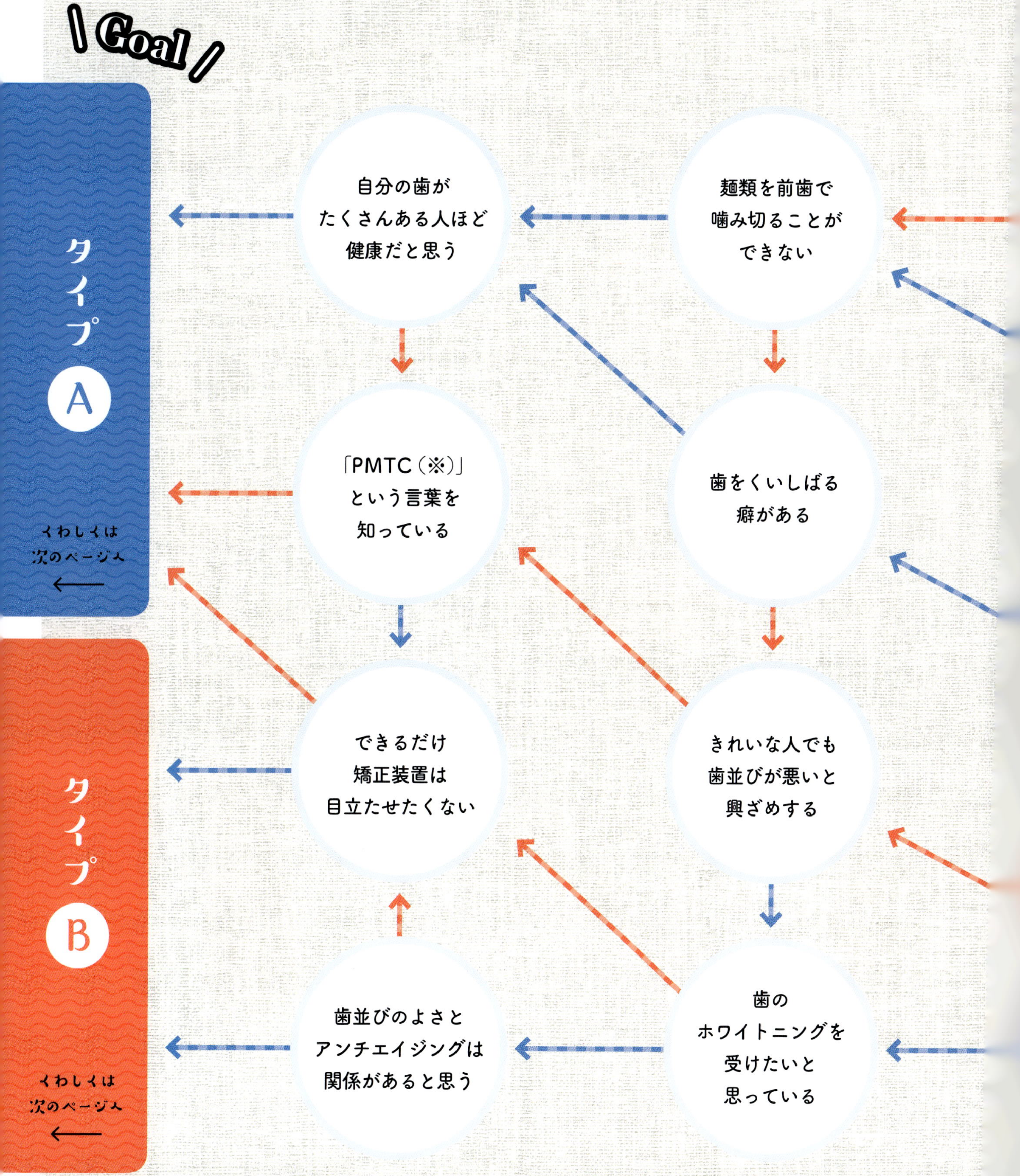
Goal
タイプA
くわしくは次のページへ
タイプB
くわしくは次のページへ
自分の歯がたくさんある人ほど健康だと思う
麺類を前歯で噛み切ることができない
「PMTC（※）」という言葉を知っている
歯をくいしばる癖がある
できるだけ矯正装置は目立たせたくない
きれいな人でも歯並びが悪いと興ざめする
歯並びのよさとアンチエイジングは関係があると思う
歯のホワイトニングを受けたいと思っている

※「PMTC」については75ページをチェック！

タイプⒶのあなたは……

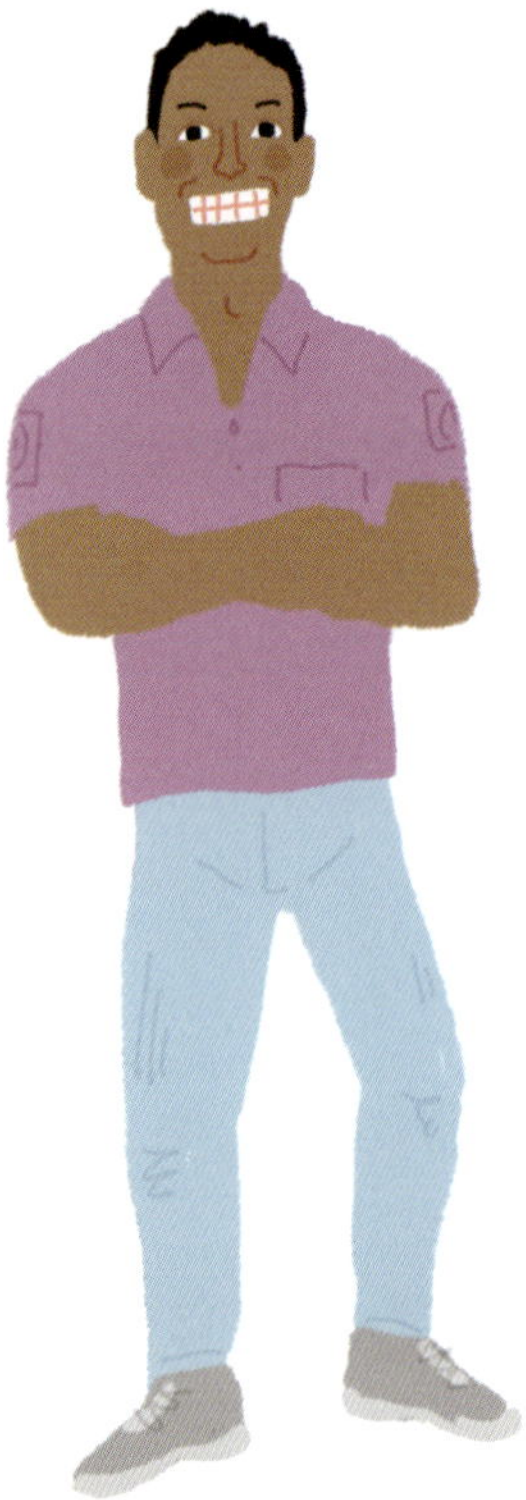

機能が気になる 健康志向派

消化器官の入り口である歯。その一番の役割は、身体に栄養をとり入れ、命を支えること。また、安定した咬み合わせは全身の筋力やバランス感覚などに深くかかわっており、一流のアスリートは身体能力を高めるために矯正歯科治療を受けることが知られています。タイプAのあなたは、そんな歯の本質的な重要性に目を向ける、堅実な人。矯正歯科治療を機に、歯＝全身の健康というアドバンテージをさらに高めたいと思っているのでは？

タイプⒷのあなたは……

見た目が気になる 審美重視派

コミュニケーションの窓口である口もとは、笑顔や会話を通して自分を印象づける重要なパーツ。そのため、歯並びがすっきり整っていると自信がもて、気持ちや行動が積極的になります。実際、矯正歯科治療を機に、表情やしぐさ、ファッションやメイクなどが変わり、見た目も心も若返ったという人はたくさんいます。普段から美への意識が高いタイプBのあなたは、治療を機に、自分自身をバージョンアップさせたいと思っているのでは？

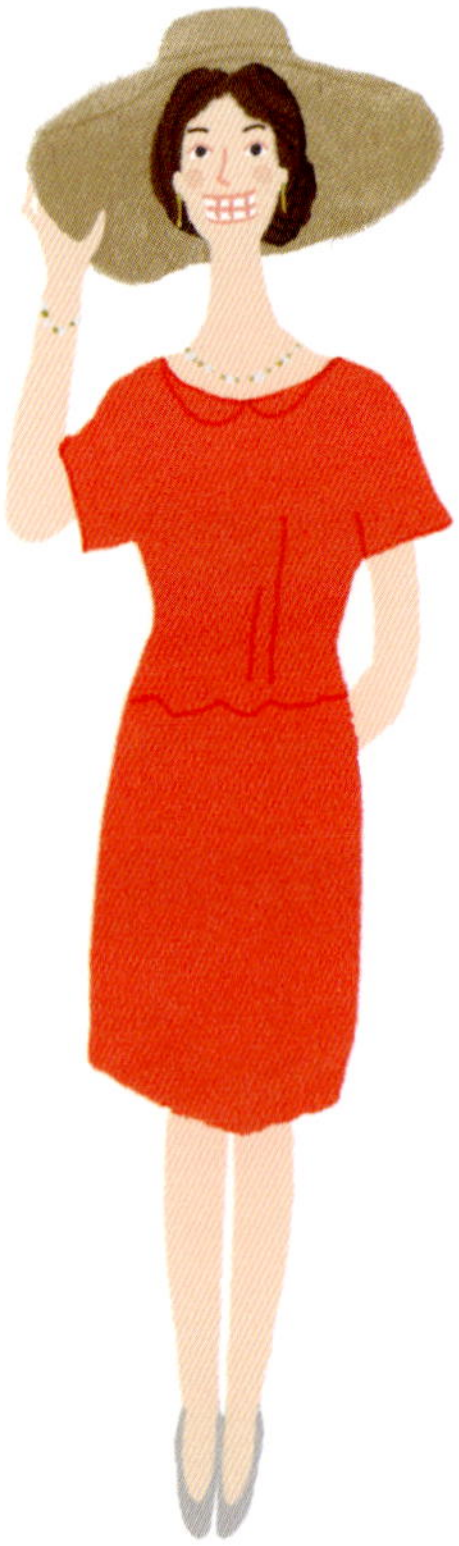

実は、

機能と見た目はリンクしています

よく噛む→健康＆アンチエイジング

健康志向派と審美重視派。一見、歯への意識には違いがあるようですが、実は共通する部分が多くあります。例えば、安定した咬み合わせでよく噛むことによって、口の中に唾液がたくさん分泌されます。唾液には外部からの病原菌の侵入を防ぐなどさまざまな健康作用がありますが、その中に、皮膚や脳の老化を抑えて若返りを促すアンチエイジングの働きもあるのです。唾液以外にも、整った歯並びは歯みがきもしやすく、むし歯や歯周病のリスクが低減し、口臭の予防につながるなど、機能と見た目のリンクは枚挙にいとまがありません。

歯の根もとまで動かす矯正歯科治療

矯正歯科治療とは、矯正装置を用いて歯を少しずつ意図した方向に動かすことで、よい咬み合わせときれいな歯並びをつくる治療です。自分の歯を無理なく移動させるために、2～3年の治療期間が必要ですが、歯の見えている部分（歯冠部）だけでなく、根もとの部分（歯根部）も一緒に動かすため、治療後は安定して力がかけられる、バランスのとれた咬み合わせとなります。これは歯根を残して歯冠部を切り、差し歯にする審美的な治療との大きな違い。差し歯にすると、咬み合わせたときにかかる力が不自然で、歯の寿命が短くなることもあります。

例えば、上の前歯が出ているのを治す場合

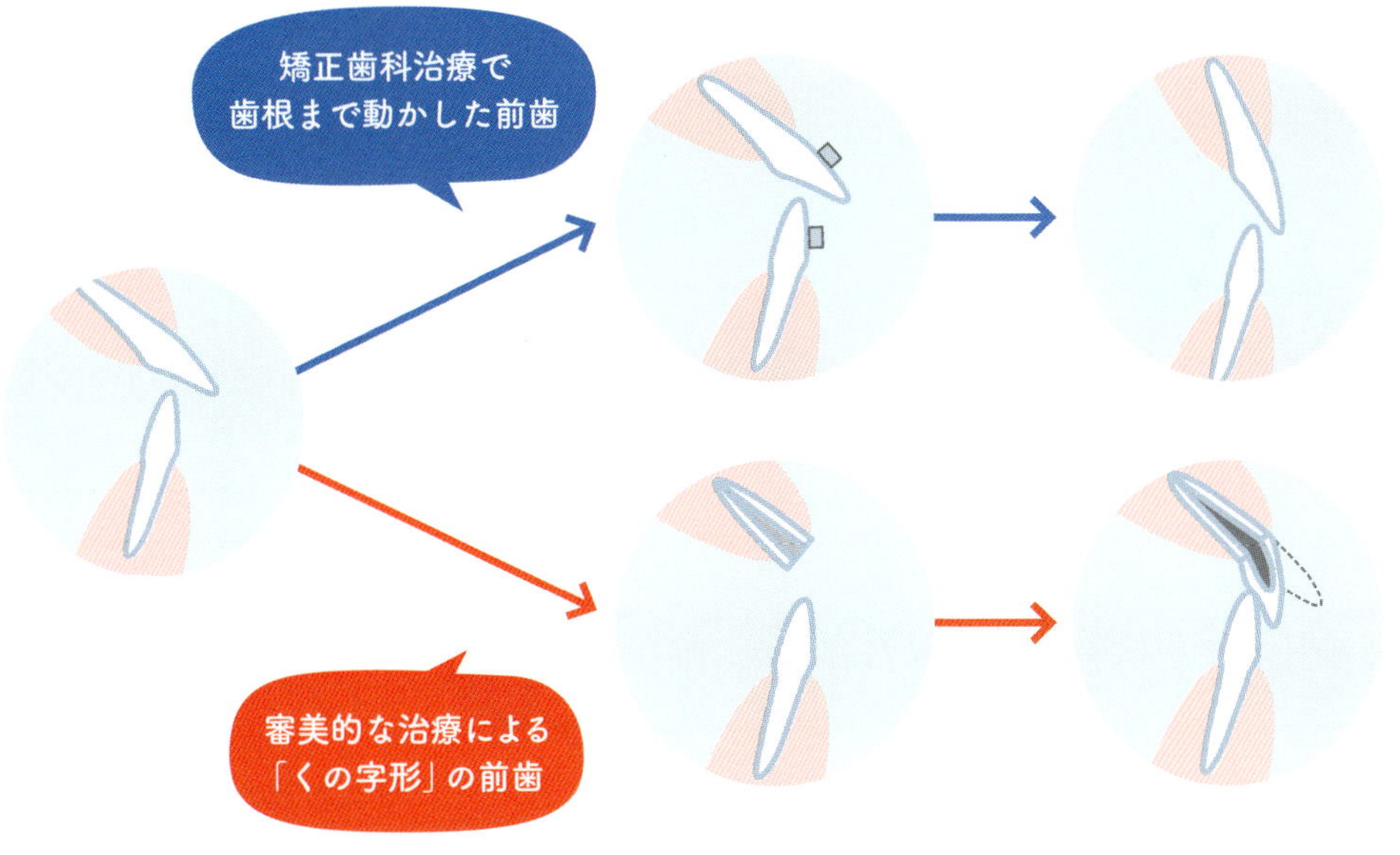

矯正装置をつけ、動かしたい方向に弱い力をかけ続けて、ゆっくりと歯を移動させる。歯冠部だけでなく歯根部も動くため、治療後は口もと全体が変化しやすく、バランスよく噛むことができる。

歯根を残して歯冠部を切り、くの字形の金属の土台に人工の歯をかぶせる。治療期間は短いが、強度的に無理があり、歯ぐき自体は引っ込まないので、治療後も口もとの変化はあまり望めない。

自分の歯並びを知りましょう

不正咬合の代表7パターン

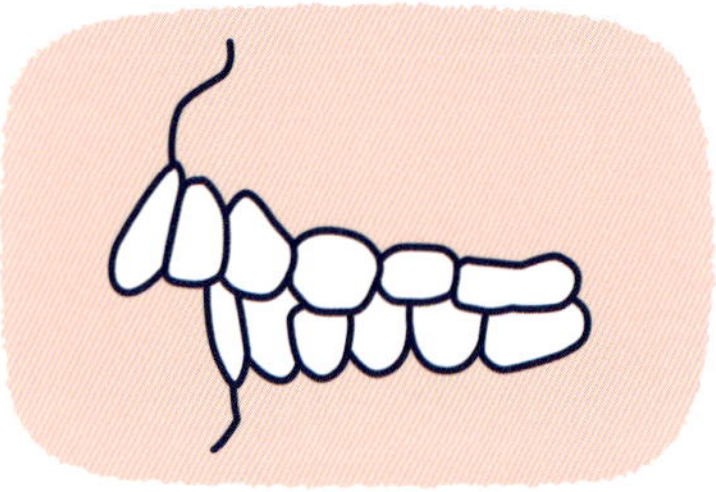

上顎前突《じょうがくぜんとつ》（出っ歯）

横から見たとき、上の前歯が前方に突出している状態。歯だけが前に出ている場合と、あごの骨に問題がある場合とがあります。上下の前歯やあごの骨が前方に出た状態は「上下顎前突」。

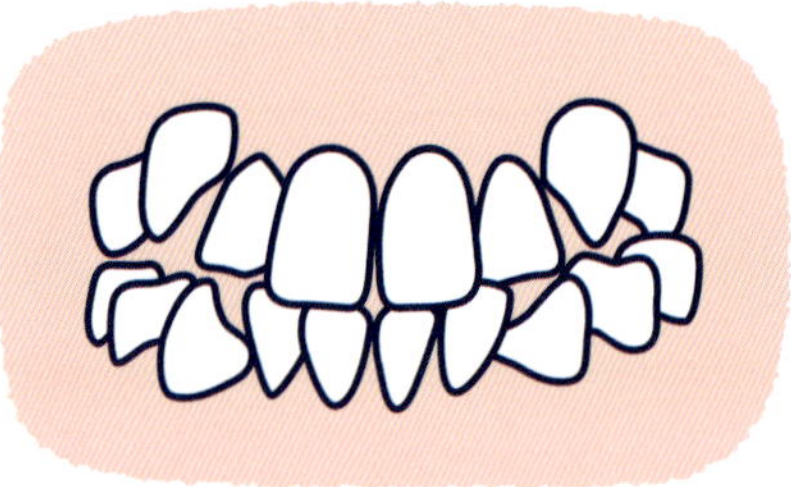

叢生《そうせい》（八重歯・乱ぐい歯）

歯がデコボコに生えたり、生え方自体が不揃いだったりする状態。昔よりあごが小さい現代の日本人にもっとも多い不正咬合のひとつ。歯みがきが不十分になりやすいという問題も。

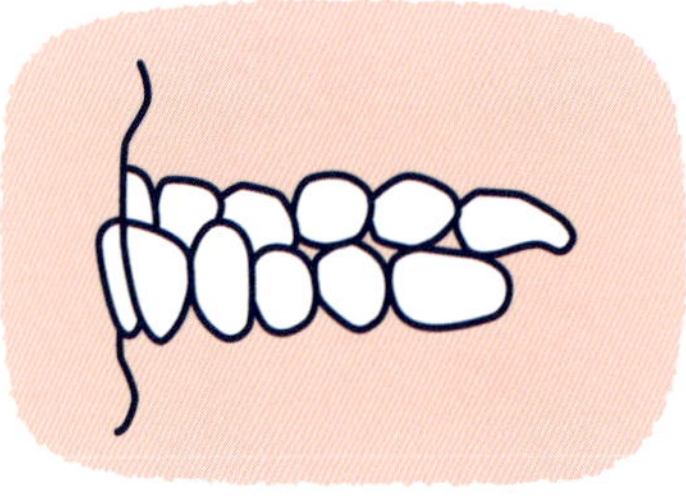

下顎《かがく》前突（受け口／反対咬合《はんたいこうごう》）

咬み合わせたとき、下の前歯が連続して3本以上、反対になっている状態。上の前歯のかぶさりがないため、下の歯の先端から根もとまですべて見えます。改善するために、手術を併用した矯正歯科治療が必要になることも。

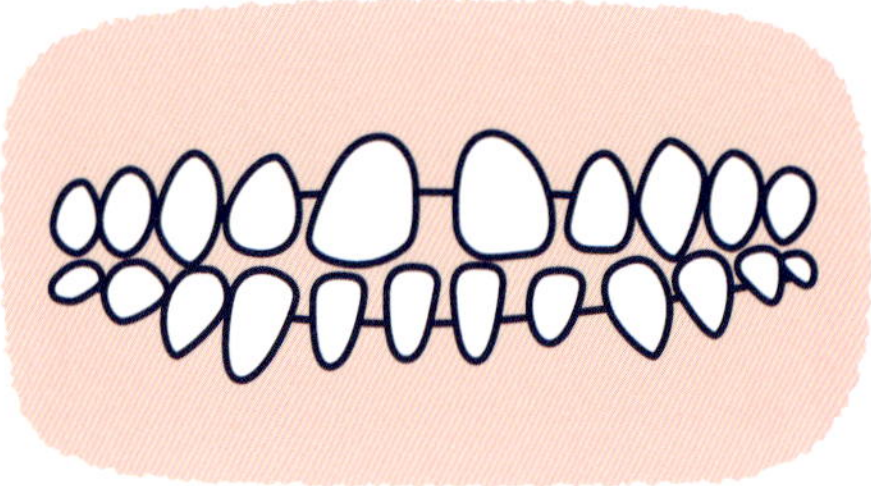

空隙歯列《くうげきしれつ》（すきっ歯）

歯と歯の間に隙間がある状態。歯自体が小さい、あるいは歯に対してあごが大きいことなどが原因。また、歯があごの骨の中に埋まって出てこない「埋伏歯」や、もともとの歯の本数が足りない「先天性欠如」が原因の場合もあります。

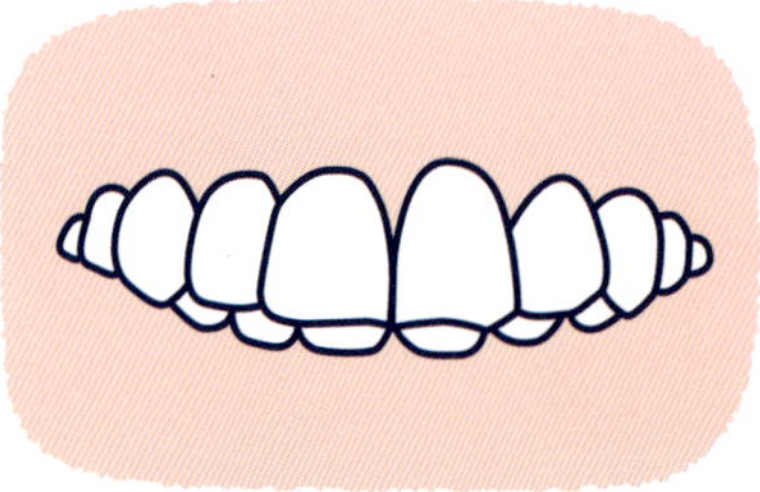

過蓋咬合《かがいこうごう》

上の前歯が下の前歯に深くかぶさっている咬み合わせ。なかには下の前歯が上の前歯に隠れてしまい、見えないことも。一見すると不正咬合の度合いが高いとは思われませんが、ものを噛むとき下あごが動かしづらく、顎関節に負担をかけている場合も。

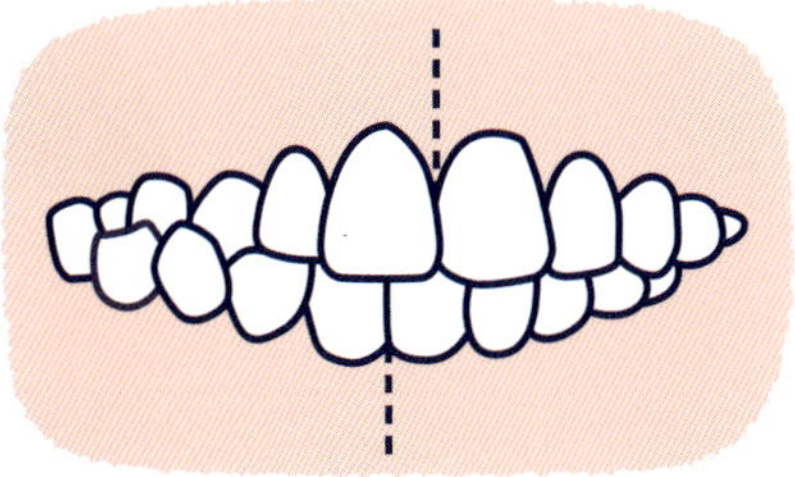

交《こう》叉《さ》咬合《こうごう》

通常、上の歯は下の歯に少しかぶさっていますが、それが左右にズレている咬み合わせ。奥歯に交叉咬合があると、多くの場合、前歯の正中線（下のコラム参照）も一緒にズレていることが多いもの。頬づえや片側だけで噛む癖が原因の場合も。

開咬《かいこう》（オープンバイト）

奥歯を咬み合わせても上下の前歯に隙間ができてしまう状態。そのため、前歯でものを噛み切ることができず、発音も不明瞭になりがち。歯ぐきが乾きやすく、むし歯や歯周病になりやすいほか、咬み合う歯が少ないため、顎関節症が発生しやすくなります。

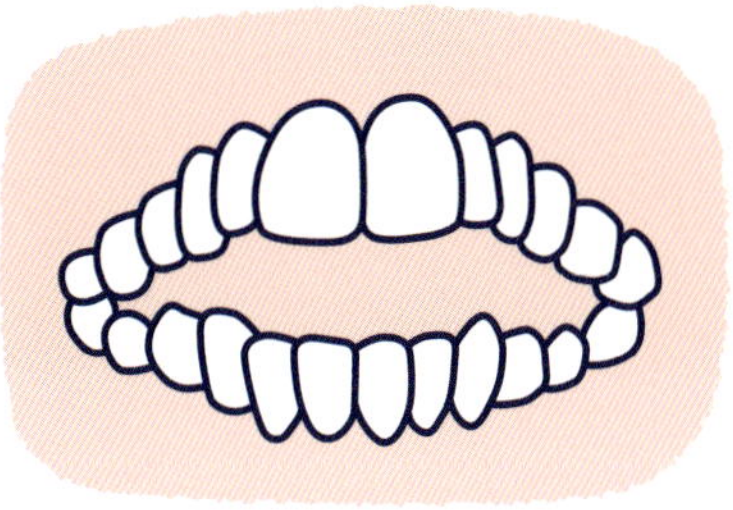

問題のある咬み合わせや歯並びのことを「不正咬合」といいます。その状態や程度は、人それぞれ。ここでは代表的な7つに絞ってその特徴をご紹介します。

よくない歯並びを放っておくと……？

人間には適応力があるため、咬み合わせの理想形からはずれていても、それがすぐさま心身の不調につながるわけではありません。しかし、長く放置するとその不調が蓄積し、やがてさまざまな不具合となって現れます。その筆頭がむし歯や歯周病。また、みがき残しによる口臭や顎関節への過剰な負担による顎関節症、不明瞭な発音のほか、あごや首の筋肉への負担から、肩凝りや頭痛といった不定愁訴が出ることもあります。

よい歯並びの4つの基準

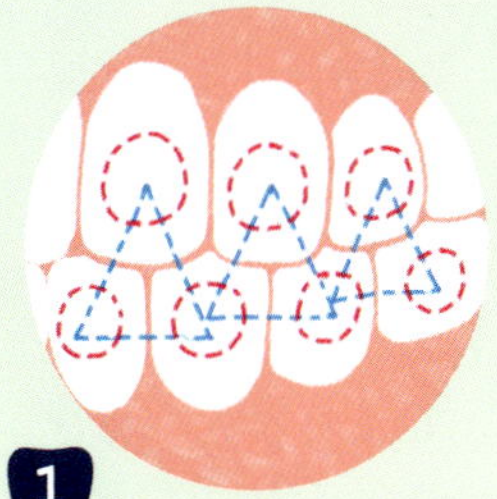

1

「一歯対二歯《いっしたいにし》の咬み合わせ」になっている

犬歯（前から3番目の歯）から奥の歯が、上の歯1本に対して下の歯2本の割合でバランスよく咬み合っている状態のこと。上下左右の奥歯が隙間なく咬み合っていることが大切です。

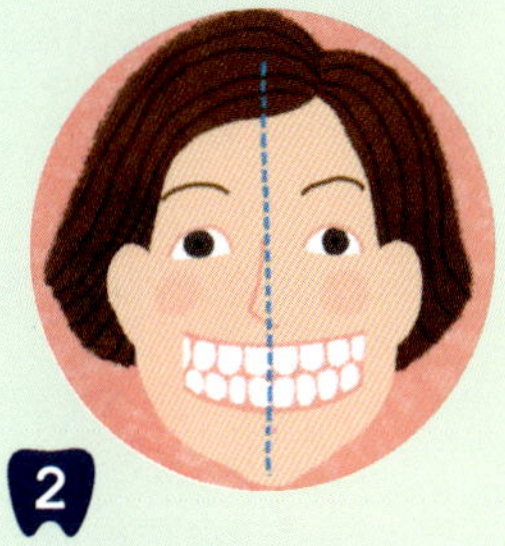

2

「正中線」が一致している

ここでいう正中線とは、上下それぞれの前歯の中心線のこと。それが上下でほぼ一直線になっていて、歯の正中線が顔の中心線上にきていることが、咬み合わせの善しあしを見るひとつのポイントです。

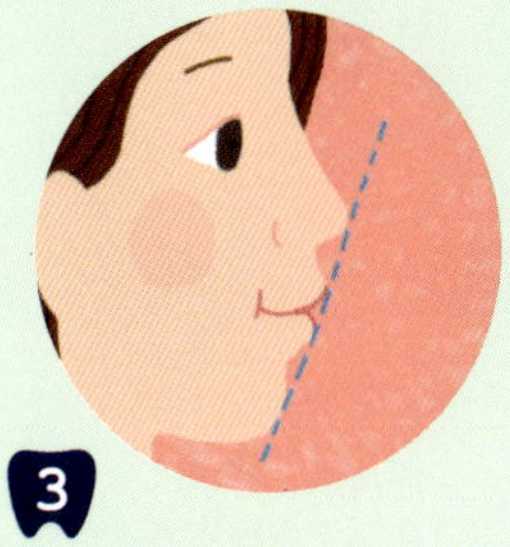

3

「Eライン」が整っている

Eラインとは、鼻の先とオトガイ（下あごの先）を結んだ線のこと。日本人の成人の場合、上唇はEラインより少し内側に、下唇はほぼライン上にあるのが、きれいな横顔の基本とされています。

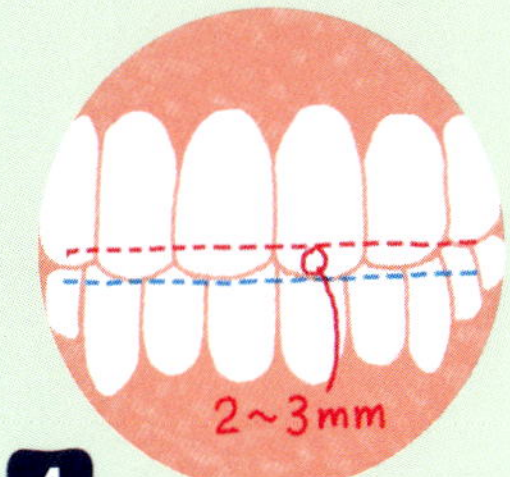

4

「オーバーバイト」「オーバージェット」が適切

オーバーバイト（かぶさりの深さ）、オーバージェット（突出の度合い）は、ともに前歯の咬み合わせの指標。上の前歯が下の前歯に水平・垂直方向で2～3mmずつかぶさっているのがよいとされています。

矯正歯科の専門医院が

世の中に歯科は多くても矯正歯科はひと握り

日本には矯正歯科だけを専門に行う歯科医が約1500人いるといわれています。こう書くと、そんなに少ないの？と驚かれるかもしれませんが、ほんとうの話です。

もちろん、医師免許をもつ歯科医はもっと多く、その数は約10万人。このうち矯正歯科も看板に掲げている歯科医は約2万1000人。つまり、矯正歯科だけを標榜《ひょうぼう》する「専門開業医（専門医院）」は、歯科全体のわずか1・5%であり、矯正歯科を標榜している歯科の中でも1割もいないということです。

裏を返せば、それだけ専門性が高い領域だといえるのです。矯正歯科治療はこうした専門医院のほか、一般の歯科でも行われていますが、矯正歯科の専門医院が選ばれるのは、まさにそこに理由があります。

矯正歯科医は専門に特化した存在

よくクリニックの看板に、歯科、矯正歯科、小児歯科、口腔外科と、診療科目がたくさん書かれているところがあります。歯科医は一人なのに科目数が多いと、一見、この先生は腕がよいのでは？などと思いがちですが、一概にそうとはいえません。日本の法律では、先に挙げた歯科の4つの診療科目は、経験の有無に関係なく、自由に掲げることができるのです。これを「自由標榜制」といいます。

しかし、現実的にはあごの大きさや歯の形、咬み合わせの状態などは、人それぞれ。そのため、一人ひとりの個性に配慮しながらよりよい位置に歯を移動させ、咬み合わせを調整するには、専門的な教育と研修を受け、豊富な臨床経験を積んでいることが不可欠です。その点、歯科大学で矯正歯科を学び、国家試験に合格後も大学病院などで矯正歯科治療の研鑽《けんさん》を積んだ矯正歯科医は、豊富な臨床経験をもっているという点で信頼できます。

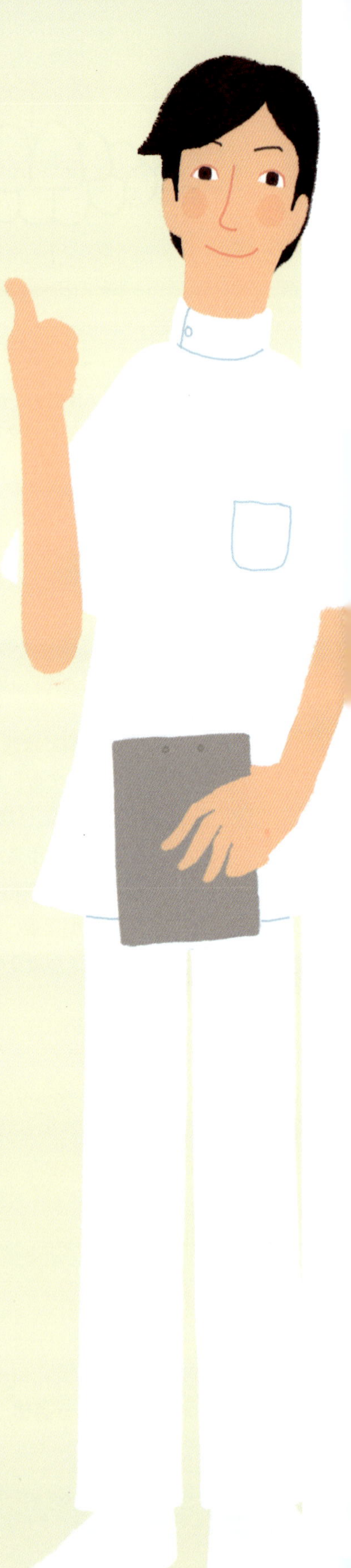

おとなの治療費は80万〜120万円

顎変形症（58ページ）など一部の症例を除き、矯正歯科治療は自費診療です。そのため高額な印象があるのも事実。治療費は治療期間や治療内容などによって変わり、各矯正歯科の経営方針によっても差があるため、全国一律ではありませんが、平均すると成人で80万〜120万円が相場。支払いは基本的に分割払いができます。いずれにしても、治療費や支払い方法、万一の際の返金などについては、最初に確認しておきましょう。

選ばれるわけ

矯正歯科の歯科衛生士は知識と経験豊富なプロ

そしてもうひとつ、矯正歯科には先生を中心に、矯正歯科についての知識と理解を備えた歯科衛生士がいるのも魅力です。そもそも歯科衛生士とは、患者さんに対して歯科予防処置や保健指導、診療補助などの歯科医療業務を行うプロフェッショナル。歯科助手とは異なり、歯科衛生士になるには厚生労働省指定の養成機関で専門的な教育を3年以上受け、国家試験に合格しなければなりません。

もちろん、歯科衛生士は一般歯科や小児歯科でも働いていますが、矯正歯科で働く歯科衛生士は、矯正歯科の専門的な教育や研修を受け、自身も矯正歯科治療を受けている割合が高いため、患者さんにとっては親しみやすく、頼れる存在といえます。そのため、治療中のちょっとした疑問や先生にいいづらいようなこともフランクに相談でき、治療中のケアについて適切なアドバイスをもらうことができるのです。

治療中は歯科衛生士を頼りにしよう

具体的には、治療前に行う歯みがき指導や治療に関する説明、そして治療中には、必要に応じて舌の使い方のチェックや矯正装置の交換、歯のクリーニングなど、その守備範囲が広いのが特徴です。数年にわたる治療の期間中、もしかしたら先生よりも患者さんとコミュニケーションをとる機会が多いかもしれません。

そのため、矯正歯科治療を始める人の中には、どんな歯科衛生士がいるかを、選ぶポイントのひとつにするという人もいるほどです。

これから矯正歯科治療を始める人は、ぜひクリニックの歯科衛生士と仲よくなって、自分にふさわしいデンタルケアの方法やアイテムの選び方を教えてもらうなど、治療期間を有意義なものにしてみてはいかがでしょう。

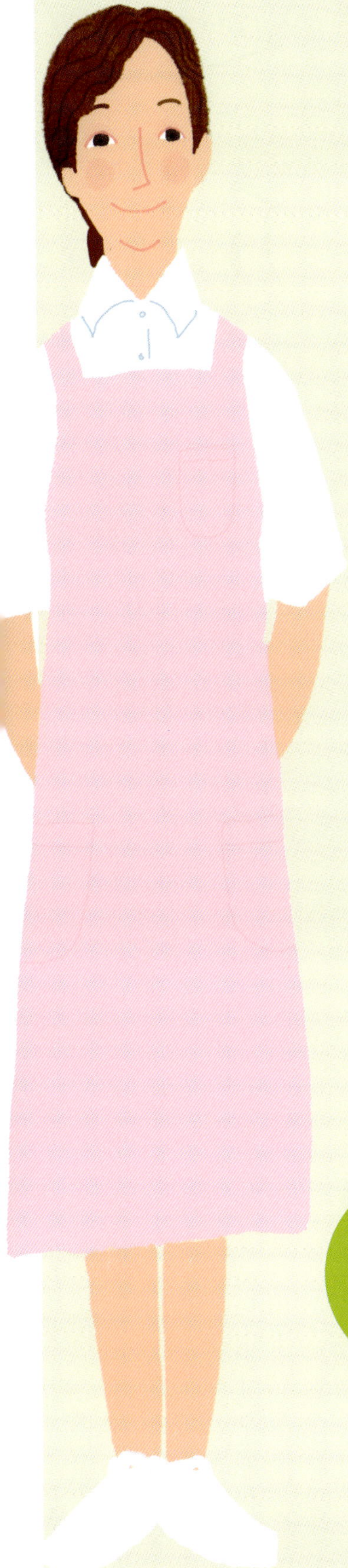

大学病院と開業医院はどう違う？

大学病院の矯正歯科で治療を受けることもできます。ただし、大学病院は教育機関のため、治療中に担当医が変わる場合があること、土日や平日夜の診療がないことが多く、通院は平日の午前か午後に限定されることを念頭に置いておきましょう。また、大学と一言でいっても、大学病院によっては料金設定に若干の差があり、口の状態や治療法によっても費用は異なります。

※大学病院と矯正歯科専門開業医の治療費については86ページ参照。

治療の前に知っておきたい

おとなの矯正歯科治療 メリットとリスク

すべての医療行為には、メリットもあれば、治療を受けるうえでのリスクもあります。では、おとなの矯正歯科治療は？ 治療を受ける前に、知っておいて損はありません。

メリット merit

QOLの向上に役立ちます

おとなの矯正歯科治療は、子どもの治療と同様、咬み合わせと歯並びの改善にあります。そして、そのよい状態を長くキープすることで患者さんのQOL（生活の質）の向上につなげるのが、本質的な治療のメリットといえます。

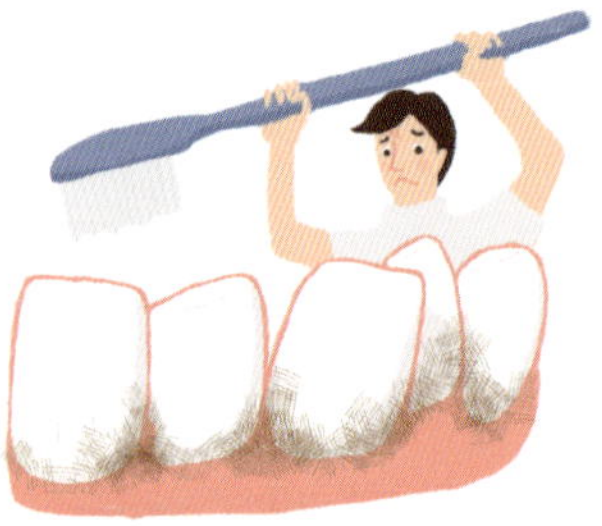

歯科疾患の予防につながる

35～44歳の約80％近い人に歯石の沈着や歯周病の所見が見られ、年齢とともに、より重度化する人が増えることがわかっています。その前に矯正歯科治療を受け、手入れのしやすい歯並びに整えておくことで、将来的な歯科疾患の予防に役立ちます。

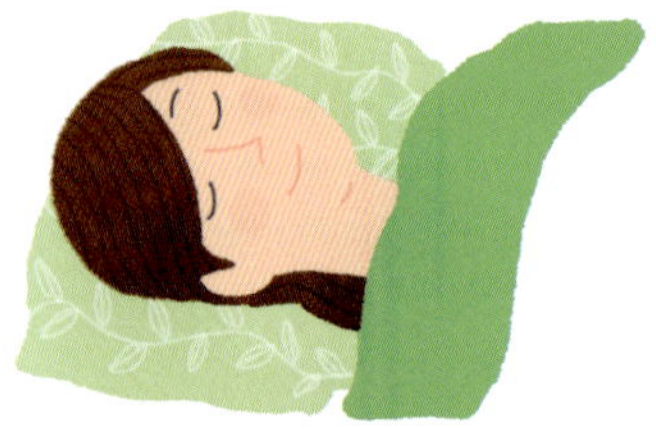

口呼吸の改善につながる

口や喉の乾燥、むし歯や歯周病のリスクアップ、口臭の原因にもなる口呼吸。矯正歯科治療によって口もとが引っ込み、唇が自然に閉じられるようになると、これらが回避できるほか、いびきを改善するきっかけとなり、睡眠の質を高めることにもなります。

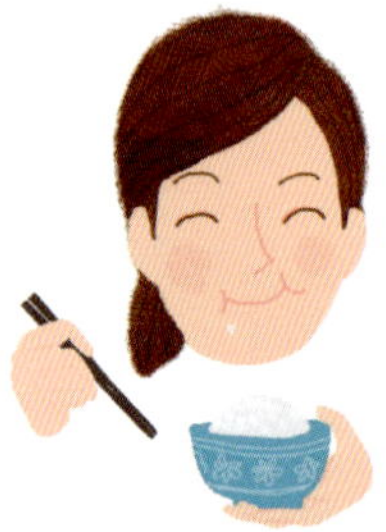

よく噛んで食べられるようになる

よく噛めるようになると、普段の食生活で食物繊維やビタミンが豊富な野菜・果物の摂取量が増えることがわかっています。何でもよく噛んで食べられることは生活習慣病の予防にも役立ち、見た目の若々しさにもつながるのです。

リスク risk

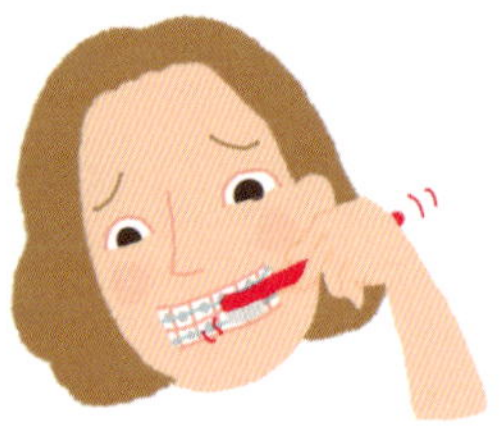

歯科疾患のリスクが高まる

矯正歯科治療中は矯正装置によって歯みがきがしづらくなるため、むし歯や歯肉炎、歯周病になりやすい状態。いつも以上にしっかりとメンテナンスをすることが大切です。

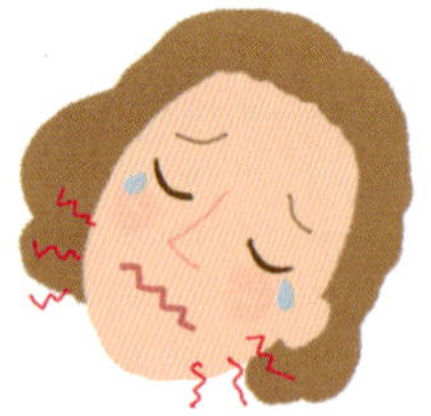

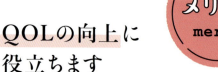

痛みを伴う

成長期を過ぎ、位置が決まってしまっているおとなの歯。その状態から歯を動かすため、最初は痛みを感じる人がほとんどです。痛みは徐々に治まるので、慣れるまでは我慢が必要です。

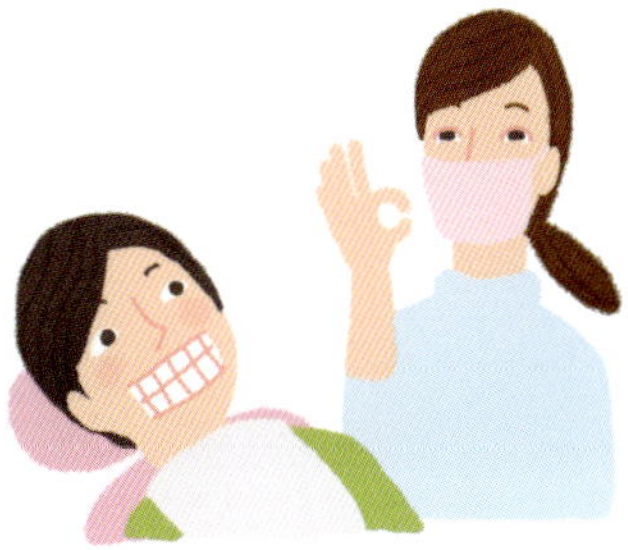

発音が明瞭になる

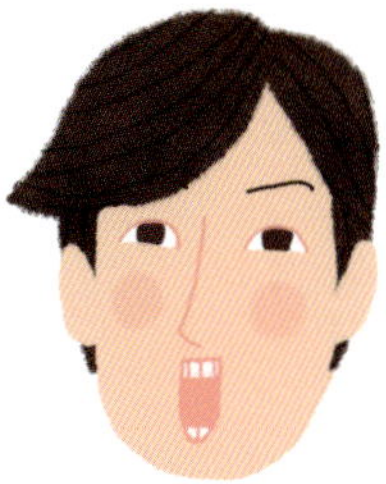

歯並びが整うと、舌の動きがスムーズになり、サシスセソ、タチツテトなどの発音が明瞭になります。また、英語の場合、s、z、ts、dsなど、舌の先を使って発音する音も出やすくなります。

一般歯科での治療が行いやすくなる

歯のデコボコがなくなることで、歯みがきがしやすくなるだけでなく、歯科医院での治療も行いやすくなります。また、矯正歯科治療によって、それまで歯の重なり部分に隠れていたむし歯が見つかることも。結果、健康な歯を長持ちさせることになります。

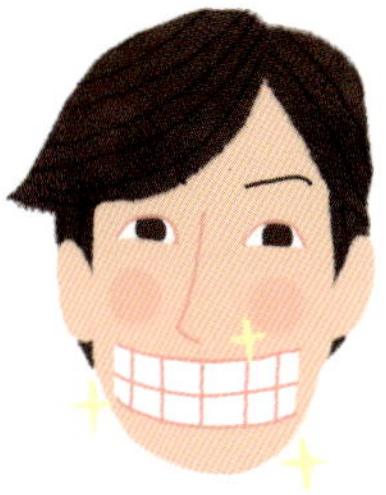

顎関節と咬み合わせのバランスがとれる

くいしばりや歯ぎしり、ストレスや運動不足などの原因が蓄積して発症するとされる顎関節症。不正咬合が顎関節に過剰な負担をかけている場合は、日頃の癖や生活習慣を見直しながら矯正歯科治療を受けることで改善することもあります。

性格がポジティブになる傾向も

矯正歯科治療は、自分に自信をもつための、前向きな治療です。治療が終わるまで数年かかる、歯が動くときに痛みがあるなど、多少の苦労はありますが、それを乗り越えた未来を思い描くことで、治療中から行動や思考がポジティブになるという人がたくさんいます。ポイントは、「治療中から」ということ。矯正装置をつけていても、治療が進み、少しずつ歯並びが整ってくることで安心感や達成感が生まれ、それが心を前向きに変化させるのです。

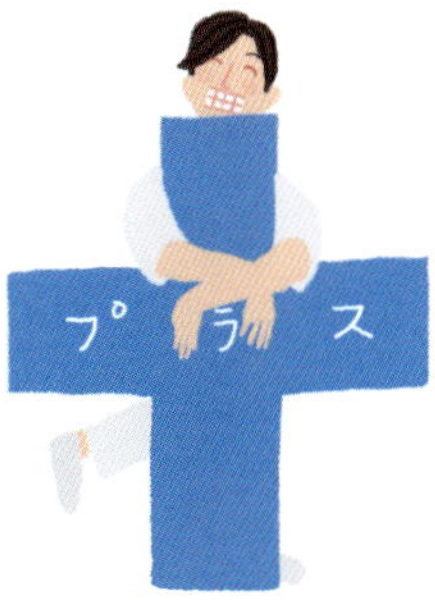

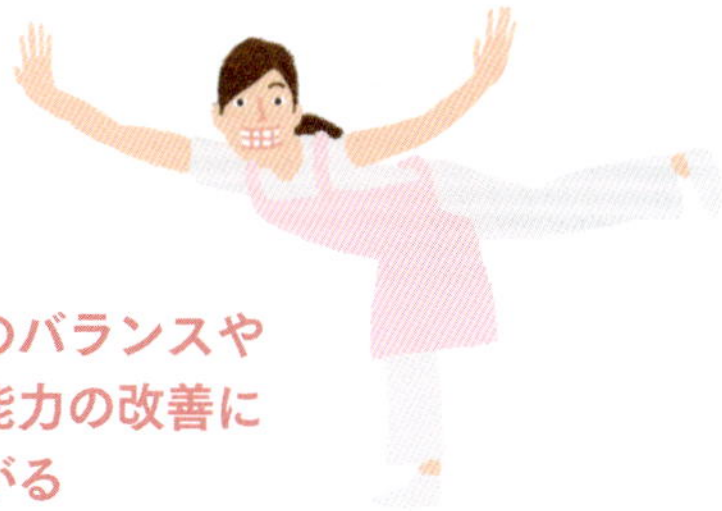

身体のバランスや運動能力の改善につながる

噛むためには、あごの筋肉のほか、首筋や胸、背中にある多くの筋肉が必要となります。つまり、歯をしっかり噛みしめることができると、身体に安定した力が入りやすいのです。その結果、よい姿勢の保持が容易になるのも、大きなメリットです。

矯正歯科治療には限界もあります

すべての医療がそうであるように、矯正歯科治療にも限界があります。例えば、歯を動かす場合、その人の顔とあごの骨格を見て、もっとも安定した位置に移動するのが治療の基本で、それ以上の移動はかえって弊害が起きる可能性があります。また、骨格に大きな不調和がある場合は、矯正歯科治療だけでは改善できないため、主治医から外科手術の併用が提案されることもあります。

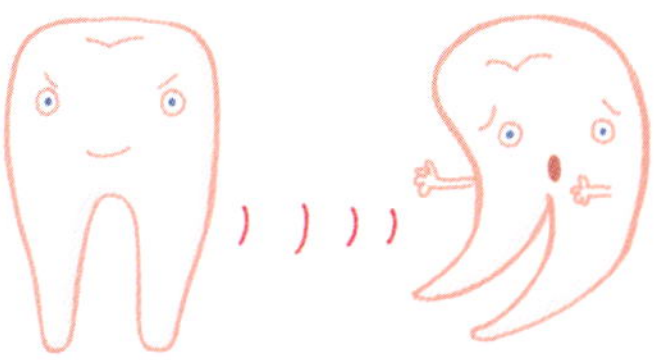

後戻りしやすい

子どもと比べると、歯を動かした後、もとに戻ろうとする力が加わりやすいのが、おとなの矯正歯科治療。リテーナーを長期的に使い、その間も通院する必要があります。

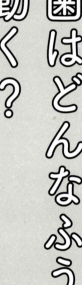

素朴な疑問
—1—

歯はどんなふうに動く?

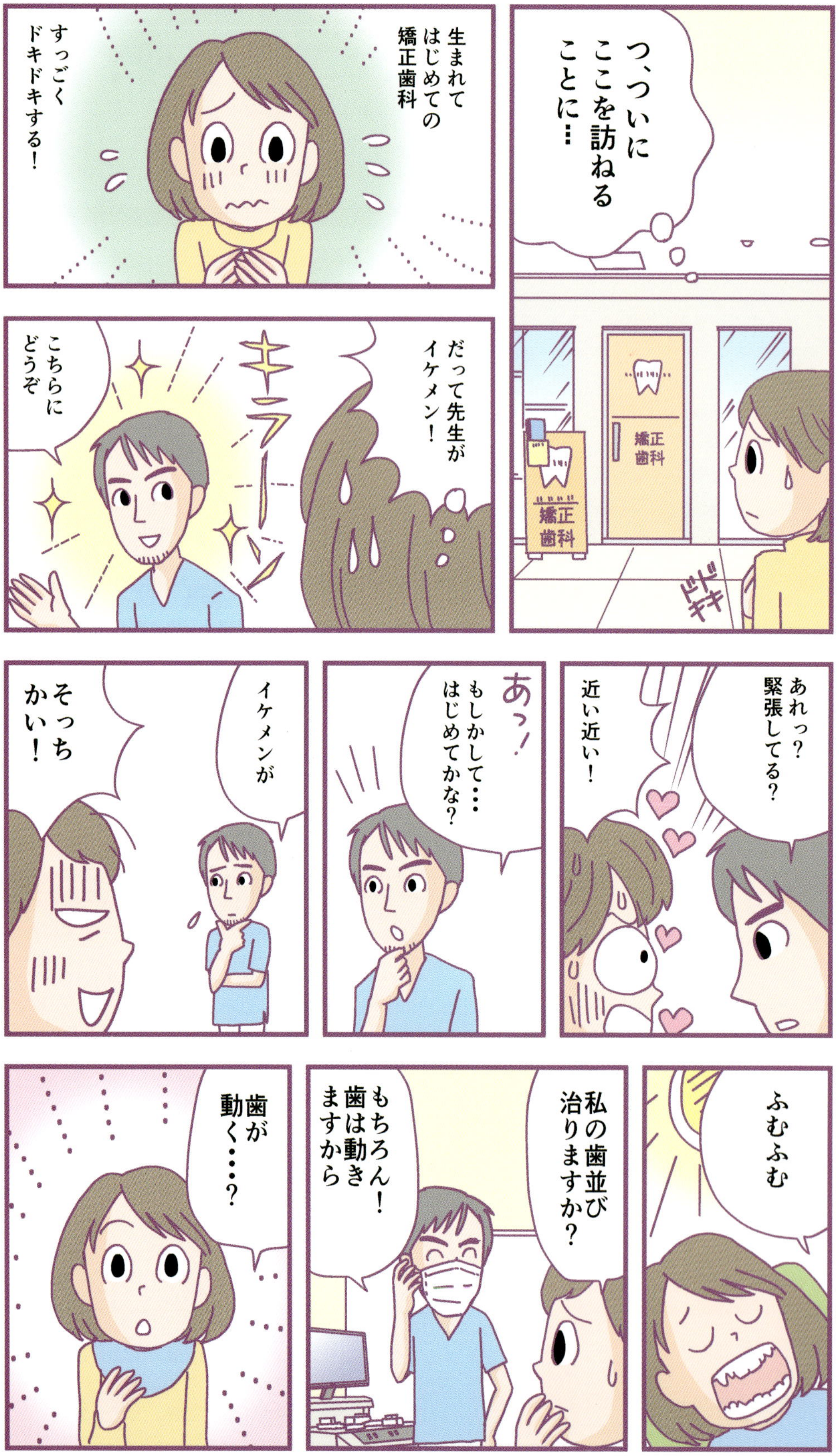
つ、ついにここを訪ねることに…
矯正歯科
矯正歯科
ドキドキ
生まれてはじめての矯正歯科
すっごくドキドキする!
だって先生がイケメン!
キラー
こちらにどうぞ
あれっ?緊張してる?
近い近い!
あっ!
もしかして…はじめてかな?
イケメンが
そっちかい!
ふむふむ
私の歯並び治りますか?
もちろん!歯は動きますから
歯が動く…?

矯正歯科治療は、骨の代謝を利用して歯を動かしていきます。それって、一体どういうこと? イケメン先生に教えてもらいましょう。

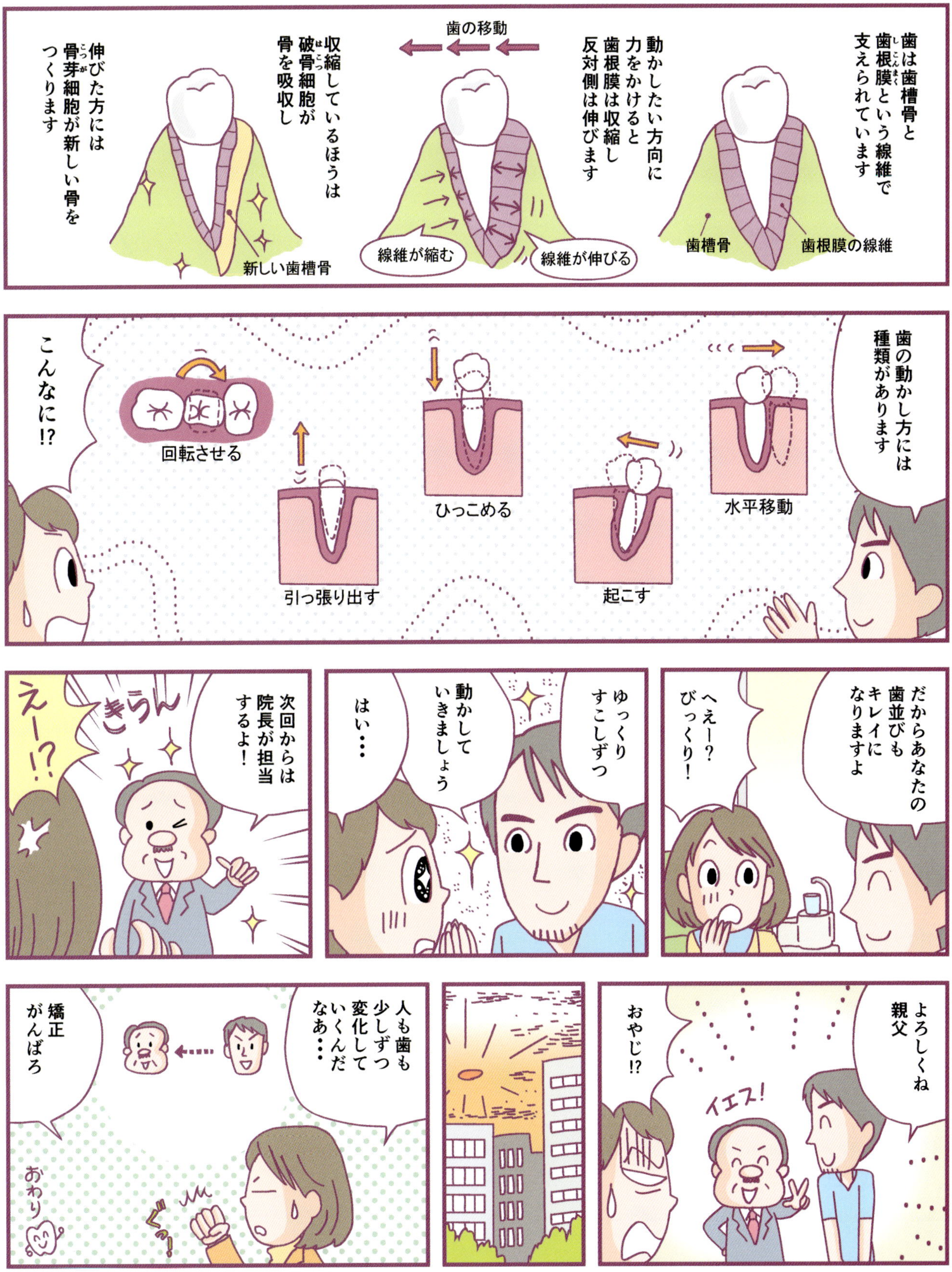
歯は歯槽骨と歯根膜《しこんまく》という線維で支えられています
歯槽骨
歯根膜の線維
動かしたい方向に力をかけると歯根膜は収縮し反対側は伸びます
歯の移動
線維が伸びる
線維が縮む
収縮しているほうは破骨《はこつ》細胞が骨を吸収し
伸びた方には骨芽《こつが》細胞が新しい骨をつくります
新しい歯槽骨
歯の動かし方には種類があります
水平移動
起こす
ひっこめる
引っ張り出す
回転させる
こんなに!?
だからあなたの歯並びもキレイになりますよ
へぇー?びっくり!
ゆっくりすこしずつ
動かしていきましょう
はい・・・
次回からは院長が担当するよ!
きらん
えー!?
よろしくね親父
おやじ!?
イエス!
人も歯も少しずつ変化していくんだなあ・・・
矯正がんばろ
ぐっ!
おわり

素朴な疑問 2

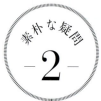

治療にはどんな装置が使われる？

おとなの矯正歯科治療で使われる2大アイテムがブレースとリテーナー。数年間をともに過ごすパートナーの役割や特徴についてご紹介！

Brace / Bracket

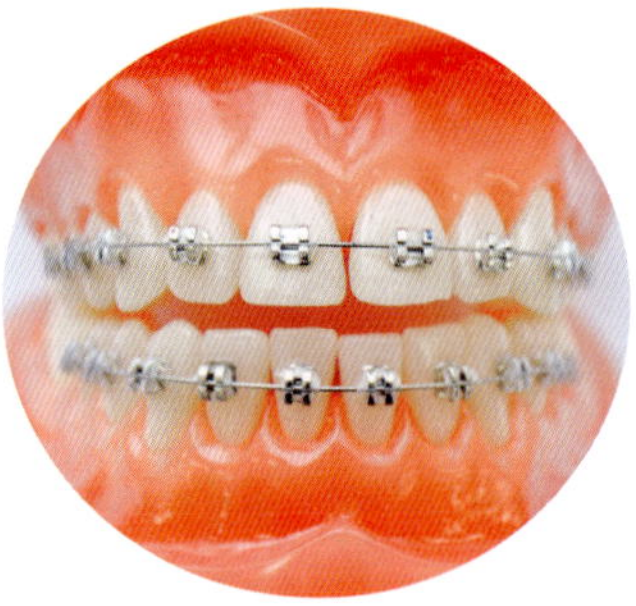

王道のメタルブラケット

金属製のブラケットは少し目立つものの料金的にはお手頃。また、歯と装置の境目がわかりやすいため、歯みがきがしやすいというメリットも。アメリカでは今もこのタイプが主流です。

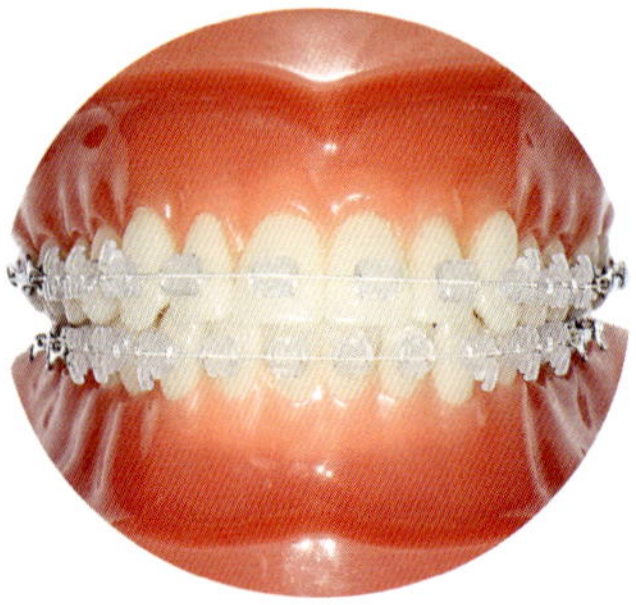

目立ちにくいクリアブラケット

セラミックやプラスチックなどでできたブラケットは審美性にすぐれ、金属より目立ちにくいのがメリット。日本では人気がありますが、価格はメタルよりやや高めの場合も。

画像提供：上／デンツプライシロナ、下／松風

Retainer

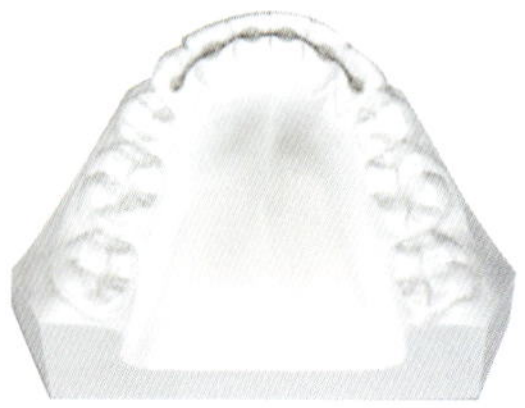

取りはずしのできないリテーナー

後戻りしやすい前歯の裏側に固定するタイプ。自分では取りはずしができないので後戻りを防ぐ効果が高い反面、歯がみがきにくく、歯石が溜まりやすくなるのが注意点です。

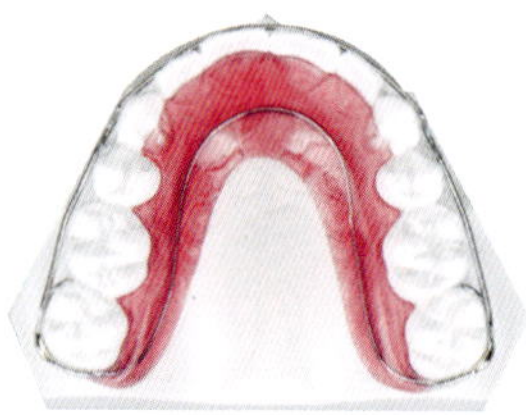

取りはずしができるリテーナー

食事のときや歯みがきのときに自分で取りはずせるタイプ。歯みがきがしやすい反面、つけ忘れると効果は半減。壊したりなくしたりすると再度つくり直しとなります。

画像提供：ASOインターナショナル

歯を動かす装置

ブレース

ほとんどの症例に対応できるブレースは、おとなの矯正歯科治療を代表する装置。歯の表面に、人体に無害な歯科用接着剤でブラケット（矯正器具）を取りつけ、その溝にアーチワイヤー（細い金属線）を組み込むことで、歯を3次元的に移動させていきます。

使用するブラケットの基本は金属製ですが、目立ちにくいものとしてセラミックやプラスティックなど、透明や半透明の審美ブラケットがあります。かつて審美ブラケットは金属性のものと比べて機能面でやや劣るとされていましたが、近年の歯科技術の進歩により、耐久面ではほとんど遜色がないといわれています。このほか、歯の裏側につける“表からは見えない”装置も。いずれも、一度つけると自分では取りはずすことができません。

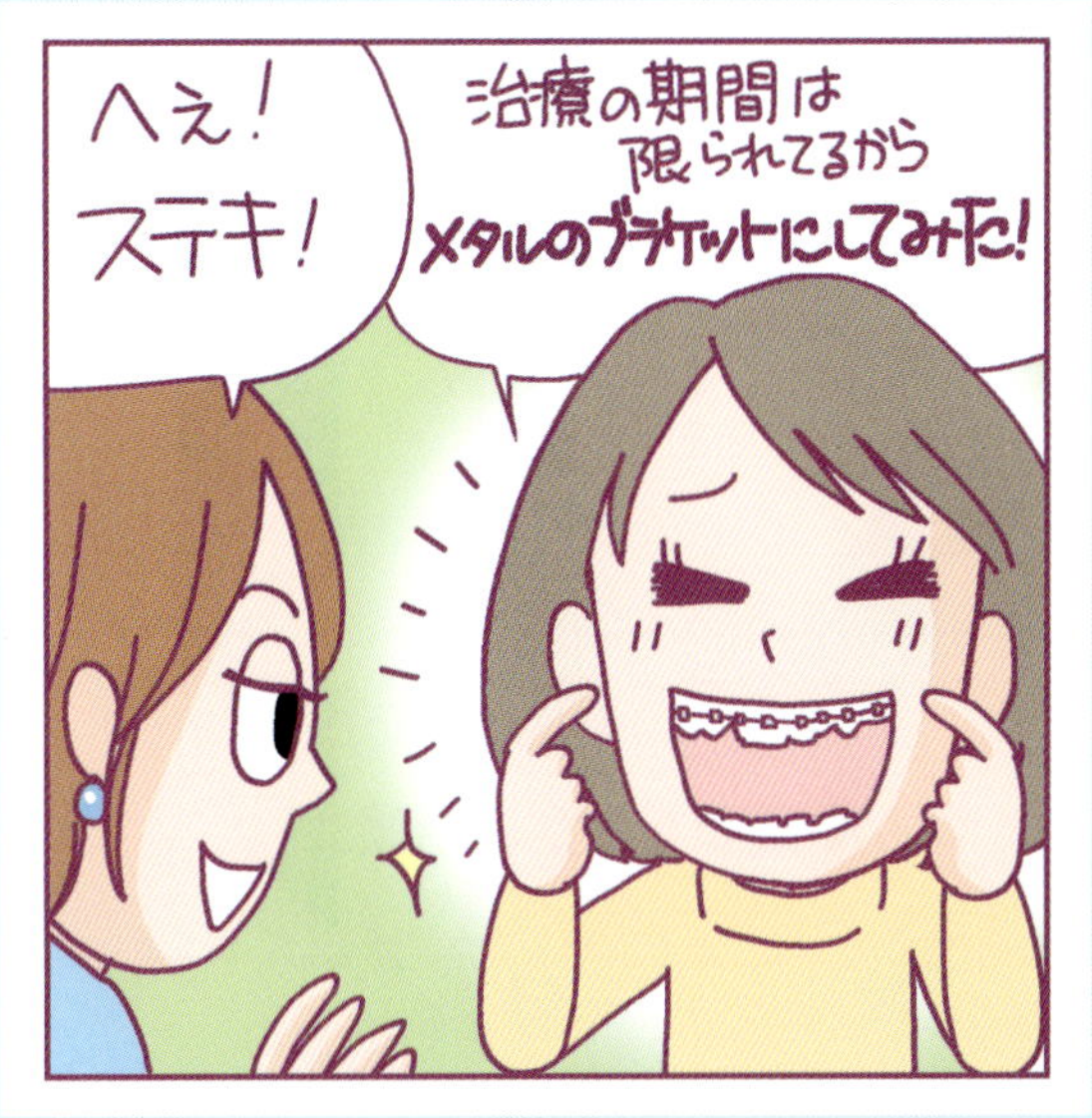
治療の期間は限られてるからメタルのブラケットにしてみた！
へぇ！ステキ！

動かした歯を保つ装置

リテーナー

移動させた後の歯を、その位置に軽くキープするのが、リテーナーと呼ばれる保定装置。新しい歯の位置を、それぞれの生体機能になじませることで、最終的には新しい歯の位置でしっかり噛むことができるようになります。そのため、ブレースをはずした直後は、食事と歯みがきのとき以外はリテーナーの終日装着が基本。

その後、少しずつ装着時間を短くしますが、生きている限り歯の位置は動くので、就寝時は“歯のパジャマ”として長く使用するのがおすすめです。

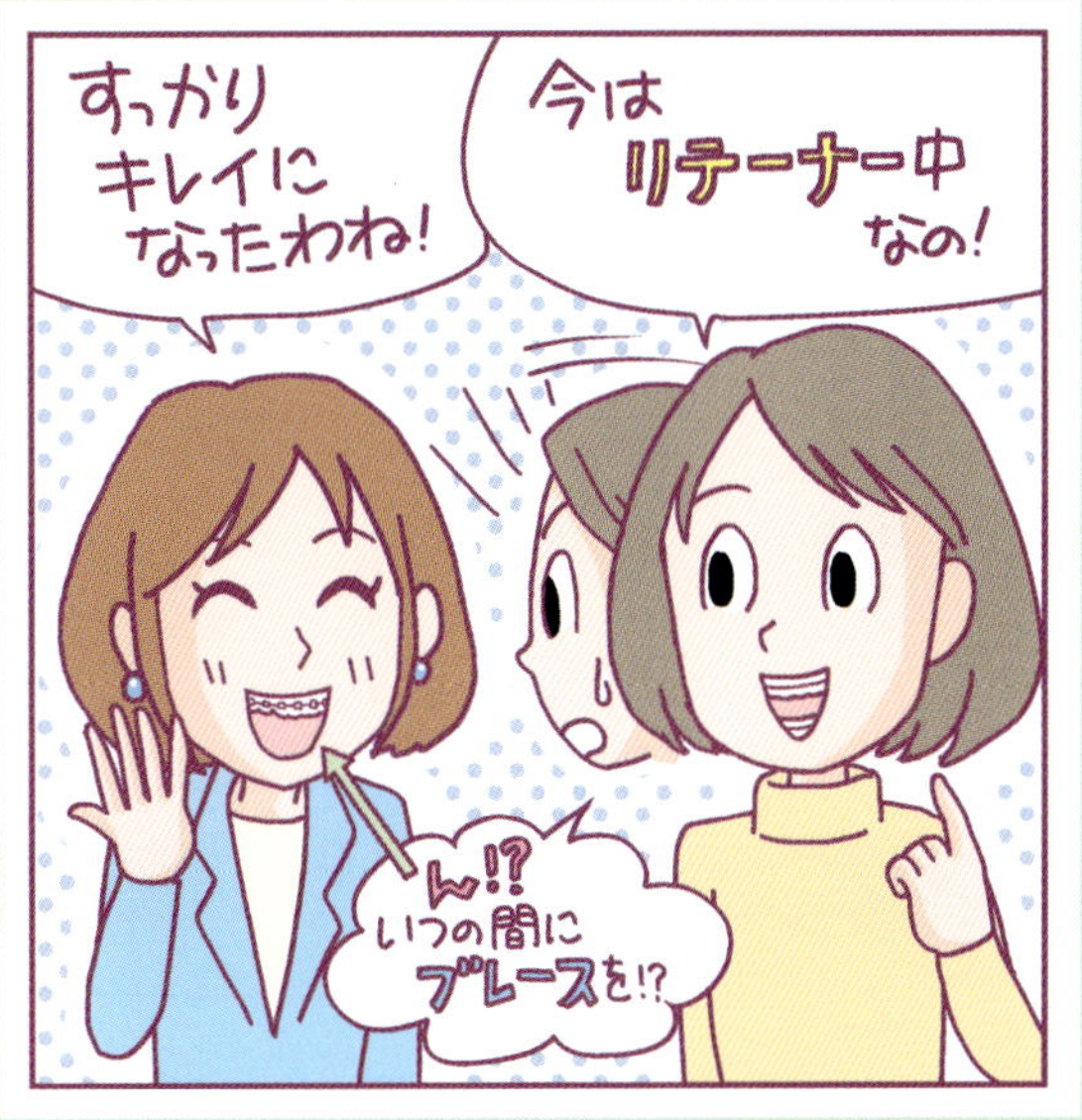
すっかりキレイになったわね！
今はリテーナー中なの！
ん!? いつの間にブレースを!?

症状に応じて使う装置は、ほかにもいろいろ。くわしくは61～63ページをチェック！

おとなの矯正歯科治療はこう進む！

はじめて矯正歯科を訪ねるときから、矯正装置をはずした後の定期検診まで。それぞれのプロセスでどんなことが、何を目的に行われるのか確認しましょう。

1 予約

まずは矯正歯科を探します

知人の口コミやインターネットなどで、矯正歯科を調べましょう。聞いた情報や書かれている内容、そして通いやすさなどから矯正歯科を絞り、電話やメールで予約を入れます。初診相談の日程が決まったら、おおよその治療期間や費用、使用する装置、治療においての注意点など、先生に確認したいことをまとめておくとよいでしょう。「どこに行っていいかわからない」場合は、信頼できる一般歯科から紹介してもらうのもおすすめです。

2 初診相談

悩みや疑問を先生に相談

予約した時間に矯正歯科へ行き、先生に咬み合わせや歯並びを視診してもらいます。初診相談の所要時間は30～60分。その際、遠慮せず、歯に関する悩みや治療についての疑問、不安点などを相談しましょう。この段階で治療の意志が固まったら、精密検査の予約を入れます。もし迷いがあるなら正直に告げ、別の矯正歯科を訪ねてみるのもよいでしょう。

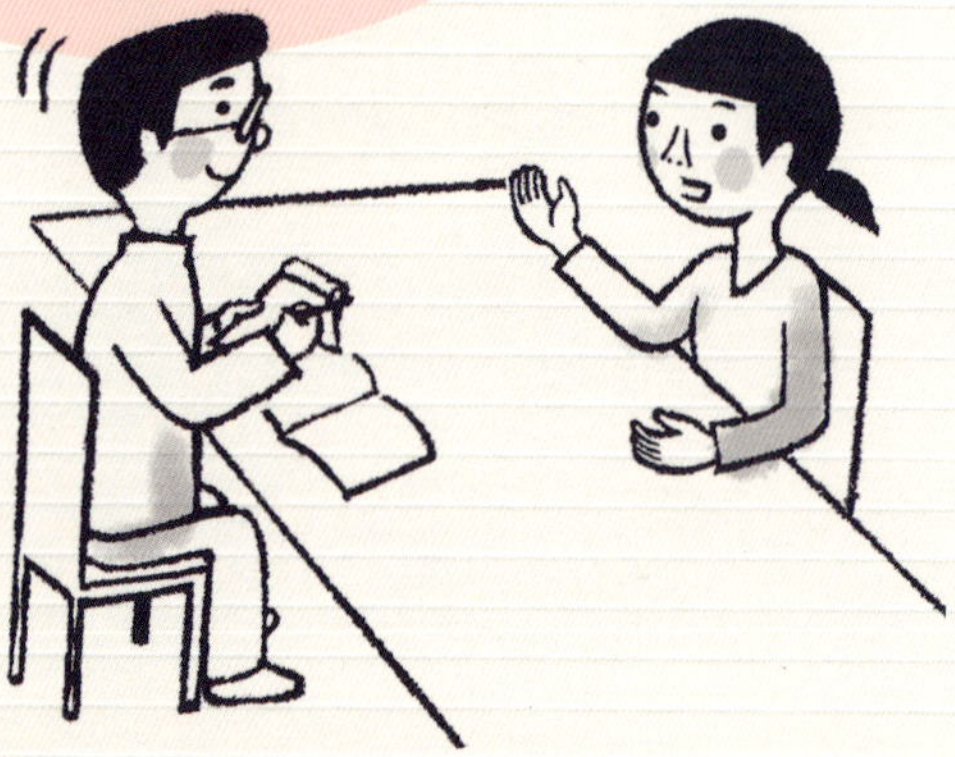

3 精密検査

歯型の採得や写真撮影を行います

治療計画を立てるための資料として、正面と横からの頭部X線規格写真（セファロ）、口全体のX線写真（パノラマ）を始め、口腔内写真、顔面写真、歯型の採得などを行います。精密検査にかかる時間は、30～60分。矯正歯科によっては、精密検査を2回に分けるところもあります。そのほか、顎関節の異常や顎運動の異常などがあれば、別途精密検査を受けることに。

検査終了後に、結果を聞くための予約を入れます。

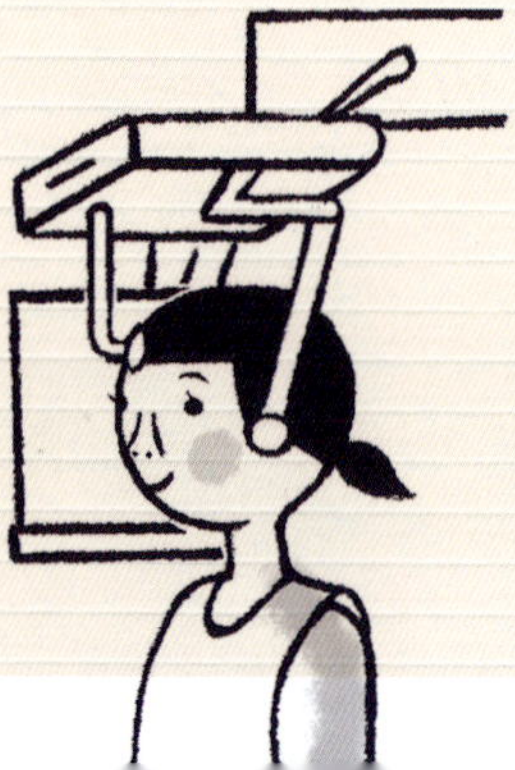

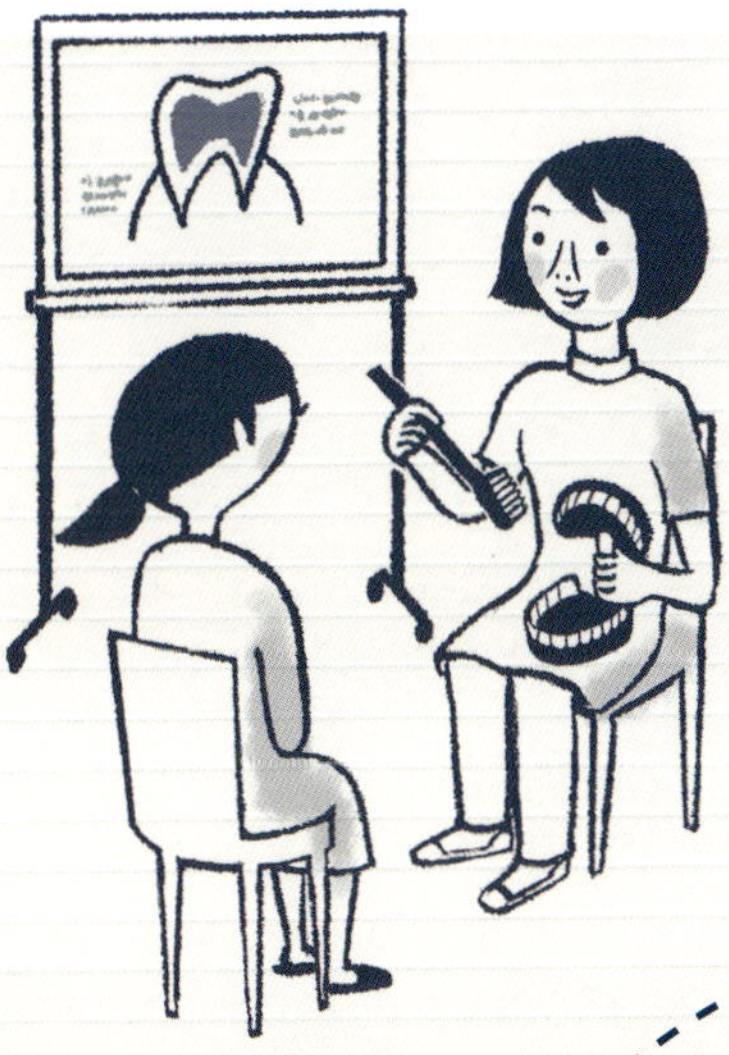

4 診断・治療計画の説明

納得できたら、クリニックと契約を交わします

精密検査の結果をもとに、先生が診断。その後、治療計画の説明を受けます。この時点でも、疑問や不安、治療に対する要望があれば、遠慮なく確認しておきましょう。あごのスペースに歯が並びきらない場合、抜歯が提案されることも。その場合のメリット・デメリットについても十分説明を受け、治療計画や治療費の内訳、支払い方法などについて納得できたら、いよいよ矯正歯科治療の始まりです。

クリニックとは、この時点で診療契約を結びます。

矯正装置は
この段階ではつけません。
まだ少し先！

5 事前処置

歯みがき指導やむし歯、歯周病などを治療

矯正歯科の歯科衛生士より、治療中の歯みがきの仕方を教えてもらったり、歯のクリーニングを受けたりして、これからの治療に備えます。また、抜歯が必要な場合や、治療すべきむし歯や歯肉炎、歯周病などがある場合は、この段階で一般歯科や口腔外科などで適切な処置を受けることに。かかりつけの歯科がない場合は、矯正歯科で紹介してくれます。

6 矯正装置を装着

いよいよブレースをつけます

咬み合わせや歯並びの状態によって異なりますが、おとなの場合、先に上の歯にだけつけて、数か月後に下の歯に装着することもあります。

装着して数日は異物感や痛みがあるので硬いものは避け、食べやすく栄養のあるものをゆっくりととりましょう。

痛みが強い場合は、塩湯を口に含んだり、
歯ぐきを指の腹でやさしくマッサージしたりすると、
歯根周辺の血流がよくなって楽になりますよ。
鎮痛剤を飲むときは、歯の動きを妨げる
消炎作用のあるものは避け、
痛みだけを止める鎮痛剤を利用してください。

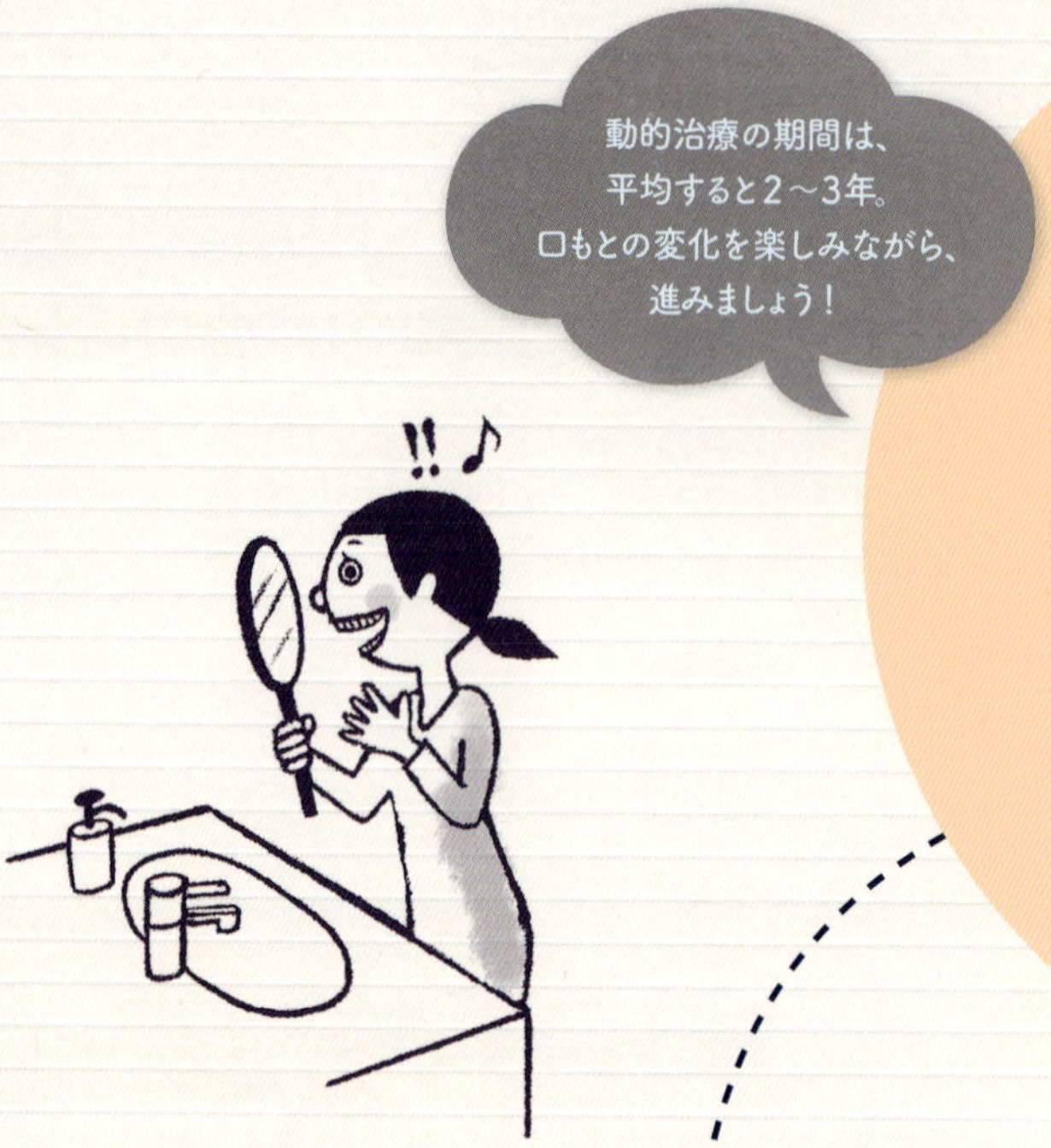
動的治療の期間は、
平均すると2～3年。
口もとの変化を楽しみながら、
進みましょう！

7

動的治療

少しずつ歯を動かしていきます

矯正装置をつけてからは、矯正歯科に月一度の割合で通うことに。その都度、歯のクリーニングやアーチワイヤーの交換などを行いながら、ゆっくりと歯を動かしていきます。治療中は、先生や歯科衛生士の指示をよく守ることが、目指すゴールに早く近づく秘訣。そのためにも、決められた予約日時を守り、通院前には歯みがきをしておきましょう。

通院の際、次の予約を入れます。

8

保定装置

動的治療終了後は、動かした位置で歯をキープ

歯の移動が終了したら、矯正装置をはずし、リテーナーをつけます。28ページで紹介したように、リテーナーとはきれいに並んだ歯をその位置で安定させるための装置。通常は、動的期間と同じくらいの装着期間が必要とされますが、長くつけるほうがよいのは間違いありません。保定期間中は３～６か月に一度のペースで矯正歯科に通院し、経過観察をしてもらいます。

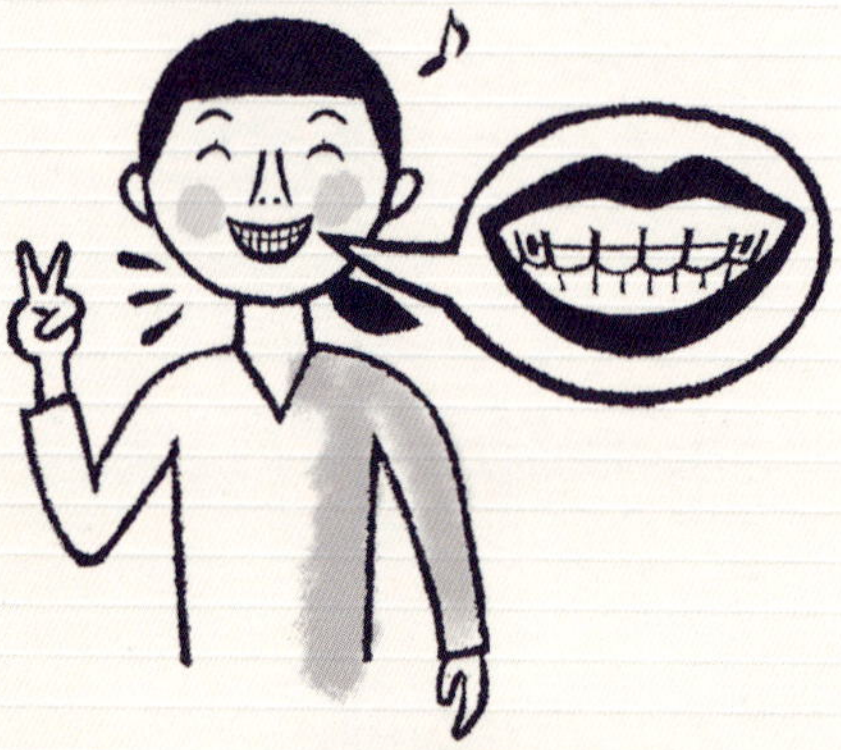

9

定期検診

年に一度は矯正歯科へ

一定の保定期間が過ぎても、矯正歯科には年に一度くらいのペースで通院し、定期検診を受け、安定した咬み合わせと歯並びをキープしましょう。

おとなの治療は子どもの場合とこんなに違う！

違い❶

“必要な抜歯”を行うことがある

子どもはまだあごが発育段階にあるため、必要があれば矯正歯科治療ではその成長発育を促したり、抑制したりしながら正しい方向にリードして、理想的な位置に整えながら進めることができます。

一方、すでに成長発育が止まっているおとなの場合は、あごの大きさが完成しているため、それをベースに治療を行います。そのため、あごの大きさに対して歯が並びきらずデコボコしている場合や、歯列からはみ出している場合などには治療前に抜歯をし、そのスペースを利用して歯列をきれいに並べ替えたり、前歯を後方に下げたりします。

違い❷

短期集中的に治療が進む

子どもの矯正歯科治療は、多くの場合、成長発育を生かしながら行う第Ⅰ期と永久歯に生え変わってから行う第Ⅱ期に分かれます。しかし、おとなの場合、治療期間が2つに分かれないため、短期集中的に治療が進むのが特徴です。

違い❸

治療方法に制限が出てくる

成長発育を終えた「おとなの矯正歯科治療」は、今ある骨格や歯の条件で進めなければならないため、治療に制限が生じることがあります。近年はアンカースクリュー（矯正歯科治療のために用いられる小さな骨ネジ／63ページ）や、外科手術を併用した治療法（58ページ）など、おとなでも骨格の問題を解決する選択肢も増えてきました。

違い❹

治療へのモチベーションが持続する

矯正歯科治療で大切なのは、治療を受ける本人の強い意志。通院をさぼらない、歯みがきをきちんと行う、指示された装置を毎日ちゃんと使うといったことが、よりよい結果につながります。その点、おとなになってから治療を始めようとする人は、「どうしても治したい」という気持ちが強く、治療に対する関心も高いため、結果的に治療がスムーズに進みやすいといえます。

違い❺

事前処置に時間がかかることも

歯や歯周組織に問題がある場合は、動的治療の前にそちらの治療を優先するため、なかには矯正装置をつけるまでに1年近くかかるケースも。また、すでに歯を失い、ブリッジやインプラントが口に入っている場合は、動的治療の前に補綴《ほてつ》物(※)をはずすなどの処置が必要になることもあります。

※補綴＝歯が欠けたり、なくなったりした場合に、クラウンや入れ歯などの人工物で補うこと。

24歳で
治療を始めた
A子さんの
場合

写真で綴る 歯の動き

歯並びが改善されるとフェイスラインもすっきりし、鼻が高く見えるという嬉しい効果も。そんな変化を、実際に矯正歯科治療を受けたA子さんを例にご紹介します。

Before

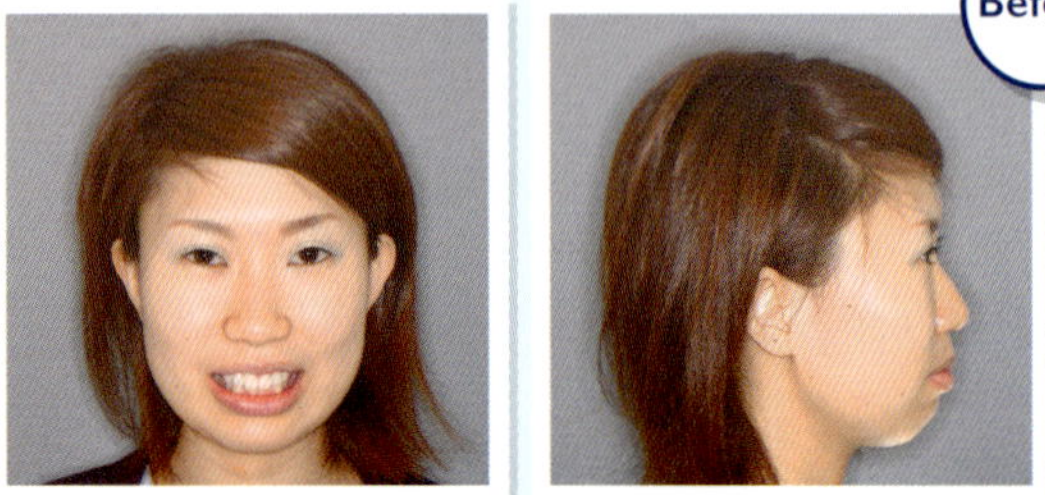

もともとは出っ歯+乱ぐい歯で、唇を閉じると、あごの先に梅干しのようなしわが寄るのが嫌だったというA子さん。横から見ても口もとがもったりした印象。

After

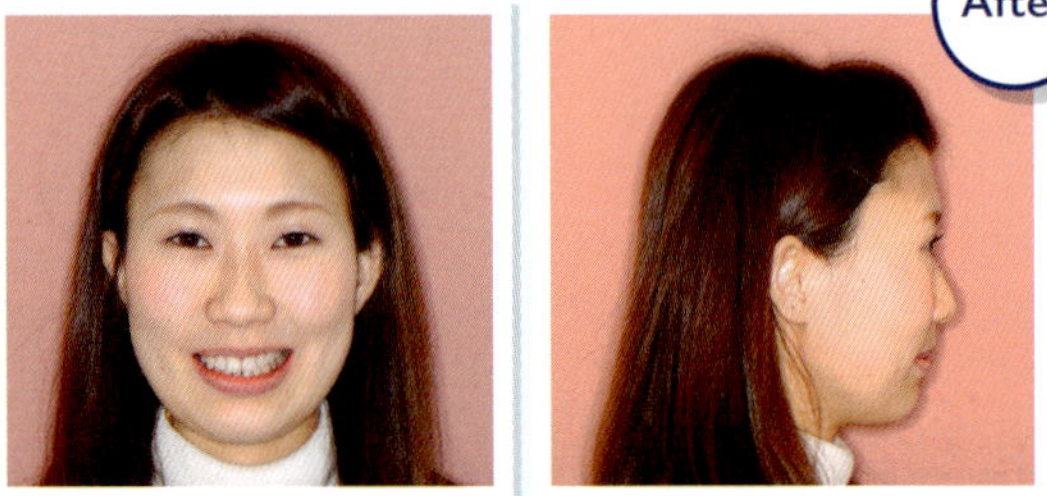

動的治療の終了後はご覧のとおり。正面から見ると、口もとの輪郭がすっきりして若返ったよう。Eラインも整ってまるで別人！

Start!

ブレースをつける前

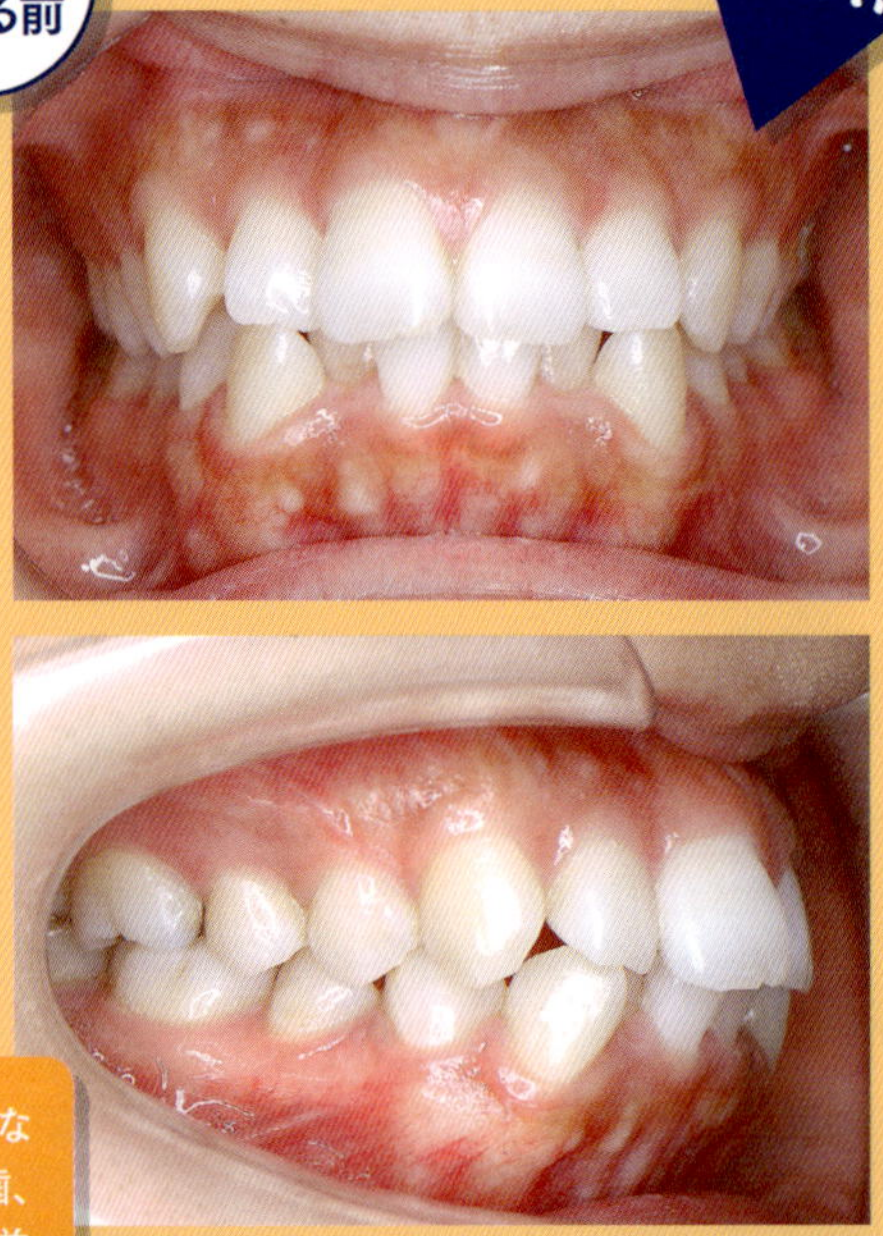

歯は丈夫で、むし歯はないけれど、上は出っ歯、下はガタガタ。この歯並びが一体どう変わる!?

1か月目

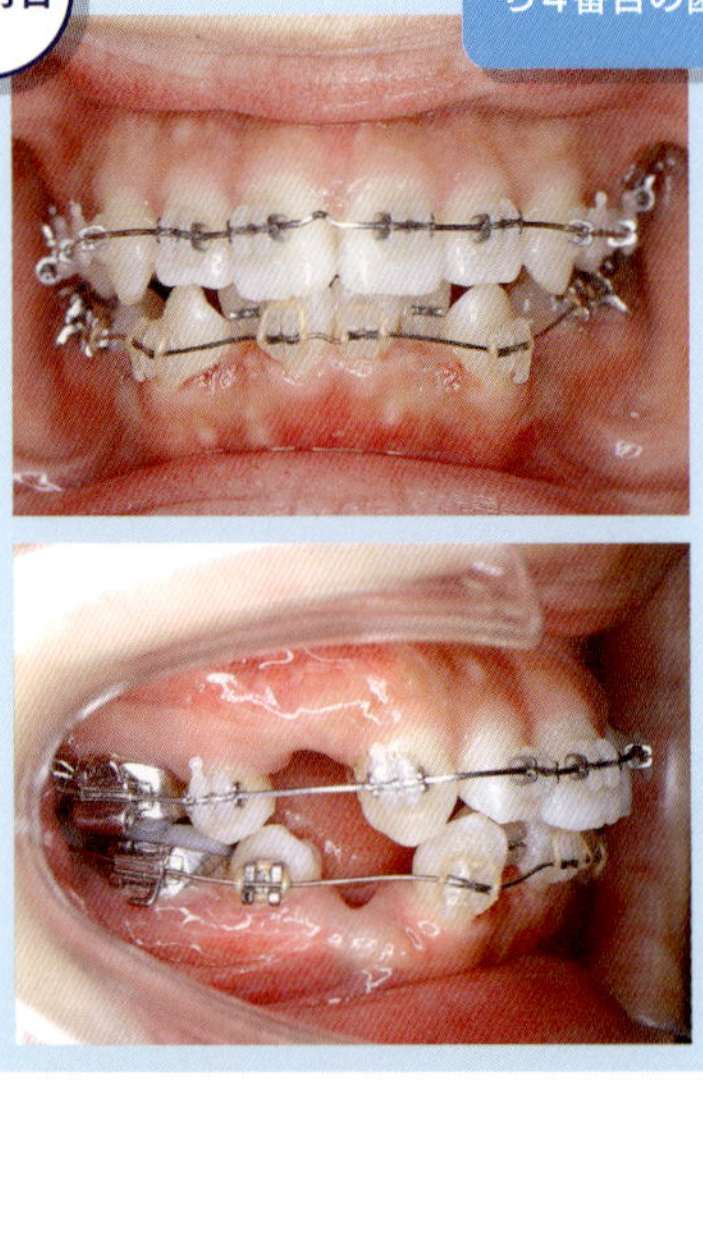

あごのスペースに歯をきちんと収めるため、治療前に上下左右の第一小臼歯（前から4番目の歯）を抜歯した。

2か月目

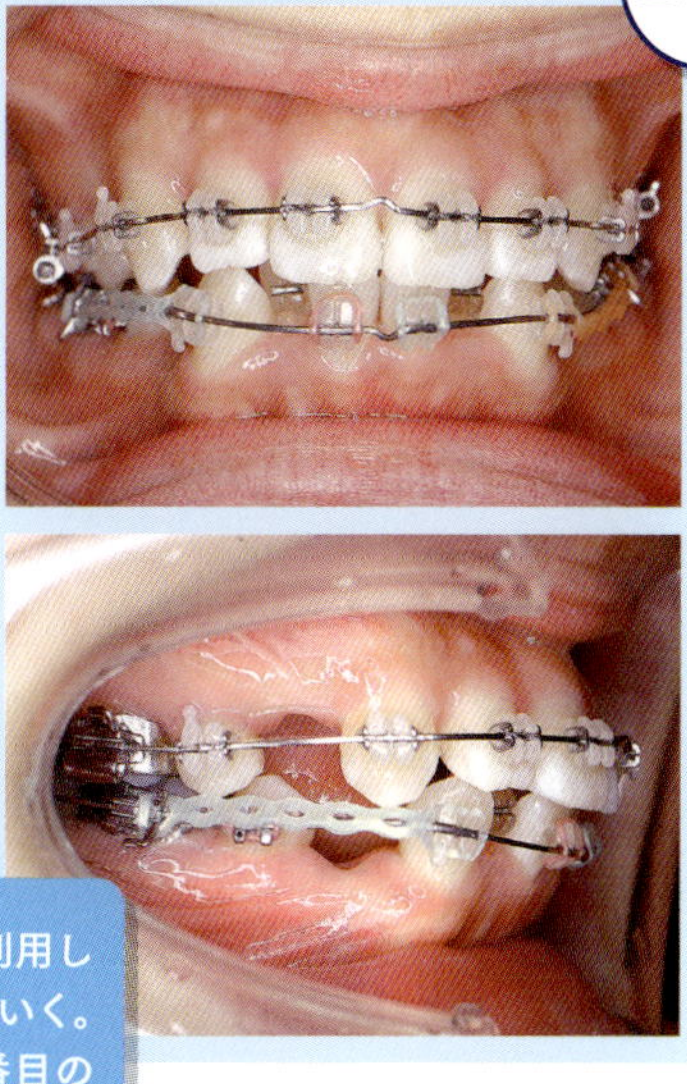

歯を抜いたスペースを利用して、前歯を後ろに下げていく。まずは犬歯（前から3番目の歯）を動かしていくことに。

6か月目

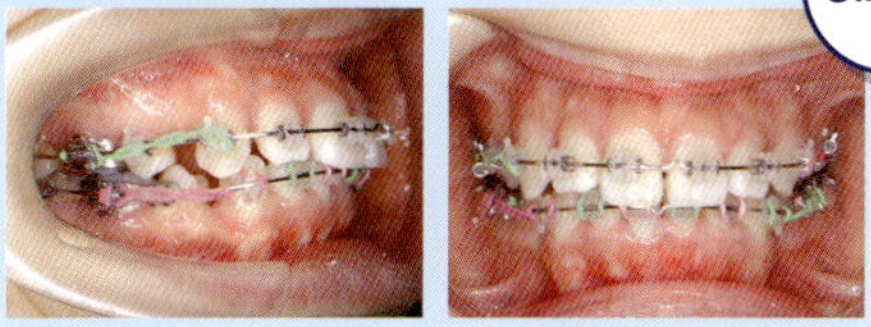

治療開始から半年。犬歯がだいぶん動いた！ 下のガタガタしていた歯も少しは並んできた感じ。

12か月目

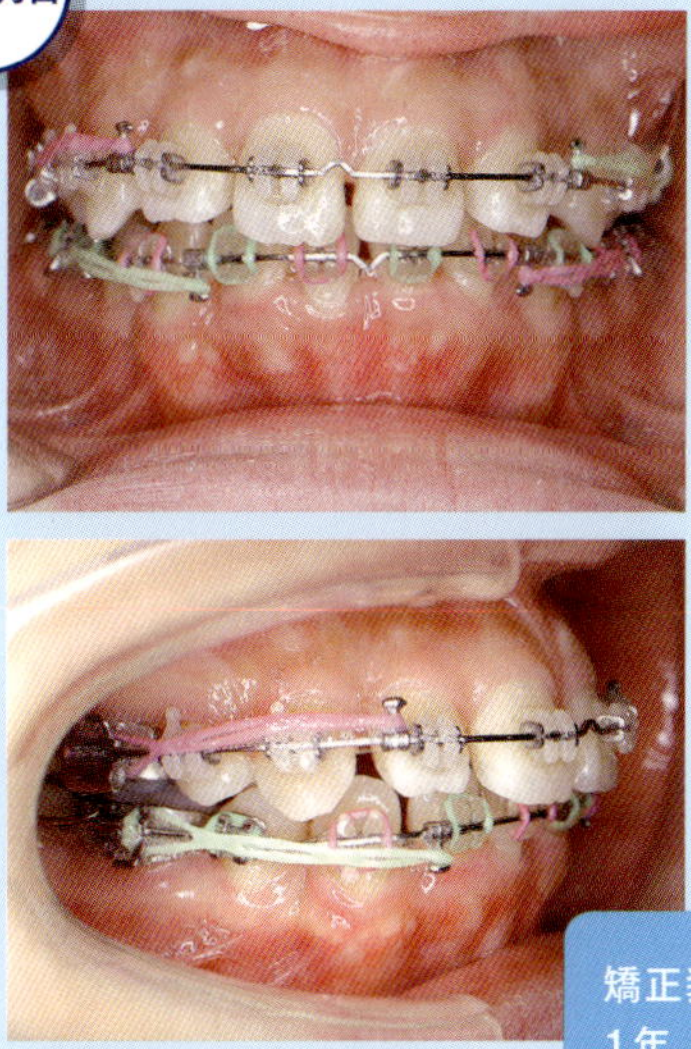

矯正装置をつけて約1年。犬歯の移動はようやく終わり、次は、前歯を少しずつ後ろに下げていく。

24か月目

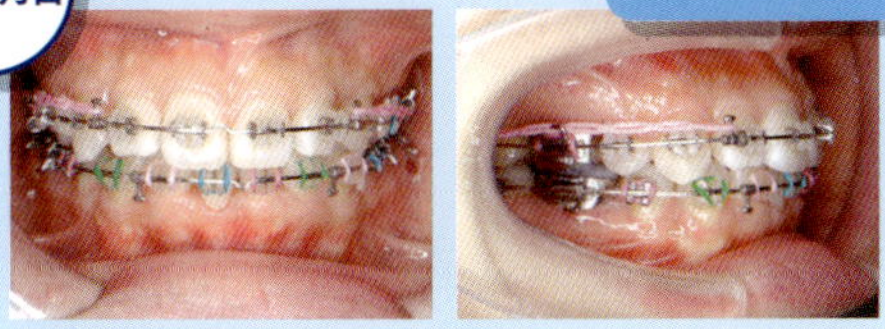

矯正装置をつけて丸2年。順調に前歯が下がってきた。おかげで矯正装置をつけていても、以前より唇が閉じやすい。

28か月目

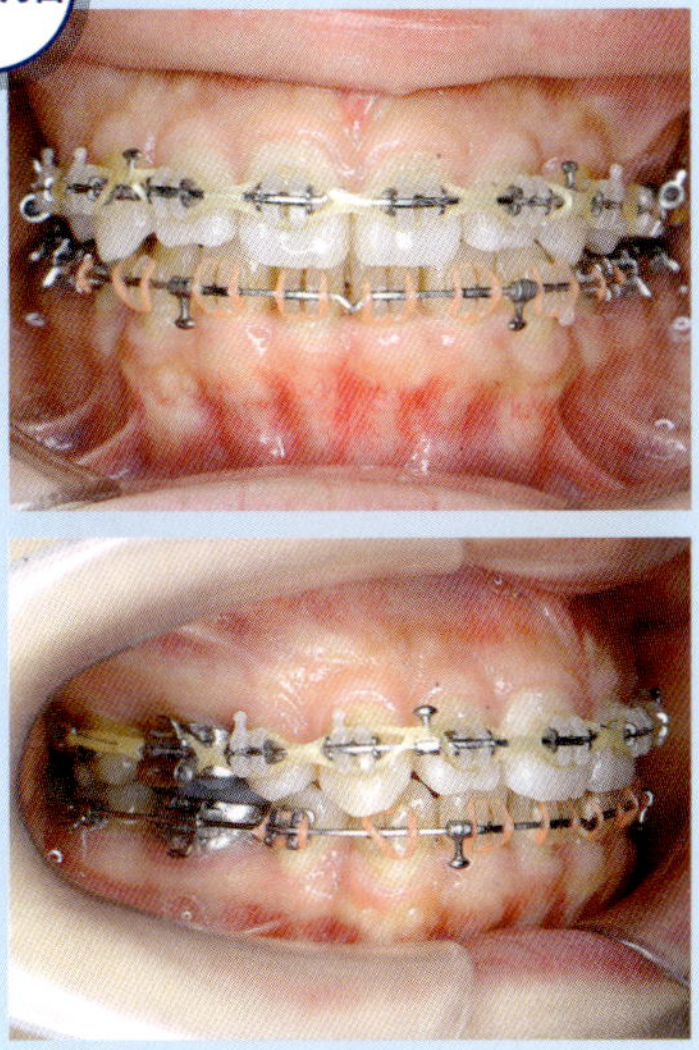

抜歯した隙間がなくなった！ ここからは咬み合わせを微調整して、仕上げていく。

32か月目

Finish!

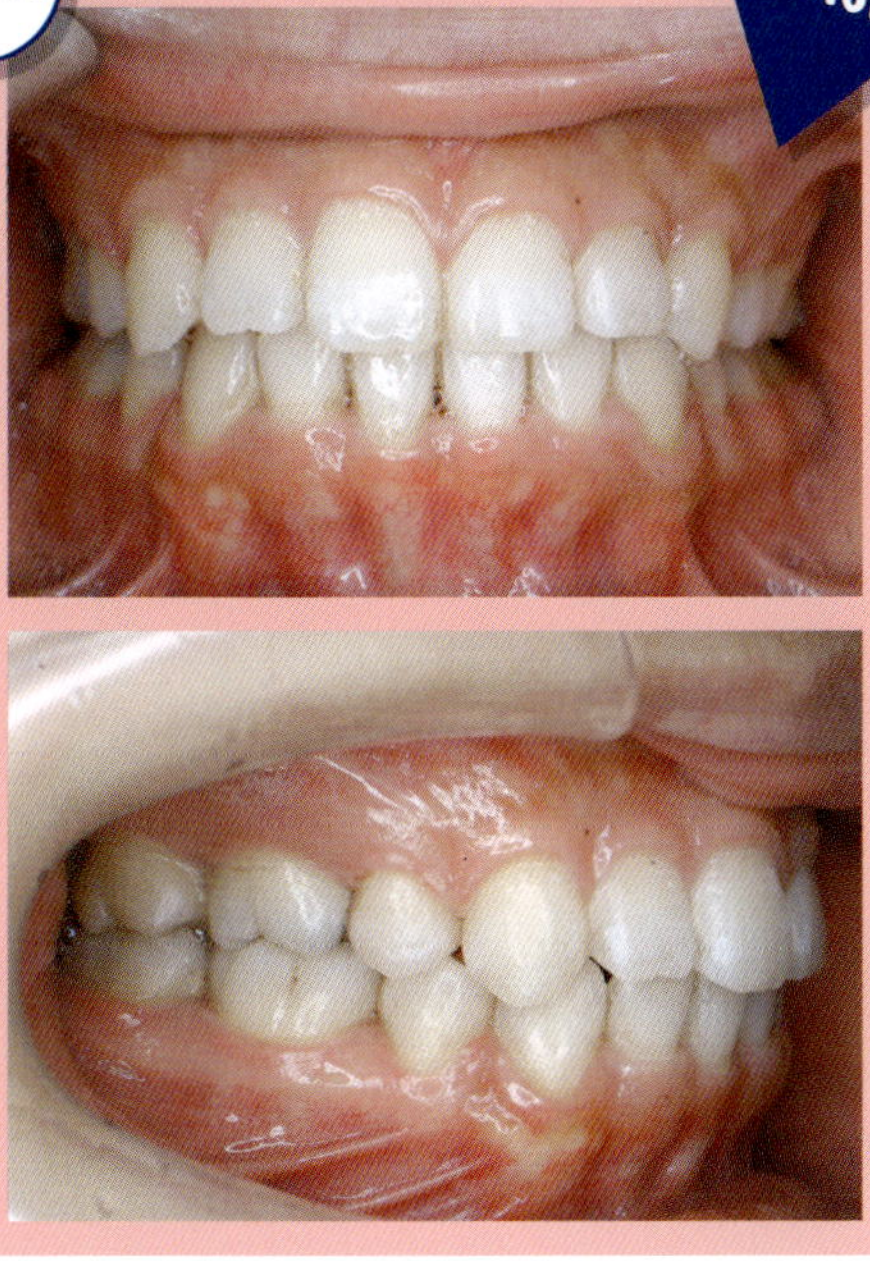

すべての歯がきれいに咬み合うようになり、矯正歯科治療、ついに終了！ カラフルな器具で治療期間を楽しめたのも、いい思い出。

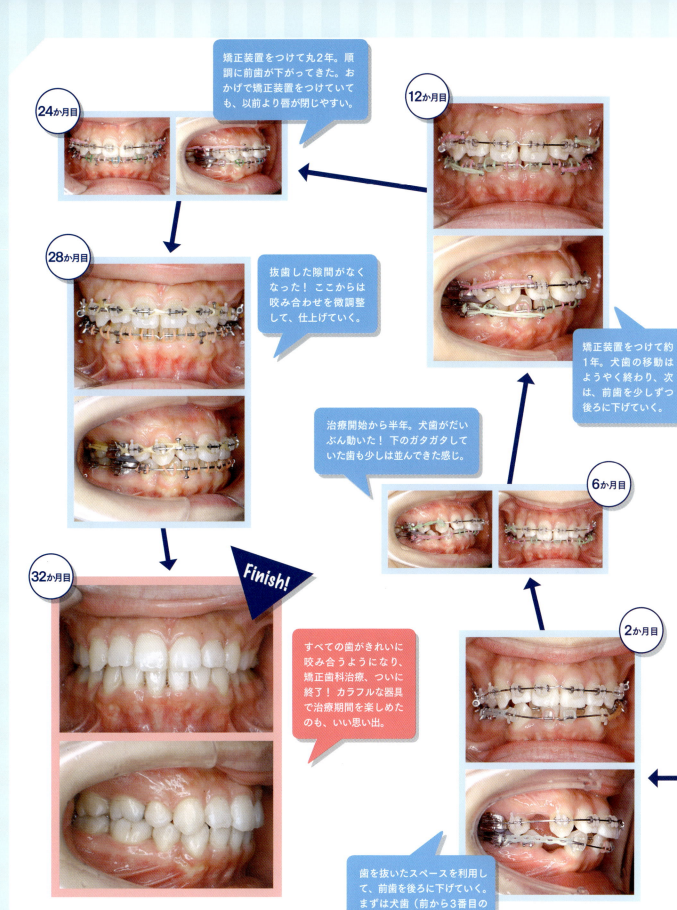

信頼できる矯正歯科医を見つけるための3つの見極めポイント

納得のいく治療を受けるために、知っておきたいのが、信頼できる矯正歯科医の見つけ方。そのための3つのポイントをご提案します。ぜひ参考にしてください。

見極めポイント1 院長の「経歴」から見つける

日本は自由標榜制。
診療科目の標榜だけでの判断は危険です

22ページで触れたように、自由標榜制が認められている日本では仮に矯正歯科治療を一度も行ったことがなくても、歯科免許があれば看板に「矯正歯科」と掲げることができます。

そのため、歯科医の技量を看板だけでチェックすることは不可能。では、どうすればいいのでしょう？ 目安のひとつになるのが認定医や専門医という資格です。

現在、日本には日本矯正歯科学会（会員数6,400人）が設けた認定医・専門医のほか、日本成人矯正歯科学会、日本舌側矯正歯科学会、日本矯正歯科協会といった複数の学術団体があり、それぞれに認定制度を設けています。

少々わかりづらいのですが、専門的教育や研修の経歴とともに、これらの資格取得の有無を判断の目安にするとよいでしょう。各学会のホームページから、学会の専門医や認定医リストを検索することができます。

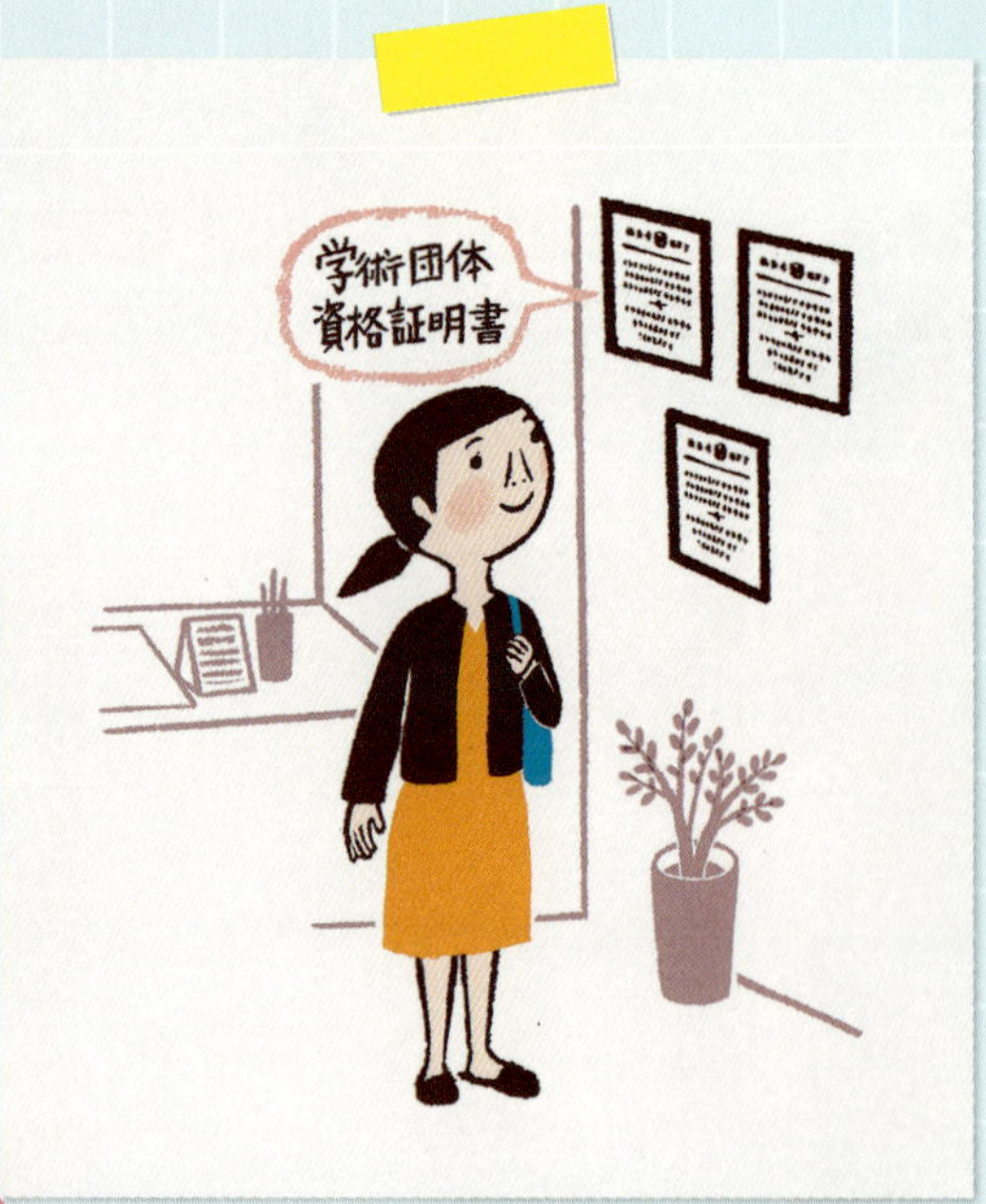

見極めポイント3 クリニックの「医療体制」から見つける

見極めポイント 2

クリニックの「形態」から見つける

症例数が豊富な「矯正歯科専門開業医」が安心です

矯正歯科医の専門教育や研修などの経歴と同時に、もうひとつ、大切な見極めポイントがクリニックの形態です。

矯正歯科治療を行うクリニックは、①矯正歯科だけを専門に行う専門開業医と、②むし歯や歯周病などの一般歯科治療を行うかたわら矯正歯科治療も行っている歯科医に分けられます。

この二つの大きな違いとして、①のほうが矯正歯科治療に専門特化している分、多くの症例を手がけ、院内のスタッフも専門的な知識をもっていることが挙げられます。

また、近年の医療分野では、医師・歯科医の技量や経験を示すひとつの指標として、治療を行った「症例数」があります。この症例数に照らし合わせてみると、前述の①は②の歯科医に比べて、5～10倍も矯正歯科治療の症例数が多いといわれています。こうしたことから、矯正歯科の専門医院のほうが、安心して治療が受けられるといえるでしょう。

矯正歯科医の勤務体制や転居の対応などもチェックしましょう

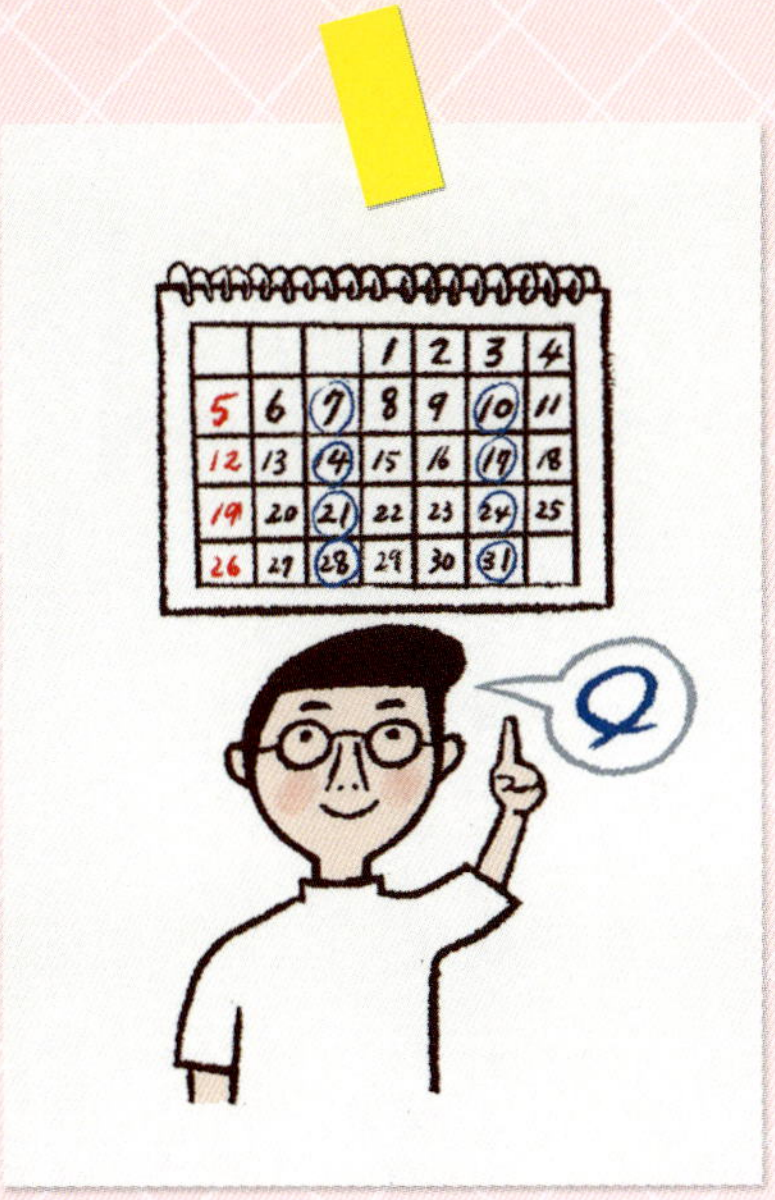

平均して2～3年かかる、おとなの矯正歯科治療。その期間中には、ブラケットが取れたり、急な予定ができて通院日を変更したりする必要が生じるかもしれません。そんな問題に迅速かつ適切に対応するためには、そのクリニックに矯正歯科医が常勤していることが大切になります。

というのも、矯正歯科治療を行っているクリニックの中には、1か月のうち限られた日時にだけ、大学病院などから矯正歯科医が来て治療しているところもあるからです。その場合、治療日が限られているため、緊急時の対応ができなかったり、治療の途中で担当医が変わったりする可能性もあり得ます。

また、常勤の矯正歯科医がいるクリニックには画像診断ができる撮影機器など矯正歯科治療のための設備や環境が整っていますが、そうではないクリニックの場合、矯正歯科治療に必要な設備などが不十分な場合も。いくら臨床経験の豊富な矯正歯科医でも、これでは質の高い治療はできません。

安心して矯正歯科治療を受けるための

6つの事前チェックポイント

医療の世界は、技術も意識も日々進化しています。そして、それは矯正歯科治療でも同じこと。前ページの〝信頼できる矯正歯科医の見極め方〟に続き、ここではクリニックとしてのあり方を確認する6つのポイントをご紹介します。

1

精密検査で、頭部X線規格写真（セファロ）検査をしている

治療前に頭部X線規格写真（セファロ）による検査を行うことで、顔面と頭部のX線写真を撮影し、上下のあごの大きさやズレ、あごや唇の形態、歯の傾斜、口もとのバランスなどの状態を正確に知ることができます。セファロによる診断は矯正歯科治療の診断に不可欠なグローバルスタンダードで、この検査をせずに治療を始めることは、海図を見ずに船を出すのと同じこと。つまり、精密検査にセファロを用いているか、そして検査結果を患者さんに説明する際、セファロを用いた診断と治療方針の説明があるかが、第1の事前チェックポイントです。

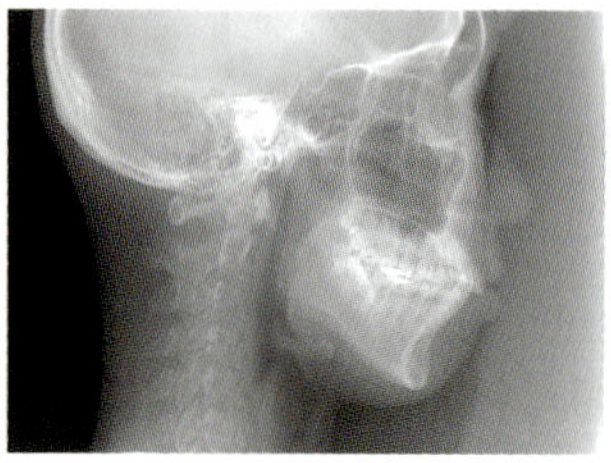
セファロ（側貌）

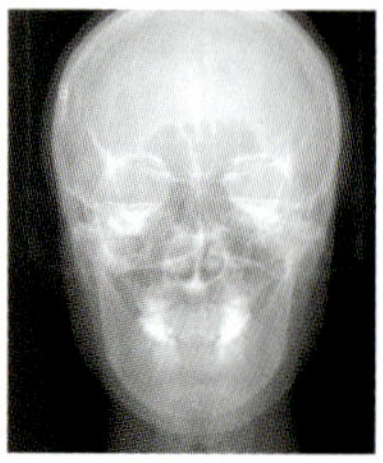
セファロ（正面）

2

精密検査を主治医が分析・判断したうえで治療をしている

セファロの撮影とともに大切なのが、各種資料の採取。つまり、口の中・顔面・パノラマなどの写真撮影と石膏模型の採得です。

その目的は、治療前の患者さんの状態を記録し、主治医が治療方針を決めるため。矯正歯科の専門医院では、採取した資料を後日、患者さんに見せながら診断や治療方針の説明を行います。その際、重要なのは、患者さんが納得できること。その意味で、資料を見せて説明しないクリニックはおすすめできません。

3

治療計画、治療費用についての詳細な説明がある

治療前に治療費がきちんと数字と文書で提示されているか、治療内容についてくわしく書かれた治療同意書の説明があるか、なども見極めるうえでのポイントです。

治療開始前に矯正歯科治療費が明示されていれば、治療が進むごとに予想外の費用が加算されることを避けることができます。そのため、治療開始前に治療費の説明を受ける際、治療期間が延長した場合には治療費を追加で支払う必要があるのかをきちんと聞き、それが同意書に記載されているのかを確認しておくのがおすすめです。また、治療同意書にサインしてクリニックと患者さんが双方に保管しておくことも、重要なこと。治療中、万一何かのトラブルが起こった場合には、この同意書の内容が問われるためです。

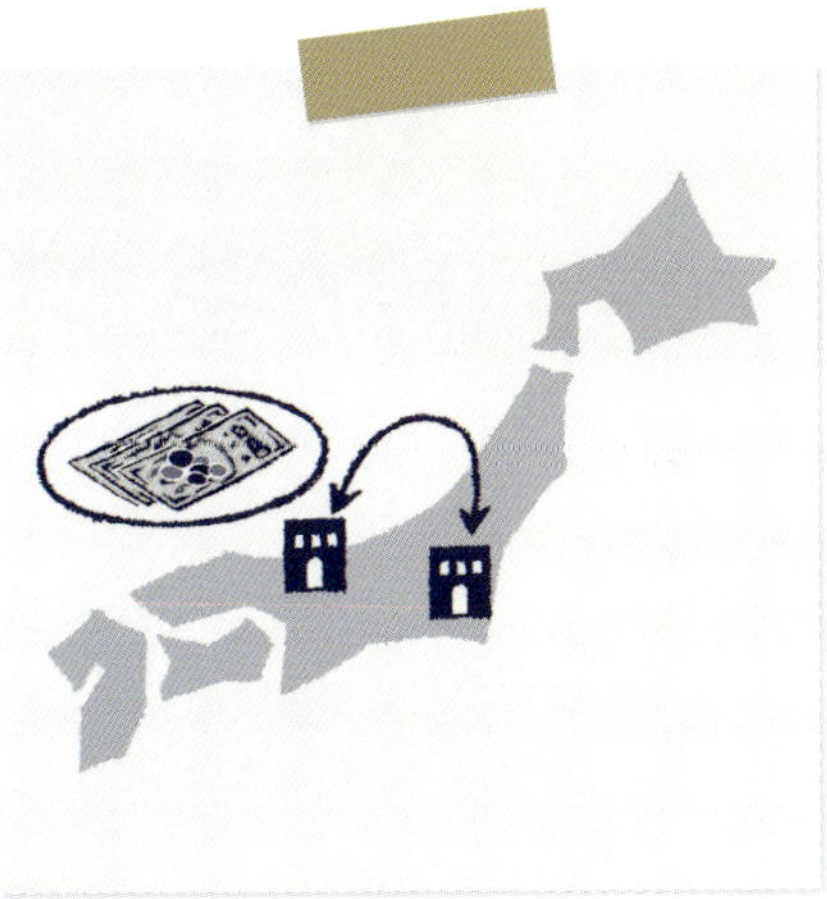

治療中に転医する場合の治療費精算についての説明がある

治療途中に転居などによって、やむを得ず通院先を変えなければいけない（転医といいます）可能性もあり得ます。その場合、患者さんの矯正歯科治療が転医先へとスムーズに引き継がれることが大切です。こうした場合に備えて、治療の前に主治医から治療費の精算や返金についての取り決めの目安や、転居先近くの矯正歯科専門開業医の紹介について説明をしてくれるところだと安心です。

4

5

クリニックに常勤の矯正歯科医がいる

数年に及ぶ治療期間中、誰もが一度は装置が取れたり、痛みが出たり、あるいは急用ができて予約した通院日を変更したり、といった事態が発生するもの。そのとき、ベテランのスタッフや常勤の先生がいないと適切な対応がすぐにとれず、結果として治療期間が延びることにもなりかねません。その点で、医療体制が万全かどうかは大きなポイント。

限られた日にだけ診療する非常勤の矯正歯科医では、緊急時の対応が十分とはいえません。やはり常勤の先生と専門のスタッフがいて、緊急時の対応がしっかりできるクリニックを選ぶのがおすすめです。

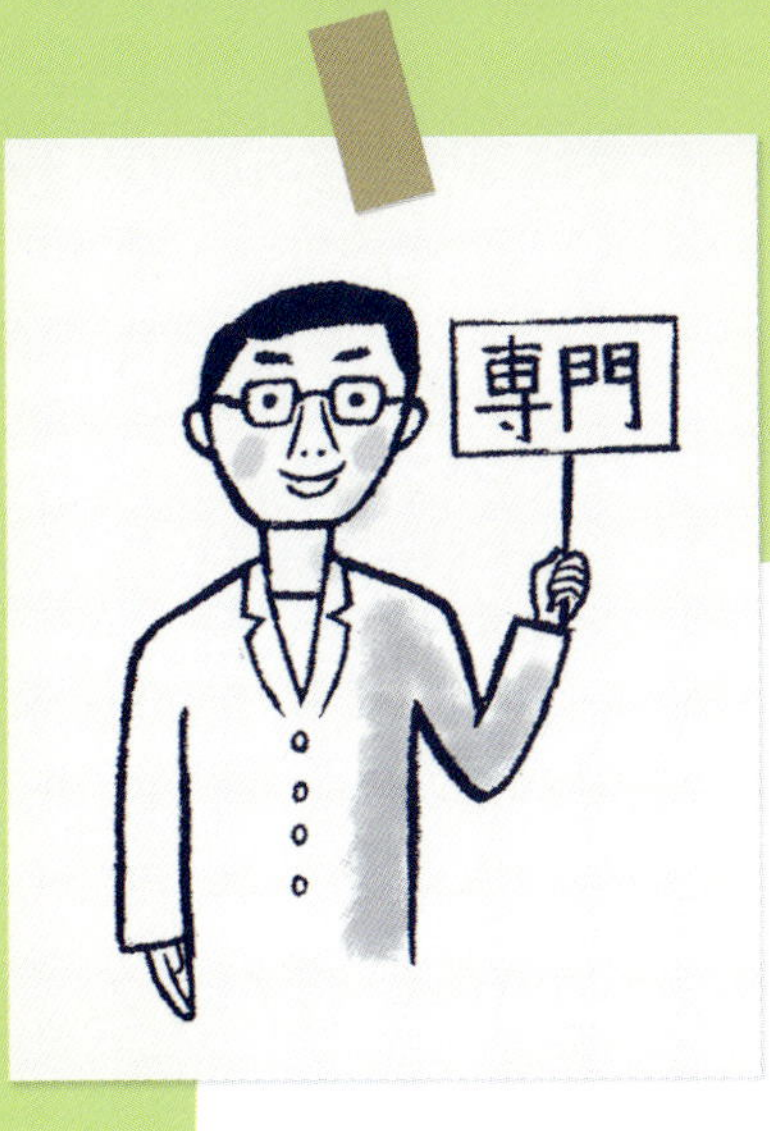

6

クリニックに専門知識がある歯科衛生士やスタッフがいる

矯正歯科を専門とする歯科衛生士さんがいるかどうか、先生が常勤かどうかなど、医療体制もチェックすべき点です。スタッフの熟練度などは患者さんからはわかりづらいものですが、矯正歯科の専門医院なら歯科衛生士も矯正歯科治療に熟練しており、治療中の食事や歯が動くときの痛みなどにも、きちんとしたアドバイスとケアが受けられます。

デンタルIQアップ講座

01

名前を覚えよう

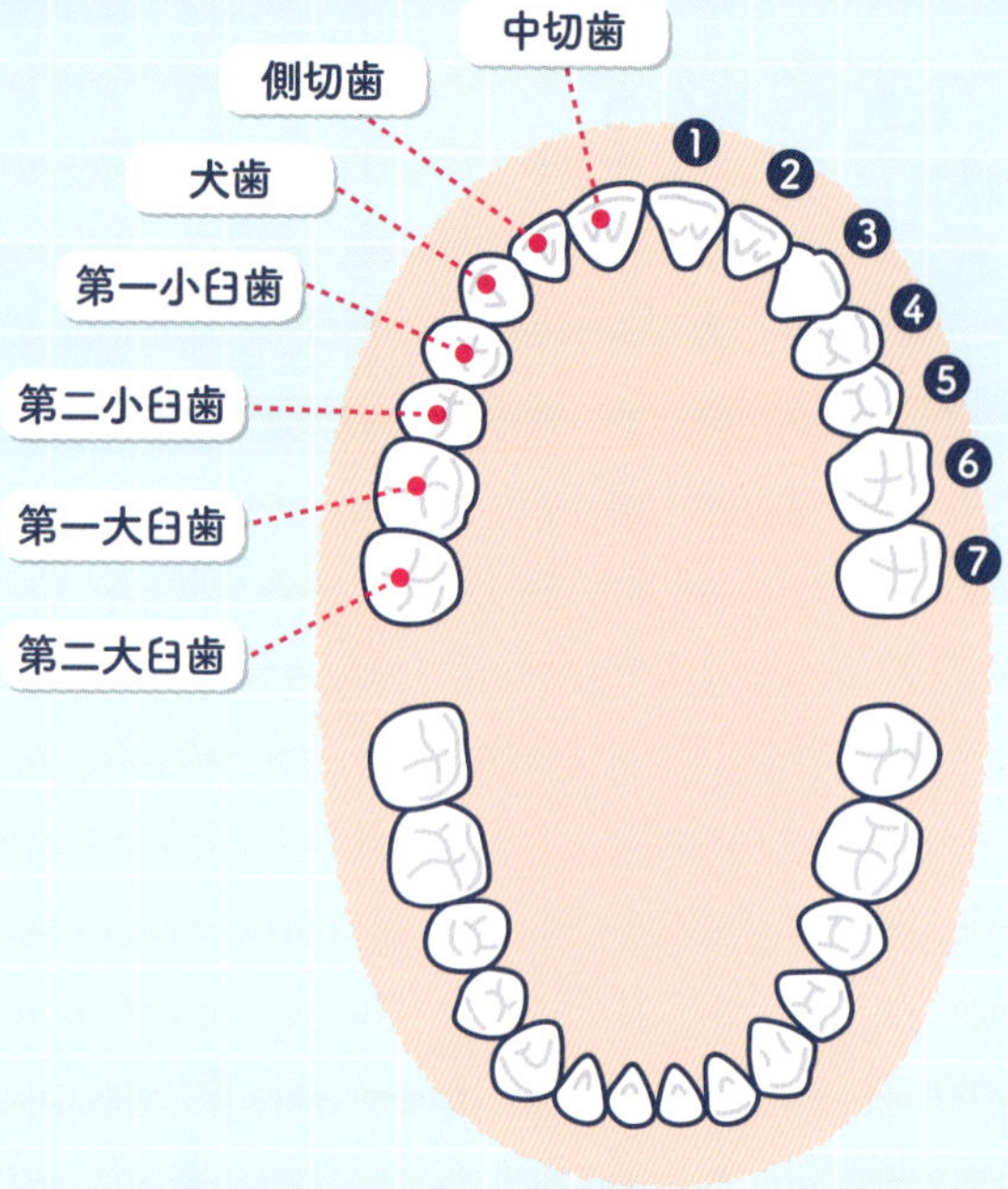

歯の名前

おとなの歯は通常28本で、第三大臼歯（親知らず）を加えると計32本。歯を大別すると「切歯《せっし》（前歯）」「犬歯《けんし》」「臼歯《きゅうし》（奥歯）」となり、中切歯《ちゅうせっし》から第二大臼歯に向かう順に、1～7番と呼ばれています。

矯正器具の名前

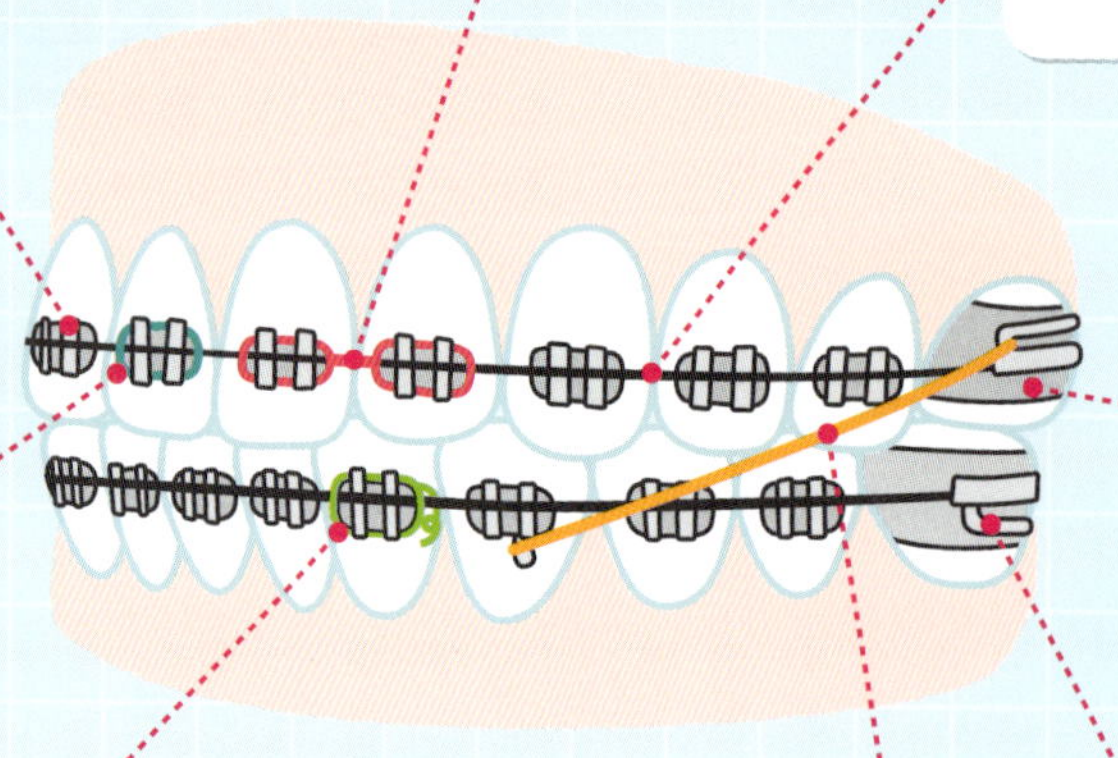

歯に接着する「ブラケット」

金属製（メタル）のほか、目立ちにくい材質のものも。いずれもアーチワイヤーを通すための溝がついている。

歯を引っ張る「パワーチェーン」

モジュールの小さな輪が連続したもの。輪の部分をブラケットにかけて、歯を引っ張るために使われる。

歯を動かす「アーチワイヤー」

ブラケットにはめて歯を動かす細い金属線。さまざまなタイプがあるが、最近の主流は超弾性合金やステンレス・スチールのもの。

アーチワイヤーを固定する「モジュール（ゴム）」

直径3㎜ほどの小さな輪ゴム。動的治療中は通院のたびにつけ替えることに。目立たない色のほか、カラフルなものも。

奥歯にかぶせる「バンド」

歯を動かす固定源となる奥歯にかぶせる金属製の輪っか。

けっさつ線とも呼ばれる「リガチャーワイヤー」

ブラケットにアーチワイヤーをくくりつけるための細い金属線。

上下にかける「エラスティック」

主に上下の咬み合わせを改善するために使われる直径5～10㎜程度の輪ゴム。歯みがきと食事のとき以外は、基本的につけたまま。

奥歯につける「チューブ」

アーチワイヤーを通すために、たいてい一番奥の歯につける筒状の装置。

※ブレースはこれらの器具の総称です。

PART 2

十人十色！
おとなの矯正歯科治療

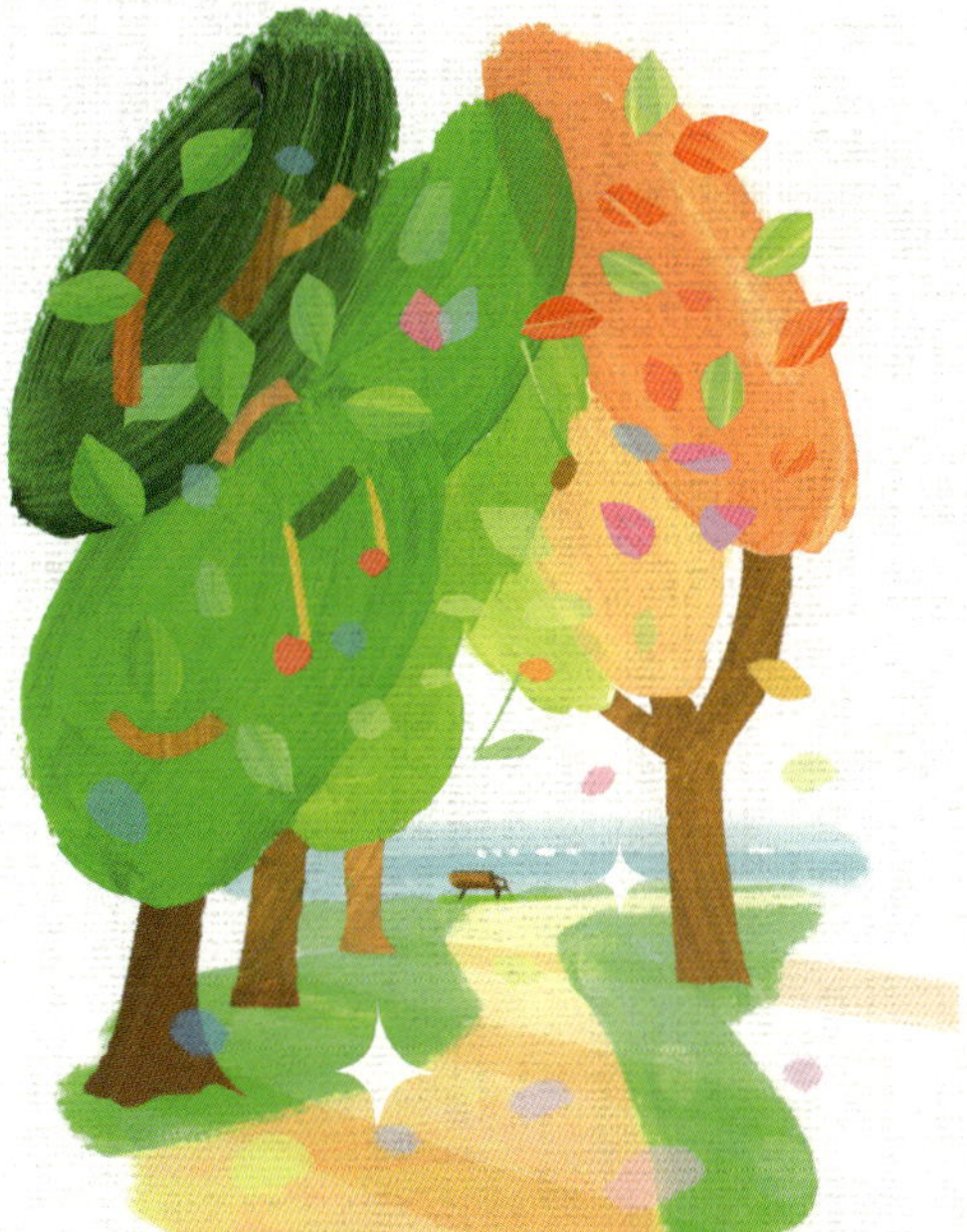

Real voice Interview

〝見えない治療〟でなりたい自分に一歩一歩

見た目が自信につながると気づいた高校時代

「矯正歯科治療を意識したのは学生時代。旅行の写真で自分の横顔を見て、思ったより前歯が出ていることにショックを受けました」と話す木村さん。

そこで就職して約1年が経った頃、金銭的なめどがついたのを機に、矯正歯科を探し始めることに。

「インターネットで歯医者さんのホームページや口コミサイトを見て、評判がよく、住まいや会社から遠くない、通院しやすいクリニックをチェックしていきました」

そんな木村さんが治療するうえでどうしても譲れなかった条件が、上下の歯の裏側に装置をつけること（62ページ）。この方法は治療していることが周囲からわからないという利点がある反面、舌の動きを妨げるため話しにくい、歯みがきに手間がかかる、治療期間が長引く場合がある、などのデメリットもあります。しかし木村さんには、治療中も臆することなく笑顔でいたいという強い思いがありました。

「子どもの頃は内気で、まわりの目を気にしてしまうことが多かったのですが、高校生になってから、もっと明るく楽しい毎日を送りたいと思うようになったんです。そのため、まずは見た目から変えていこうと眼鏡をコンタクトにして、髪型やファッションにも興味をもつようになりました」

見栄えがよくなると、それが自信につながり、物事に積極的に取り組めるようになったといいます。

「治療期間もそれまでと同様、堂々と人と接したいので、外から見えない治療にしたかったんです」

治療後の夢それは人生の一大イベント

治療は順調に進んでいますが、「食べることが好き」という木村さんにとって、小さなストレスを感じるのは外食のとき。ブレースに食べものが挟まると、あとの手入れに時間がかかってしまうのです。しかし、そのおかげで自炊をする機会が増え、料理の腕が上がるという嬉しい一面も。また、健康に考慮して、野菜を多くとるようにもなったのだとか。自分を変える努力を続け、自信を手に入れた木村さん。最後に「治療が終わったらしてみたいことは？」と尋ねると、「現在お付き合いしている女性との結婚を考えています」と満面の笑みで答えてくれました。

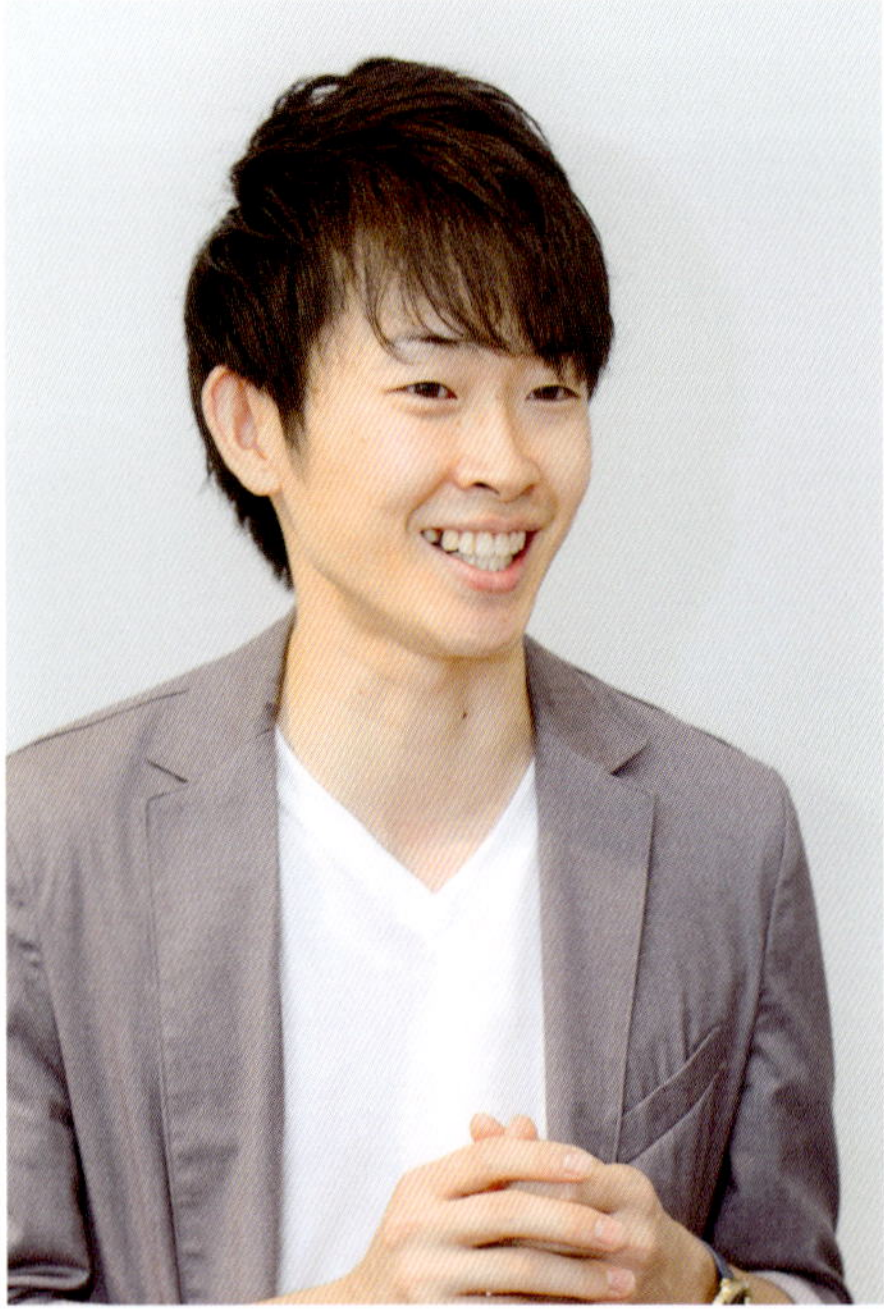

動的治療の途中でも、ブレースをつけていることはわからない。そのため「仕事にも積極的になることができ、矯正歯科治療が自分の人生にプラスになっているという実感があります」

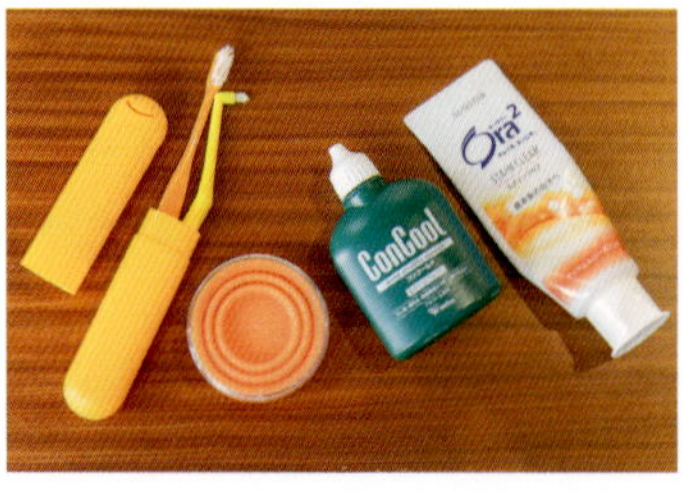

「オレンジ色が好きで、自宅のインテリアもオレンジで統一しています」歯みがきの時間も楽しめるよう、ケアアイテムも好きな色をセレクト。

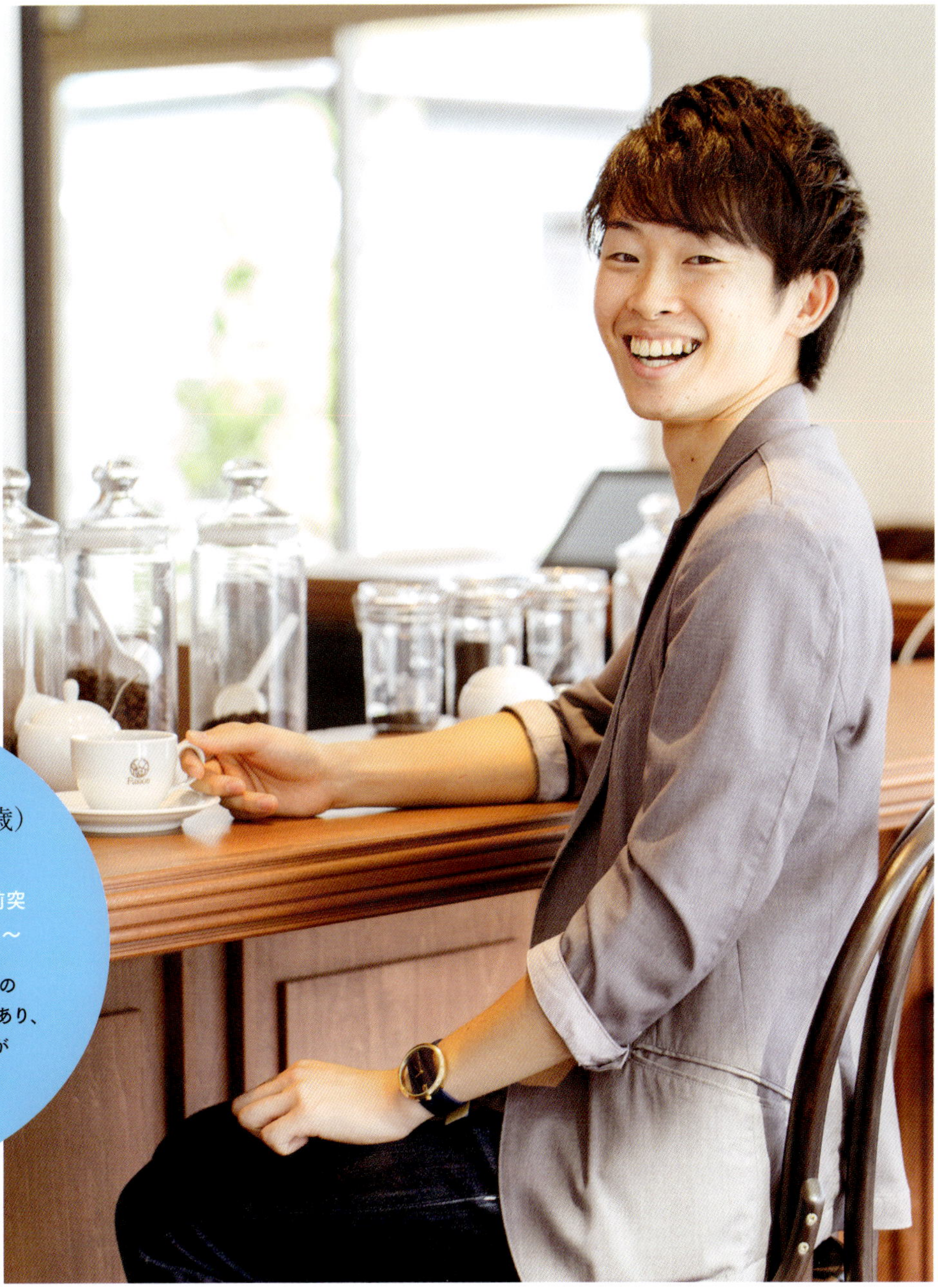

木村友祐さん（26歳）

職業_会社員
以前の歯並び_叢生、上顎前突
動的治療期間_2017年5月～

社会人4年目で、仕事は自動車の部品設計。ファッションに興味があり、休日はカフェ巡りをすることが多いという。得意料理はオムライス。

木村さんの矯正歯科治療 Diary

初診相談
2016年12月

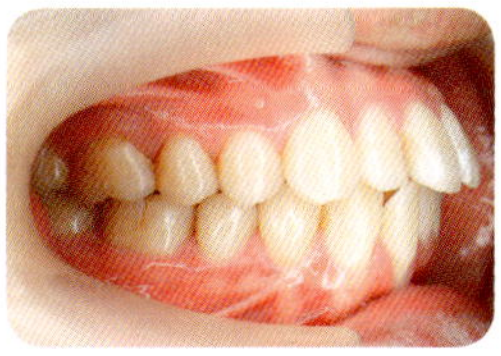

前歯が出ているのが悩み。歯の裏側からの治療は費用が割高で処置に時間がかかるとの説明を受け、それでもと治療を決意。

動的治療〈前期〉
2017年5月

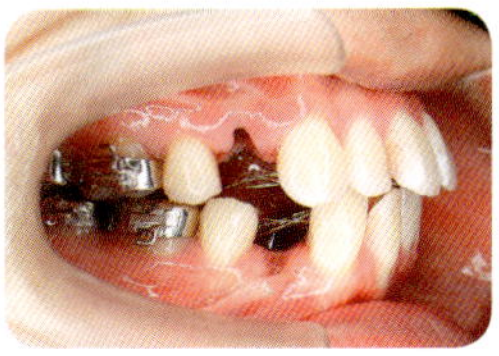

上下の第一小臼歯（前から4番目の歯）を抜歯し、治療を開始。アンカースクリュー（63ページ）を上あごに2本埋入。

動的治療〈中期〉
2018年7月

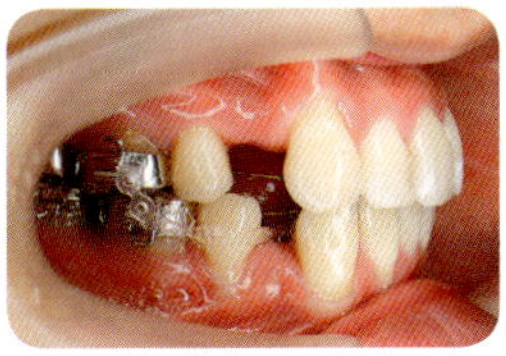

前歯の出っ張りがずいぶん改善されてきた。今度は、上下の前歯を後ろに下げながら抜歯した隙間を埋めていく。

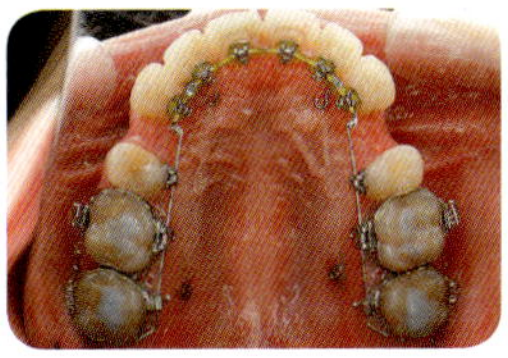

前歯のデコボコも改善され、歯列全体の形もきれいになってきた。動的治療の終了まであと1年半の予定。

治療はつづく

30代からのチャレンジで手に入れた本当にいい歯並び

Real voice Interview

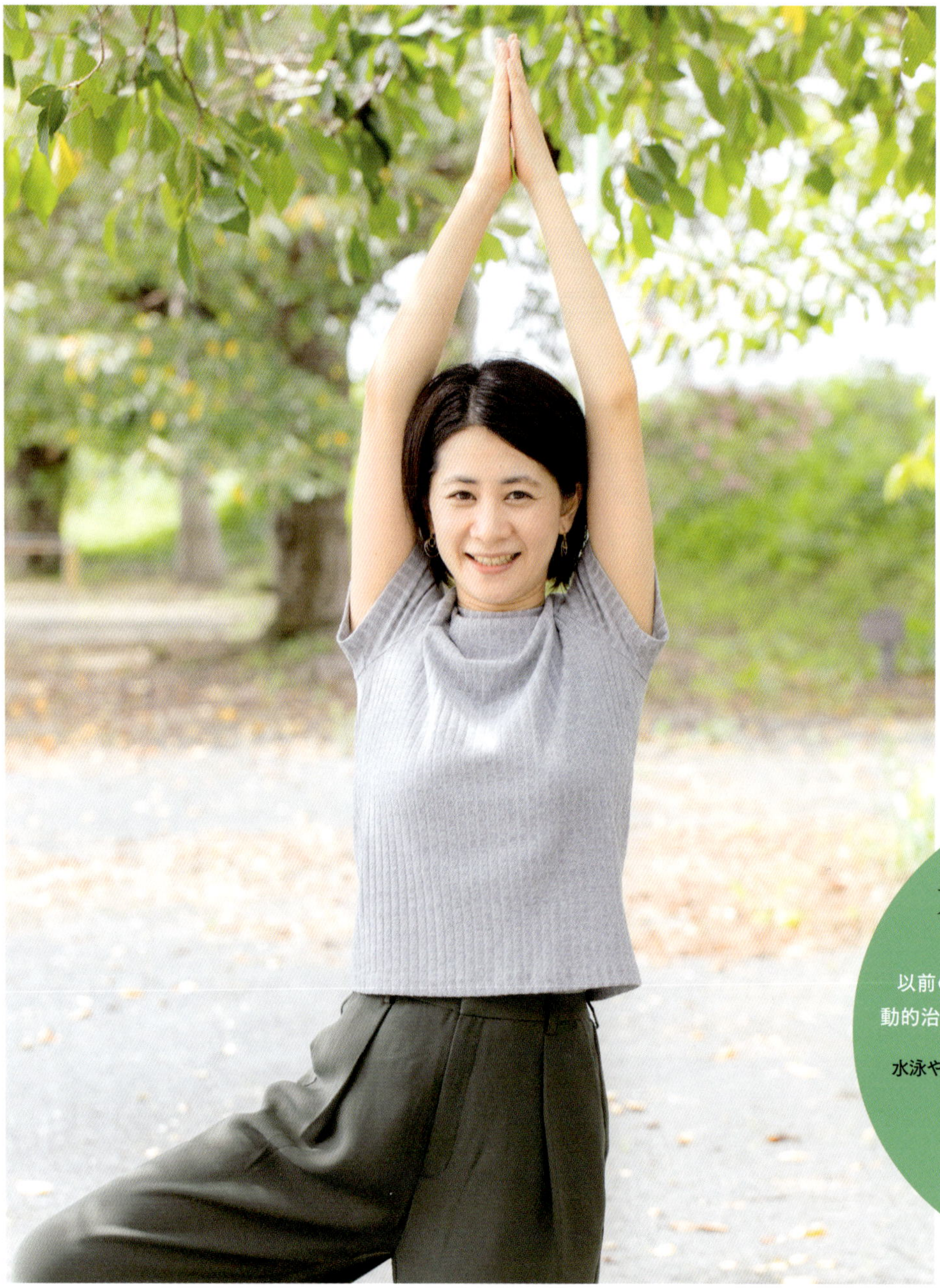

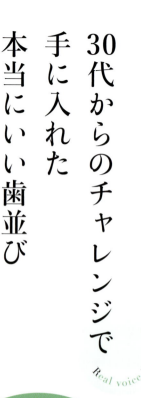

大西宏美さん(34歳)

職業_カフェ店員
以前の歯並び_過蓋咬合から開咬に変化
動的治療期間_ 2016年9月～ 2018年9月

水泳やバスケット、ゴルフにボルダリングなど、さまざまなスポーツを経験。ヨガは趣味が高じて、スポーツジムの求人に応募。現在、インストラクターの研修中。

子育てが一段落して治療をスタート

最初に矯正歯科を受診したのは22歳、子育て真っ只中の頃でした。「治療はしたかったのですが、当時、子どもが2歳になり、私は仕事を始めたいと思っていましたし、保育園の入園準備もありました。先生のお話を聞いて、子育てや仕事と並行して通うのはやっぱり難しいかなと、いったん諦めることにしたんです」

それから10年。子育てが一段落した頃、再び治療をしたいと思うように。きっかけは、強いくいしばりが原因で知覚過敏がひどくなってきたことにあったといいます。そこで大西さんは一般歯科でつくってもらったマウスピースをつけて就寝するようになりました。しかし、一生使い続けなければいけないと思うと、憂うつに。さらに、年齢を重ねる中で咬み合わせが悪化してきたため、32歳のとき、意を決して、かつて訪ねた矯正歯科を再受診することにしたのです。

「以前と比べると、見た目だけでなく食べものを噛むときの違和感も大きくなっていました。治療の進め方や費用の見当はついていたので、今度こそしっかり治そうと

大西さんの 矯正歯科治療 Diary

初診相談
2006年

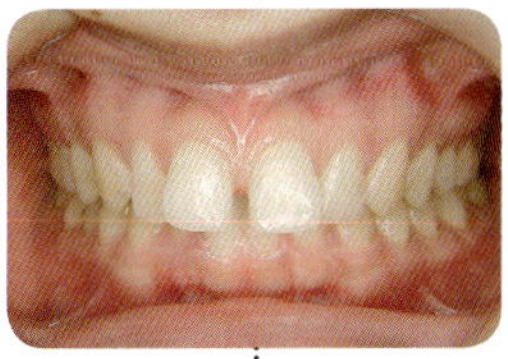

過蓋咬合で正中離開、さらに上唇小帯（※）の付着異常があり、主治医から上唇小帯切除と非抜歯での矯正歯科治療が提案されたが、治療はされなかった。

※上唇の中央から歯ぐきに伸びる筋。

再初診
2016年5月

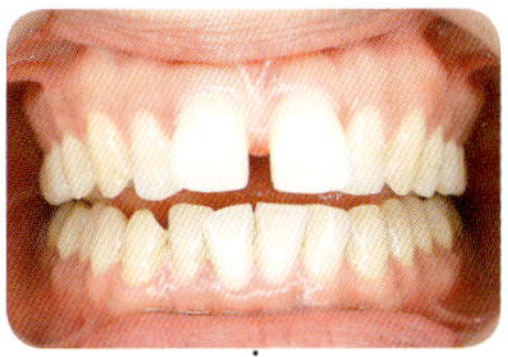

10年後の2016年は不正咬合が悪化して開咬に変化。この間、顎関節の異常が起こった可能性がある。

動的治療〈前期〉
2016年10月

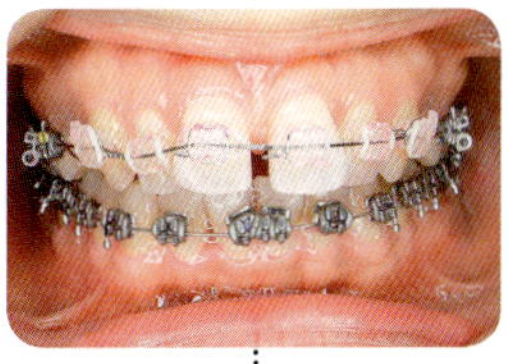

上あごの第一小臼歯2本を抜歯し、動的治療をスタート。上下のあごにアンカースクリューを各2本埋入し、上下の奥歯の高さを下げて、前歯が咬み合うようにしていく。

動的治療〈後期〉
2018年1月

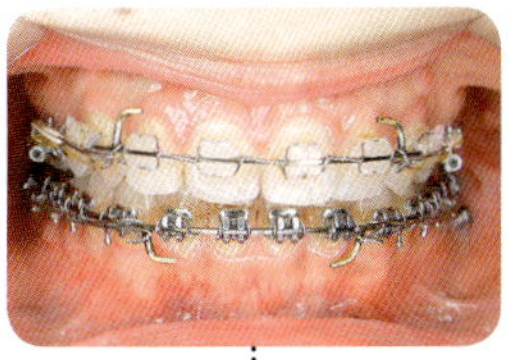

ガタツキが改善し、前歯の隙間も閉じた。上あごの前歯の隙間が再び開くのを防ぐため、口腔外科で上唇小帯を切除してもらう。

治療後
2018年9月

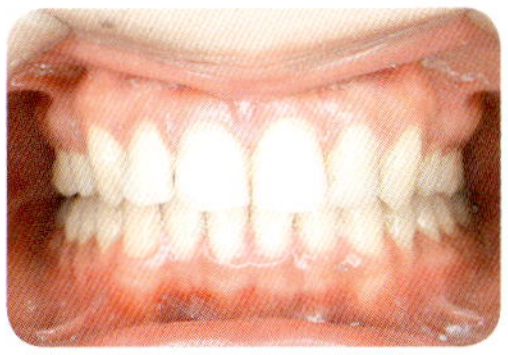

すべての歯が安定して咬み合い、食事も楽に食べられるようになった。現在は、保定装置を装着中。

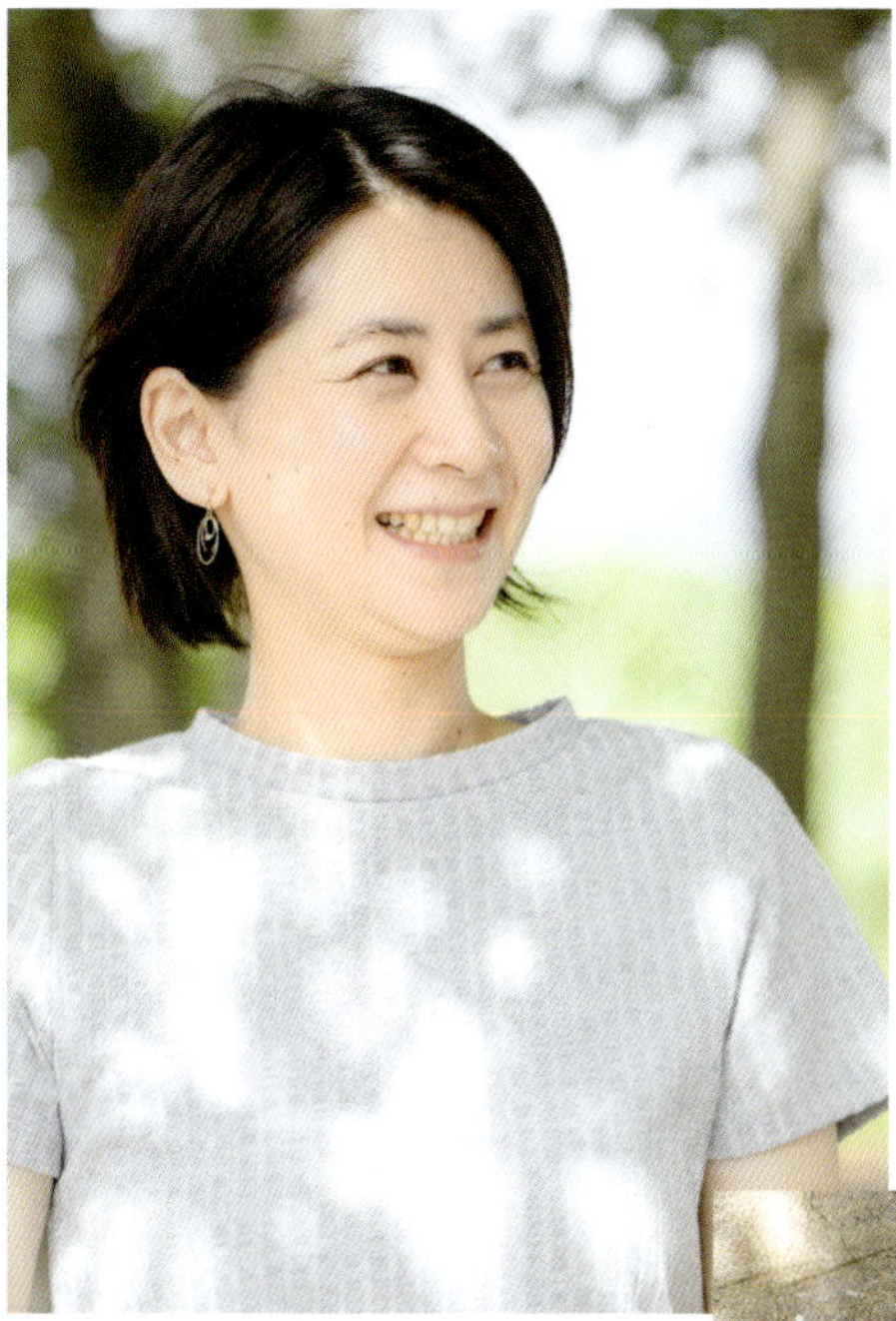

写真を撮影した日の3日前に動的治療が終了。治療中は、ブレースをつけている人を見かけると、心の中で「一緒にがんばりましょう」と思っていたとか。

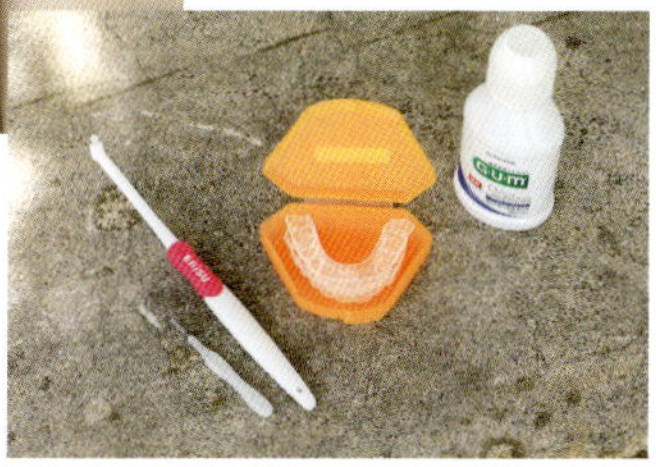

矯正歯科治療を機に、ワンタフトブラシ（左から2つめ）が必須アイテムに。歯間ブラシ（左端）は外出時に携帯するため、キャップ付きのものを選んでいる。

思いました」

ブレースをつけたら笑顔が増えた！

今は、矯正歯科での動的治療が終わったばかり。

「治療中、特に大きな問題などはありませんでした。ブレースをつける前は装置が目立つんじゃないかと気になりましたけど（笑）」

しかし、実際には治療前よりも、ブレースを装着して歯並びがよくなってきてからのほうが自然に笑顔になれたといいます。また、治療前に上の第一小臼歯を2本抜いたり、歯ぐきにアンカースクリュー（63ページ）を埋め込んだりと、当初は考えていなかったことも経験しましたが、その都度、主治医から説明を聞き、信頼して任せることができたと話します。

「治療を始めた時点で一歩踏み出したという実感があったので、後は進むだけ。小さな不安や心配も前向きに捉えることができました」

そんな大西さんは「30歳になったら新しいことに挑戦する」と決めていたのだとか。実際、硬式テニスとヨガを習い始め、転職してカフェで働くことに。矯正歯科治療はそれらの「新しいことリスト」のひとつでもあったのです。今後は英会話を習いたいという大西さん。矯正歯科治療から始まる新たな挑戦は、これからも続きそうです。

おとなの
口の中には
事情がいろいろ
1

歯周病

矯正歯科治療の前に進行をストップ！

おとなの多くが該当するという歯周病。そもそも、それはどんな病気？ 矯正歯科治療を受けるうえでの注意点などを専門医にうかがいました。

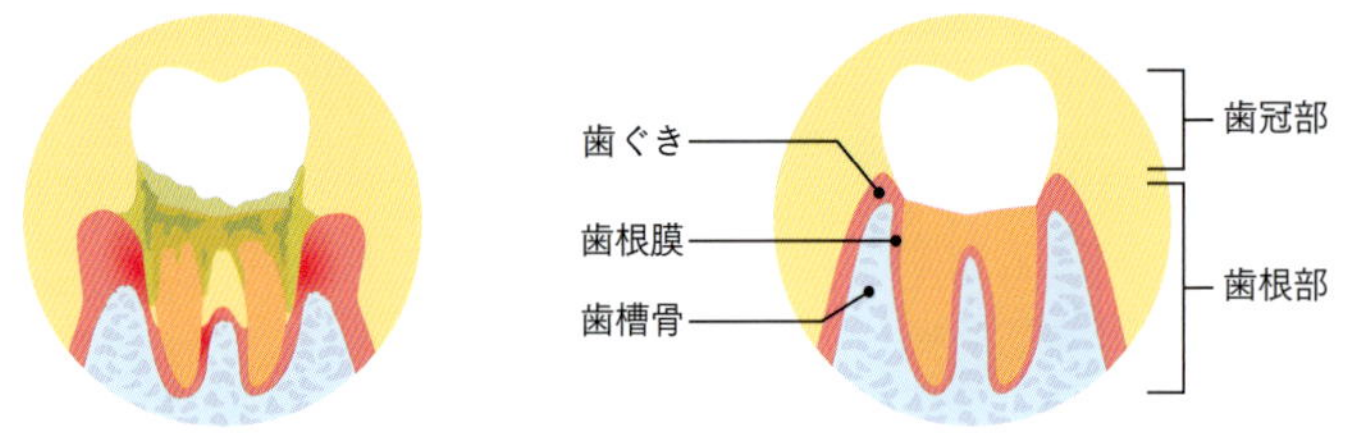

歯周病の歯ぐき

歯ぐきの炎症が歯周組織の深部まで進み、歯槽骨が破壊されている。歯がグラつき、膿が出ることも。

健康な歯ぐき

歯周ポケットの深さは0.5～2㎜。歯ぐきは薄いピンク色で弾力があり、引き締まっている。

日本人の約8割が歯周病という現実

歯を失う第一の原因が歯周病です。歯周病とは名前のとおり、歯ぐきや歯槽骨など歯を支える組織が細菌に侵される感染症で、歯と歯ぐきの境目にある隙間（歯周ポケット）が3㎜以上あり、歯を支える歯根膜や歯槽骨が溶け出した状態を指します。

歯周病には段階があり、歯周ポケットの深さが3～4㎜なら軽度、5～6㎜なら中程度、7㎜以上ある場合は重度。歯槽骨にダメージがない進行初期のものは歯肉炎と呼ばれます。

こうした疾患は30～60代にかけての発症が多く、40代以上の約8割には歯周組織に何らかの所見があります。年齢とともに発症数が増え、かつ重度化しやすいのは、免疫力の低下が原因だという説も。そのため、歯周病は加齢疾患だともいわれています。

直接的な原因は口の中のプラーク（歯垢《しこう》）

歯肉炎や歯周病を引き起こす直接的な原因は、口の中のプラークです。プラークとは生きた細菌のかたまりで、歯垢やバイオフィルムともいわれます。

プラークの中には1㎎あたりに1億個以上の細菌が存在しており、そのほとんどは酸素を嫌うため、歯周ポケットの中に棲みつきます。そして、プラーク内の細菌が出す毒素によって、歯ぐきに炎症を起こすのです。

そのためプラークコントロール（歯みがき）が不十分だと歯周病になるリスクが上がります。

よくない歯並びもリスクファクターのひとつ

歯周病の直接的な原因がプラークだとすると、間接的な原因（リスクファクター）として挙げられるのが、口腔内環境と生活習慣です。

具体的には、前者は歯ブラシが届きにくい歯並びや歯石、口呼吸、歯ぎしり、くいしばり、唾液の分泌の少なさなど。後者は、喫煙やストレス、肥満や糖尿病などです。

このうち喫煙習慣と糖尿病のある人は歯周病になりやすく、治りにくいといわれています。なぜなら、タバコを吸うと歯ぐきの血行が悪くなり、歯ぐきの細菌に対する抵抗力が低下して歯周病菌に侵されやすくなるためです。同じく、高血糖の状態が続く糖尿病も、歯ぐきを始め全身の血管がもろくなり、抵抗力が低下します。その結果、やはり歯周病菌に侵されやすくなるのです。

また、最近では歯周病があると将来、心臓病にかかるリスクが高くなるという報告もあります。

これらのことからわかるのは、歯周病は単に口の中だけの問題ではなく、全身にかかわる病だということです。

対策の基本は歯みがきと歯科医院でのSRP

では、歯周病はどのように進んでいくのでしょうか。

まず健康な歯ぐきは薄いピンク色で引き締まっていますが、炎症が起こると赤く腫れ、歯みがきの際に出血するようになります。ただし、この歯肉炎の段階ではまだ歯槽骨に影響が及んでいないので、歯みがきをしっかり行い、歯科医院で適切なプラークケアを受ければ改善できます。逆に、歯肉炎になってから何の対策もとらずにいると、歯周病へと進むことに。

歯周病になると深くなった歯周ポケットの中に食べカスなどの汚れが進入・蓄積しやすくなり、さらなる悪化を招きます。

歯周病になった場合、とるべき対策の基本は、やはり歯ブラシや歯間掃除グッズなどを用いた徹底した歯みがきとSRP（左のコラム参照）です。歯科医院で歯槽骨のダメージの度合いに応じて、処置を受けましょう。歯槽骨へのダメージが大きい場合は、状態を見て歯周外科手術を行うこともあります。

矯正歯科治療の前に歯周病のチェックを！

成人になってから矯正歯科治療を受ける場合、まずは歯周疾患の有無をチェックすることが大切です。そして、歯周病があるようなら、そちらの治療を先行します。重度化している場合は、治療に1年ほどかかることもありますが、進行を止めることで8㎜あった歯周ポケットを3㎜以下にすることも不可能ではありません。なお、歯周病で歯槽骨にダメージがある場合は、通常よりもゆっくりとしたペースで矯正歯科治療を行うことになります。

また、歯周病があった人は動的治療中も3か月から半年に一度の割合で一般歯科に行き、経過観察をしてもらうとよいでしょう。

【歯周病がある場合の矯正歯科治療】

●＝一般歯科での治療

初診相談 精密検査 診断 → **歯周病治療●** → **動的治療** → **保定**

- **初診相談 精密検査 診断**：歯のお手入れや歯ぐきの状態で気になることがあれば、初診相談などを利用して主治医に伝えよう。
- **歯周病治療**：歯科衛生士より歯石除去などのプロフェッショナルケアを受け、歯周組織の炎症をおさめる。
- **動的治療**：炎症鎮静後、矯正装置をつけて治療開始。通院時に歯ぐきの状態に応じてプロケアを受ける。
- **保定**：矯正装置をはずし、保定装置で整った歯並びをキープ。定期的な歯科検診をお忘れなく。

歯周病を予防することは、全身の生活習慣病を予防すること

SRPとは、歯周病治療で最初に行われるスケーリングとルートプレーニングのこと。このうちスケーリングは歯ぐきの縁や中にある細菌性のプラークや歯石などをスケーラーという道具を用いて落とし、清掃しやすい状態に整えます。一方、歯周病の病変が歯の根もとにまで及んでいるときに行われるのが、ルートプレーニング。専用の道具を使って歯根部の細菌や歯石などを取り除き、歯周ポケットを浅くするための処置です。くわしくは75ページをチェック。

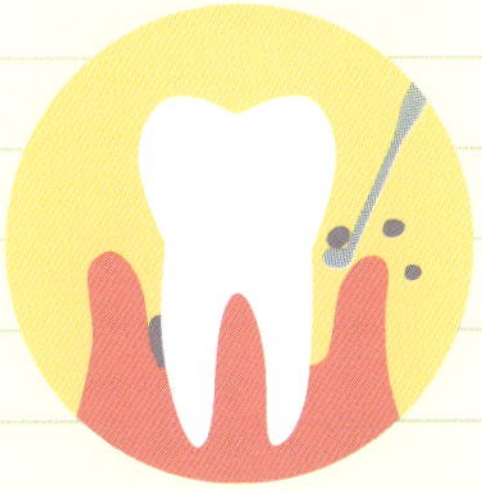

その口臭、原因は歯周病かもしれません

歯周病と口臭は強い因果関係があります。なかでも主たる要因が、歯周病菌が歯周ポケットの中で出す硫化水素やメチルメルカプタンといった毒素。また、本文でも紹介したように、歯周病のリスクファクターであるプラークや唾液量の少なさ、ストレスなども口臭の一因となります。

気になる場合は、口臭の度合いを測定する装置がある歯科医院で調べてもらうとよいでしょう。

お話をうかがったのは

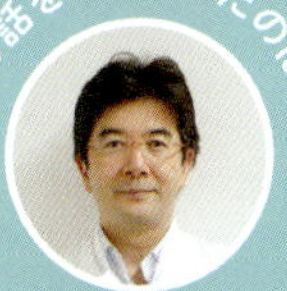

中川種昭 先生

慶応義塾大学医学部 教授
（歯科・口腔外科学教室）

歯周病治療の専門医として、インプラント治療を含めた総合的な歯科治療を行う。モットーは患者さんに寄り添うこと。

“外科併用の治療”で自然な笑顔が増えました

Real voice Interview

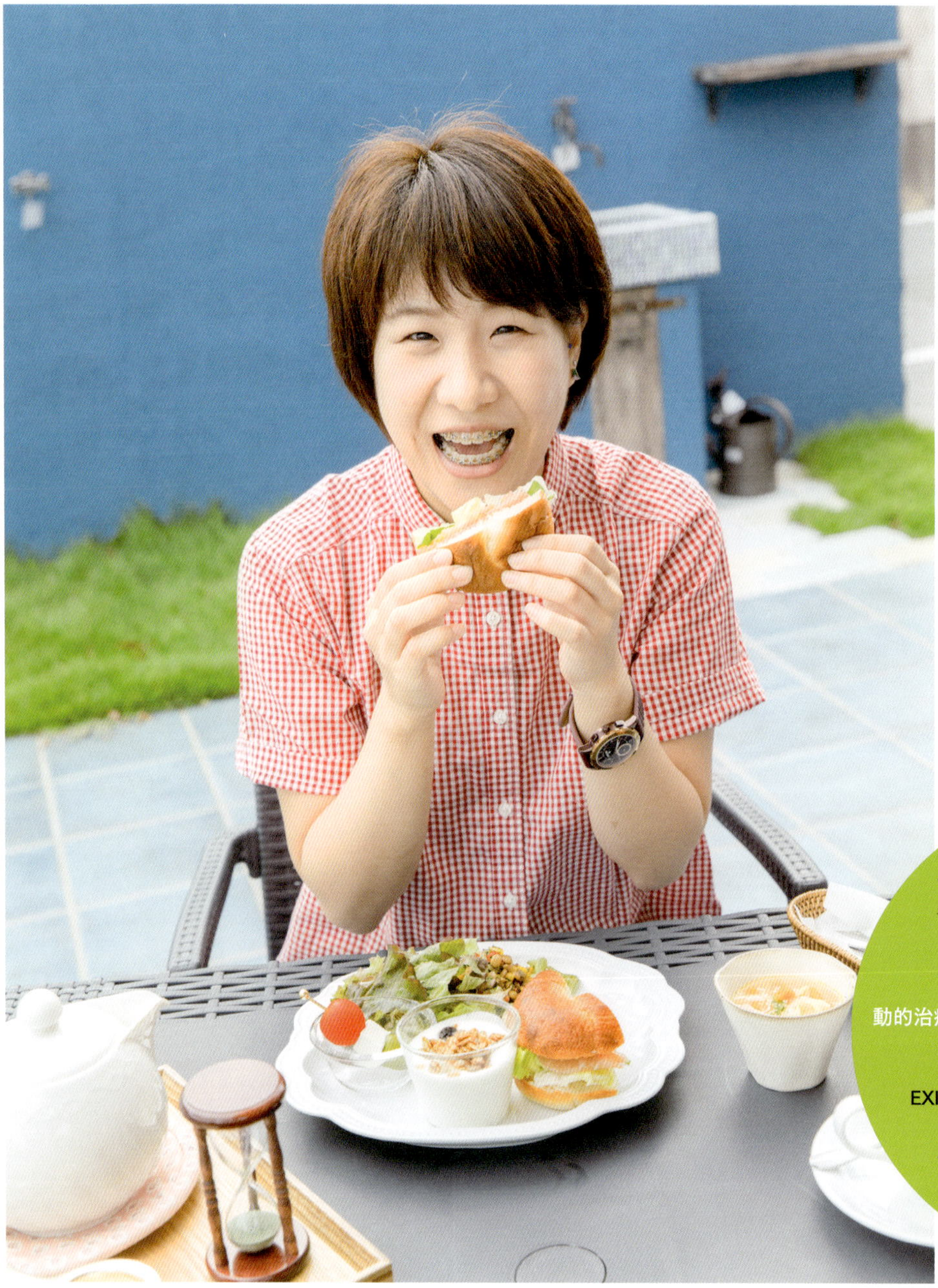

夏目裕季さん（27歳）

職業_会社員
以前の歯並び_顎変形症
動的治療期間_2017年11月～2018年10月

仕事は金融機関の窓口業務。
EXILEの大ファンで、友達と泊まりがけでライブに行くのが何よりの楽しみ。
予定のない休日は、家でのんびりと過ごすのがお気に入り。

受け口を治すために外科的矯正治療を選択

小学校低学年の頃に、矯正歯科治療を受けた夏目さんですが、成長するにつれて、徐々に治療前の状態に戻ってしまいました。

「周囲の人には、それほど気にならないといわれましたが、私自身はもう一度治療したいと思い続けていました。でも、なかなか時間がとれずにいたんです」

その思いが叶ったのが2年前。勤務先で休暇をとりやすい部署に異動になったのを機に、トライすることに。しかし、知人の紹介で矯正歯科を訪れた夏目さんは、思ってもみなかった治療の提案を受けました。

「先生に『手術をしてでも治したい？』と聞かれて、とても驚きました。先生からは手術せずにブレースだけで治療する方法も説明していただいたのですが、話を聞くうち、できる限りいい歯並びにしたいという思いが強くなって、結局、手術を選びました」

カラーモジュールでおしゃれを楽しんで

そこで約1年かけて手術後に咬

夏目さんの矯正歯科治療 Diary

初診相談
2016年7月

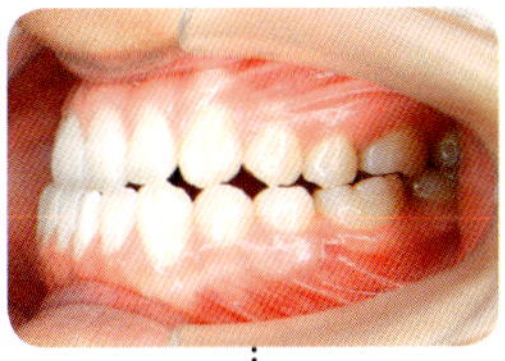

受け口のため、前歯でものが噛み切れない状態。あごがズレているため、手術を伴う外科的矯正治療を選択。

術前矯正
2017年11月

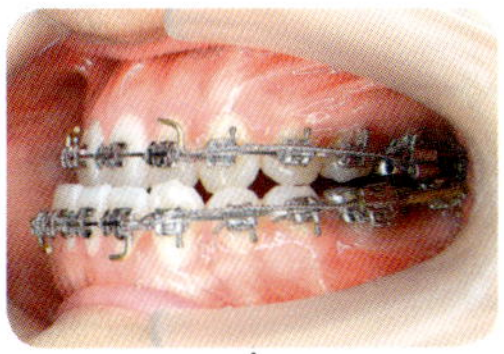

歯が後ろに倒れているため、あごの手術の前、すべての歯にブレースをつけ、歯を正しい位置に戻していく。

入院・手術
2018年1月

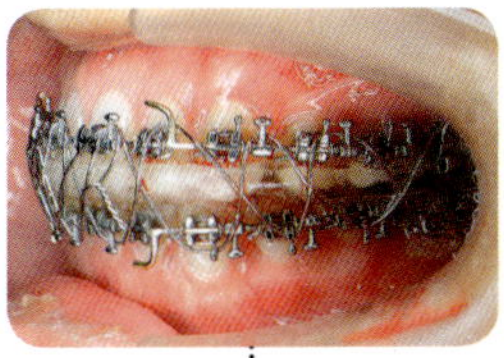

全身麻酔で手術。切断したあごの骨が固まるまでの約20日間は、ワイヤーで上下の歯を固定する顎間固定を行う。

術後矯正
2018年6月

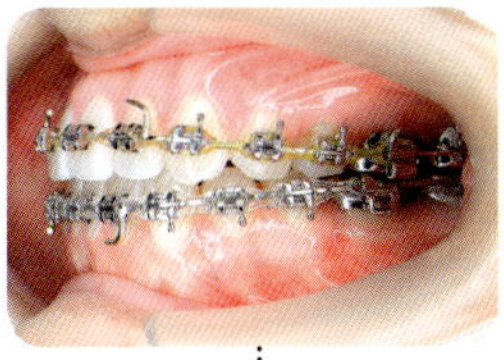

微調整のため、術後に矯正歯科治療を再開。受け口は改善されており、すでに噛みやすさは格段にアップ。

治療後
2018年10月

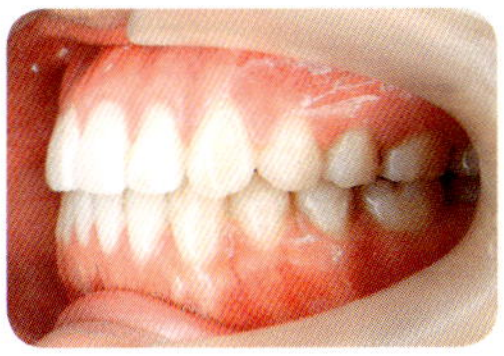

2018年10月にブレースがはずれ、現在は食事と歯みがきのとき以外は取りはずしのできる保定装置を装着中。

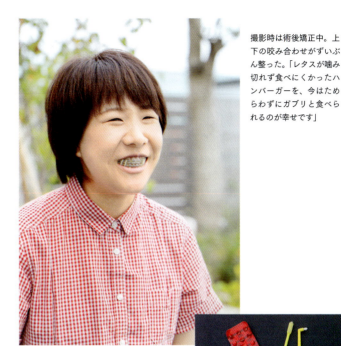

撮影時は術後矯正中。上下の咬み合わせがずいぶん整った。「レタスが噛み切れず食べにくかったハンバーガーを、今はためらわずにガブリと食べられるのが幸せです」

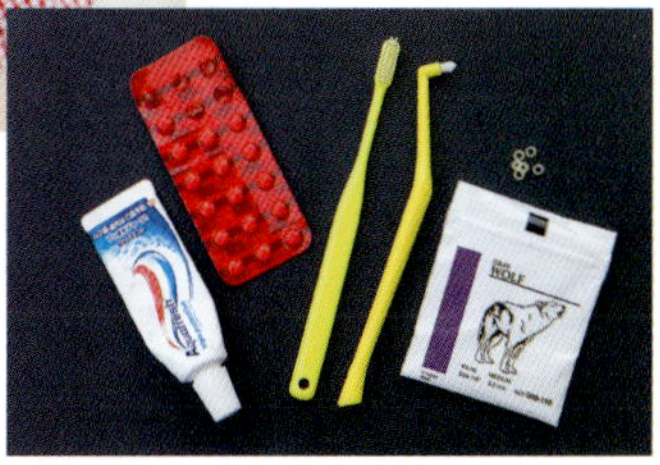

錠剤は術後の鎮痛剤。右端の小さな輪ゴムはエラスティック（40ページ）。上下の奥歯のブラケットに引っかけて下あごを奥に引っ張り、咬み合わせを改善する。

み合うように術前矯正をした後、全身麻酔であごの骨の手術をした夏目さん。術後の回復を待って、お会いしたときは微調整のための術後矯正を行っている最中。

「手術の後は想像していたよりも大変でした。上下の歯はワイヤーで結ばれていて、口が開かない状態。入院中は鼻に管が通されているのですが、鼻水がつまってちょっと息苦しかったですね。ワイヤーをはずすまでの約10日間は、食事は流動食をストローでとっていました。手術から職場に復帰するまで、3週間ほどかかりました」

それでも治療してよかったと話します。彼女の仕事はお客さまと対面で話をする窓口業務。ブレースをつけていると、少し話しにくいと感じることはあるもののブラケットにつけたカラフルなモジュールを見て「かわいいね」「次はどんな色にするの?」などと話しかけてくれるお客さまも多いそう。

「ブレースをつけることに抵抗感がある人もいますけど、反面、顔を覚えてもらえるという利点もあるんです。私自身、治療してから笑顔が変わったと思っています。治療前は受け口が気になって、わざと口を大きく開けるようにして笑っていたのに、今では口角を上げて自然に笑えますから」

そういって、にっこりと笑った表情がとてもチャーミングな夏目さんでした。

矯正歯科での〝アライナー矯正〟で快適な治療ライフ

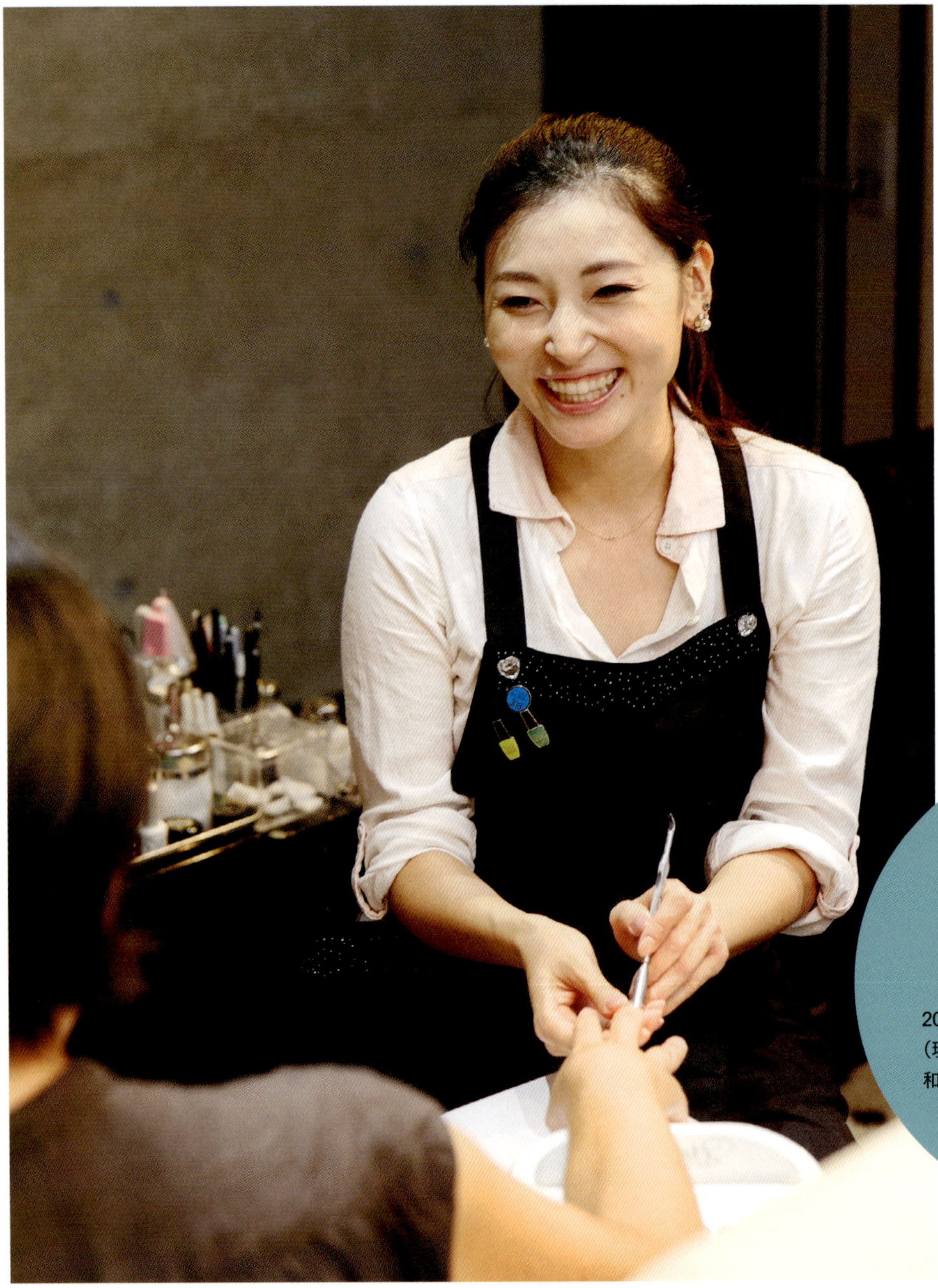

Real voice Interview

近藤万莉さん（34歳）

職業_ネイリスト
以前の歯並び_過蓋咬合、叢生
動的治療期間_2018年1月～

2006年「京都きものの女王」特別大使
（現在は「京都・ミスきもの」に改名）。
和装や京都の魅力を広める活動に尽力。
2010年ネイルサロンをオープン。

治療のきっかけは透明なマウスピース

「30歳を過ぎるまで歯並びを気にしたことはなかったのですが、下の歯が少しずつガタついてきて。年齢とともにもっと不揃いになるのでは、と不安を感じていました」

そう話す近藤さんですが、下の歯は口を開けても見えにくく、大きな歯のゆがみもなかったため、家族や友人に相談しても「治す必要があるの？」と返されていたそう。迷っていたとき、マウスピースのような〝アライナーを使った目立たない矯正歯科治療（62ページ）〟があることを知りました。

「矯正歯科の治療では、まだ一般的ではないようですが、受診した矯正歯科の先生は地元で長く診療していて経験豊富な方なので、安心してお任せできると思いました」

アライナーとは3Dスキャナで口の中のデータを採取し、それをもとに作成した、透明のマウスピース状の装置のこと。治療では、主治医が立てた3Dシミュレーションによる治療計画に沿って、決められた数のアライナーを順番に、決められた日数ずつ装着して、歯並びを整えていきます。

「一般的な矯正装置は、つけると

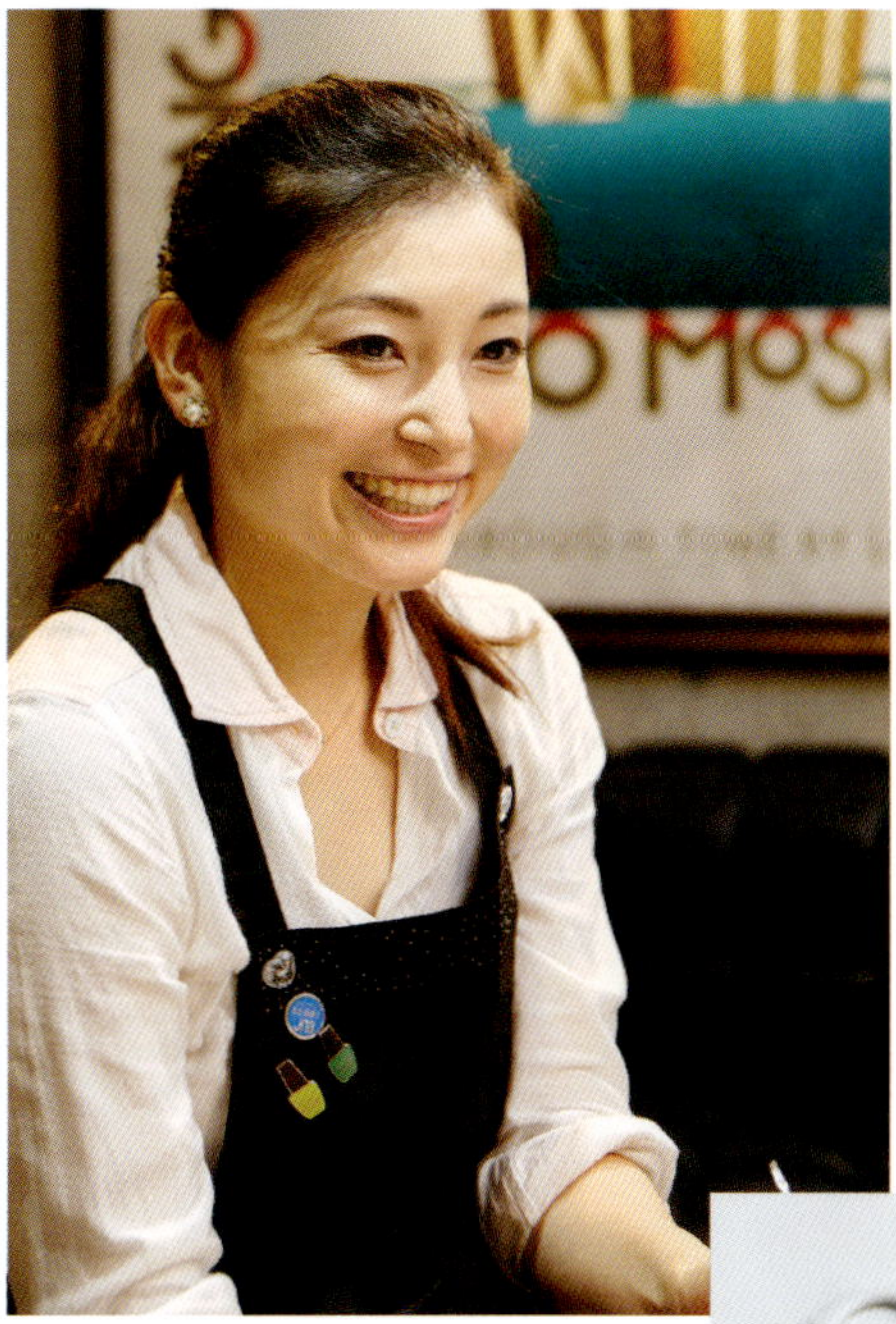

シックな内装のおしゃれなネイルサロン。「常連のお客さまとのおしゃべりが楽しみ」と近藤さん。話していてもアライナーはほとんど目立たず、話しにくさもなし。

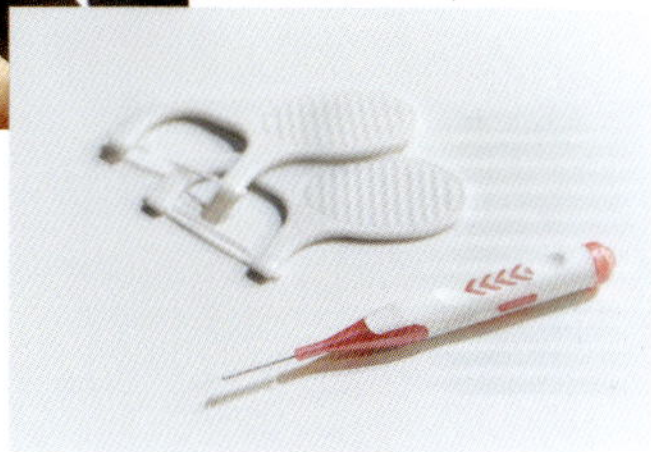

歯と歯の間の隙間に食べものが詰まりやすいという近藤さん。外出時には歯間ブラシ（下）やデンタルフロス（上）が欠かせない。

お手入れが大変というイメージがありましたが、アライナーははずして食事や歯みがきができるので楽。私の場合はアライナーとの出合いがなければ、治療はしていなかったと思います」

接客中も気にせず自然におしゃべりできる

一方、アライナーは食事や歯みがきの後、つけ忘れて外出してしまったり、ひとつのアライナーを何日つけているのか忘れてしまったりすることも。正しく装着しなければ、治療効果も上がりません。

「矯正歯科の先生からは1日18時間、ひとつのアライナーを2週間装着するようにいわれています。それらを守るために、私はスマホのアプリを活用しているんですよ」

近藤さんの仕事は、ネイリスト。常連のお客さまが多いため、施術の間はおしゃべりに花が咲くことも多いそう。つけたままでも話しにくさを感じないアライナーは、この点でも大きなメリットといえそうです。そして、もうひとつ。もともと歯のお手入れへの意識が高かった近藤さんは、矯正歯科治療を機に定期的にホワイトニングにも通い、歯の美しさを保つよう心がけているのだとか。

「治療中にホワイトニングができるのも、取りはずせるアライナーの魅力ですね」

近藤さんの矯正歯科治療 Diary

初診相談
2018年1月

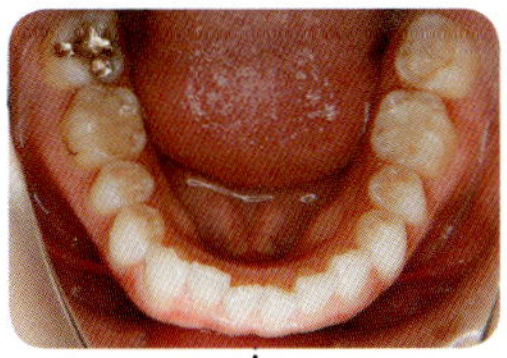

下の歯の歯並びがだんだんと崩れてきたことが気になり、矯正歯科へ。歯ぎしりで歯の表面もすり減った状態だった。

精密検査
2018年1月

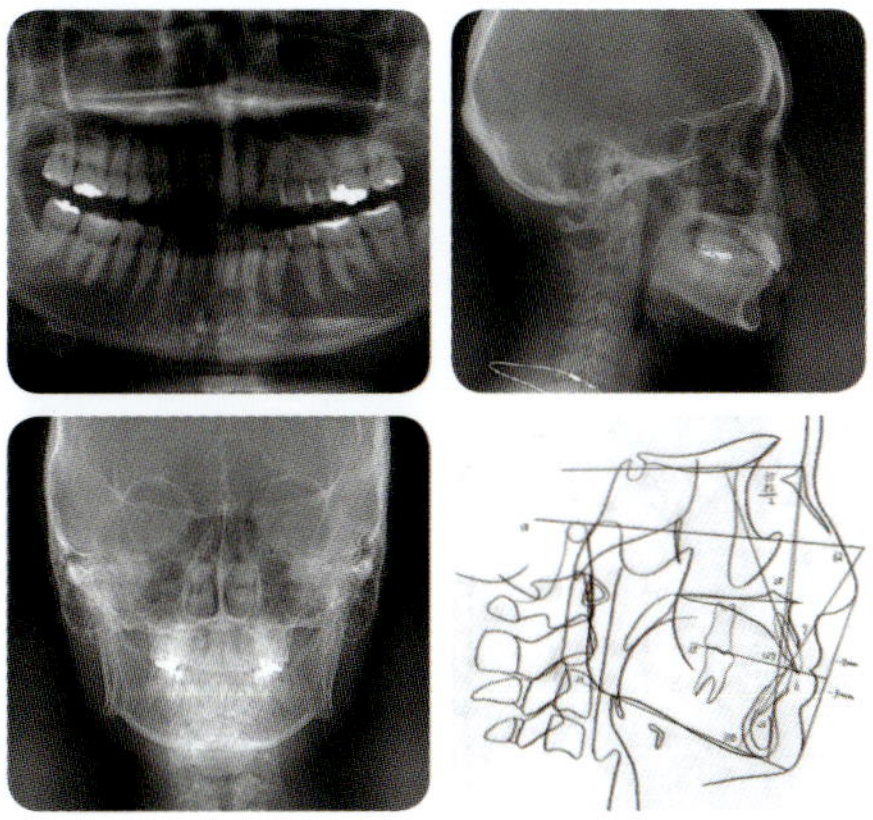

アライナー装着前に、X線写真や口腔内3Dスキャナによるデジタル模型の作製など、さまざまな精密検査を経て、主治医によって綿密な治療計画が立てられる。

動的治療中

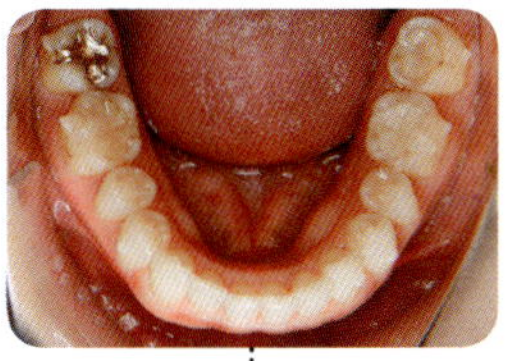

下の歯のデコボコがほぼ改善。順調にいけば12月中に治療が終了。最後のアライナーをリテーナーとして使用する予定。

治療はつづく

おとなの
口の中には
事情がいろいろ
2

むし歯・治療痕

二次むし歯をチェックして、適切なケアを

かつて、むし歯を治療して治したはずの歯に、再びむし歯が発生することが⁉ 矯正歯科治療を機に、おとなのむし歯事情をチェックしましょう。

静かに進行するおとなのむし歯

おとなは子どもより歯の表面のエナメル質が丈夫なので、一般的にむし歯はできにくいもの。ただし、以前治療した歯がある場合は、詰めものと歯の隙間から細菌が入り込み、いつの間にか深いむし歯（二次むし歯）になるケースがあります。

特に、奥歯は最大で20～30kgもの力が歯にかかるため、詰めものと歯のジョイント部分に問題が起き、再治療が必要になることも。予防するには、定期的に一般歯科でチェックすることが大切です。

歯への意識の高い人はみがきすぎに注意を

また、おとなは自己流の歯みがきで歯や歯ぐきを傷つけている場合もあります。歯ブラシが原因で起こる歯と歯ぐきのダメージを、英語で「アブレージョン」といいます。改善するには、正しい歯みがき法をマスターすること。そのポイントは、歯ブラシで歯ぐきや歯のつけ根を強くこすらないことと、歯ブラシは大きく動かさず小刻みに動かすことです。

おとなになってから矯正歯科治療を始める人は、基本的に歯への意識が高いので、歯科衛生士に適したケア法を教わり、みがきすぎのダメージに注意しましょう。

【むし歯がある場合の矯正歯科治療】

●＝一般歯科での治療

初診相談 精密検査 診断 → **むし歯治療**● → **動的治療** → **保定**

- **初診相談 精密検査 診断**：さまざまな検査の中で、歯ぐきの状態とともにむし歯の有無をチェックしてもらう。
- **むし歯治療**：かかりつけの一般歯科がある場合はそこで治療。ない場合は矯正歯科から紹介してもらおう。
- **動的治療**：歯科衛生士から歯みがき指導を受け、治療開始。治療中も適宜みがき方のチェックを受ける。
- **保定**：矯正装置をはずした後も、矯正歯科と一般歯科で歯の定期検診を受けて、すこやかな口の中をキープ。

動的治療中にむし歯ができたら？

歯の重なりがとれたことで、隠れていたむし歯が発見される場合があります。場所や大きさによっては矯正装置をはずし、むし歯治療を行います。小さいむし歯なら、さらに歯が動き、治療しやすくなった時点で処置をすることも。

年代別むし歯の処置状況

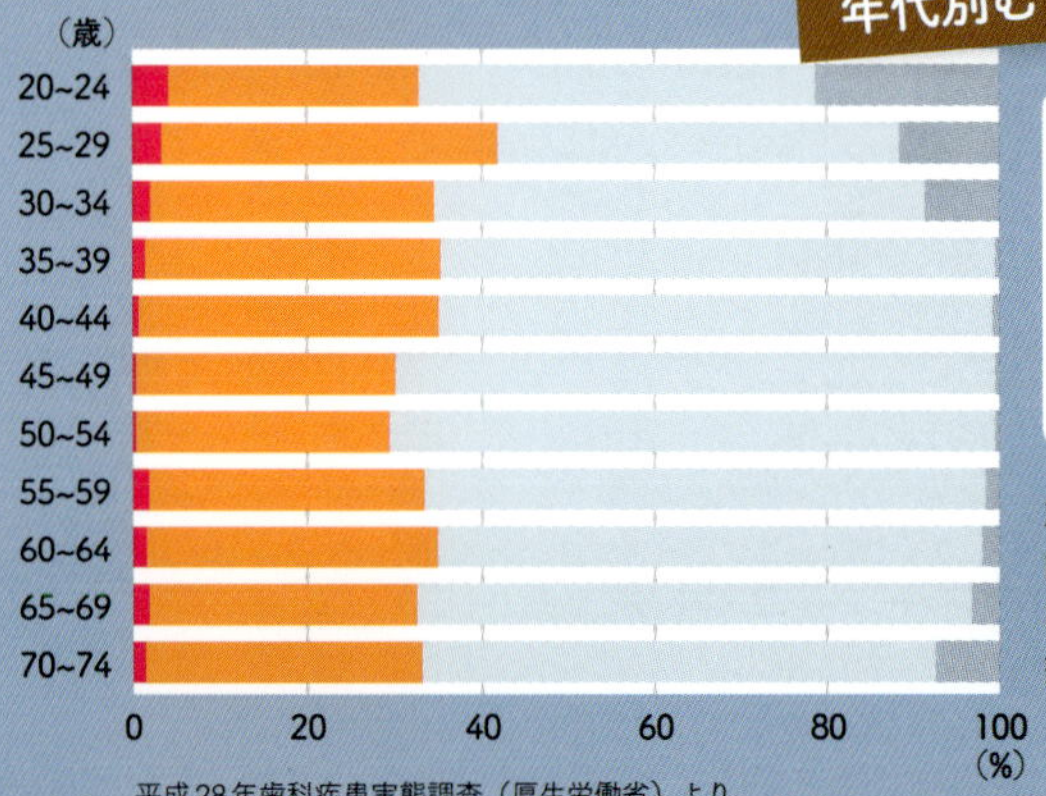

平成28年歯科疾患実態調査（厚生労働省）より

意外に多い、おとなの未処置むし歯。自覚症状が出にくく、目立たない場所にできやすいため、見落とされがちなのが原因。

お話をうかがったのは

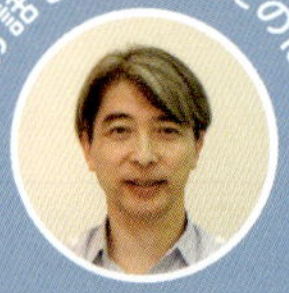

髙橋 登 先生
タカハシデンタルオフィス
院長

1990年東京医科歯科大学卒業。2002年より現職。歯科医を対象としたセミナーを数多く開催。診療のモットーは患者側に立った歯科医療。

おとなの
口の中には
事情がいろいろ

3

舌《ぜつ》癖《へき》

舌で歯を押していませんか？

ものを噛む。飲み込む。話す。加えて、歯並びにも重要な役割を果たすのが舌。舌の悪癖が原因で歯並びが乱れることもあるのです。あなたは大丈夫ですか？

筋肉の働きの不調和が不正咬合の一因に

歯には、外側からは唇や頬の力が、内側からは舌の力が加わっています。この力のバランスが調和していると歯は正しい位置を保つことができますが、不調和だと歯列を乱す要因となります。例えば、いつも口をぽかんと開けていたり、口で呼吸をしていたりすると、舌から歯にかかる力が増し、唇から歯にかかる力が少なくなります。その結果、歯が外側に出てきたり、前歯がうまく咬み合わず、ものが噛み切れなくなったりするのです。

舌癖のある人は、治療と並行してMFTを実践

また、食事や嚥下《えんげ》、会話などをする際、筋肉の働きが正しくないと上手に食べられなかったり、発音がうまくできなかったりします。

さらには、矯正歯科治療の後に、再び歯がよくない位置に動いてしまう（後戻りといいます）といった問題も生じてしまいます。

こうした状態を誘引する舌の癖を「舌癖」といいます。舌癖のある人が矯正歯科治療を受ける場合は、MFT（口腔筋機能療法）というレッスン（64ページ）を動的治療と並行して続けながら、歯並びを取り巻く筋肉の働きを整えていくことになります。

【 舌癖がある場合の矯正歯科治療 】

初診相談 精密検査 診断 → **動的治療 MFT** → **保定**

- 初診相談 精密検査 診断：各種検査の中で舌癖が疑われる場合、歯科衛生士のチェックを経てMFTが提案される。
- 動的治療 MFT：矯正歯科治療と並行して、歯科衛生士の指導によるMFTのレッスンを毎日自宅で実践。
- 保定：矯正装置をはずした後も、舌癖が改善されたかどうかを確認。適宜レッスンを続けよう。

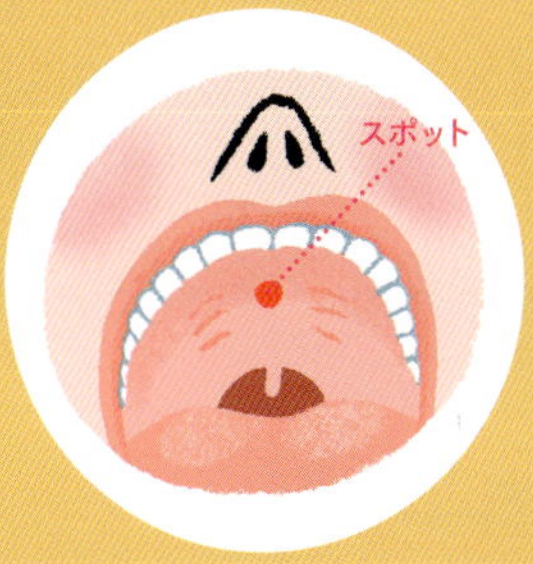

舌の先がスポット（切歯乳頭付近）に触れ、上あごの歯並びの中に納まっていると、歯の位置が安定しやすいといわれている。

舌癖になる主な原因

- 舌小帯の異常
- 舌の筋肉の弛緩《しかん》
- 咀嚼《そしゃく》機能の発達不全
- 子どもの頃の指しゃぶりからの移行
- 口呼吸を伴う扁桃肥大、アデノイド、鼻疾患
- 前歯の喪失

このうち舌小帯とは、舌の裏側にあるヒモのこと。これが短いと、舌の動きが制限され、発音に影響が出る場合も。改善するために、ヒモを伸ばす手術を行うこともある。

お話をうかがったのは

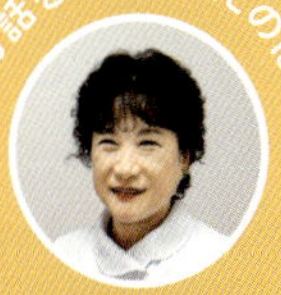

高橋未哉子 先生
高橋矯正歯科クリニック
口腔筋機能療法士

日本歯科大学東京短期大学歯科衛生学科卒業。国際口腔筋機能療法学会（IAOM）の認定資格を有するMFTのエキスパート。モットーは「嫌なことを楽しく」。

咬み合わせが原因で歯が折れた！

「歯並びの悪さが原因で、ある日、負担がかかっていた下の歯が根もとから折れてしまったのです」

それまでは歯並びの悪さも個性だと考えていた水田さんですが、歯が折れたことを機に考えが一転。このまま放っておけば、思わぬところでもっと困ったことが起こる可能性もあると、治療を決意しました。そして通院のことも考え、近所の矯正歯科を受診。しかし、提案されたのはマウスピースとインプラント併用の治療案でした。

「整形外科医としては細菌と接する下あごの骨に金属を入れるのは考えられないこと。装着後も定期的なメンテナンスが必須となりますし、何よりもずっと自分の歯で生活したいという気持ちが強かったので受け入れられませんでした」

そこで行き着いたのが、勤務先に近い別の矯正歯科での治療でした。

おとなになっても歯並びは治せる

装置をつけた当初は口の中がうずくような嫌な時期もあったものの、すぐに慣れたという水田さん。

「治療して2か月程度で口もとの印象が変わり始め、歯並びが整っていく様子を定期的にスマートフォンで自撮りしながら、歯が動く不思議さを楽しんでいました」

そんな変化を見て、矯正歯科治療に踏み切れずにいた奥様も、歯並びを治す決心をしたといいます。

「日々の診察の中でも私が装置をつけていると、患者さんから『どうして矯正歯科治療を始めたんですか？』とか『どこの歯医者さんで治療をしているんですか？』などと尋ねられました。そのため、身体を診ていたはずがいつの間にか歯の話になっていた、ということもよくありましたね」

こうした経験を通して水田さんが気づいたのは、自分の歯並びを気にしているおとながとても多いということ。と同時に、そう思いながらも治療に踏み出す決心がつかない人もまた、たくさんいるということでした。

「治療を終えた今、歯並びがその人の第一印象と自分自身の気持ちを大きく左右すると実感しています。だから、思い悩んでいる人には『おとなだって歯並びは治せますよ』と伝えたい。そして、長い目で見れば義歯よりも自分の歯を生かす矯正歯科治療のほうがよいことを知ってほしいなと思います」

Real voice Interview

歯が折れて気づいた歯並びを整えることの大切さ

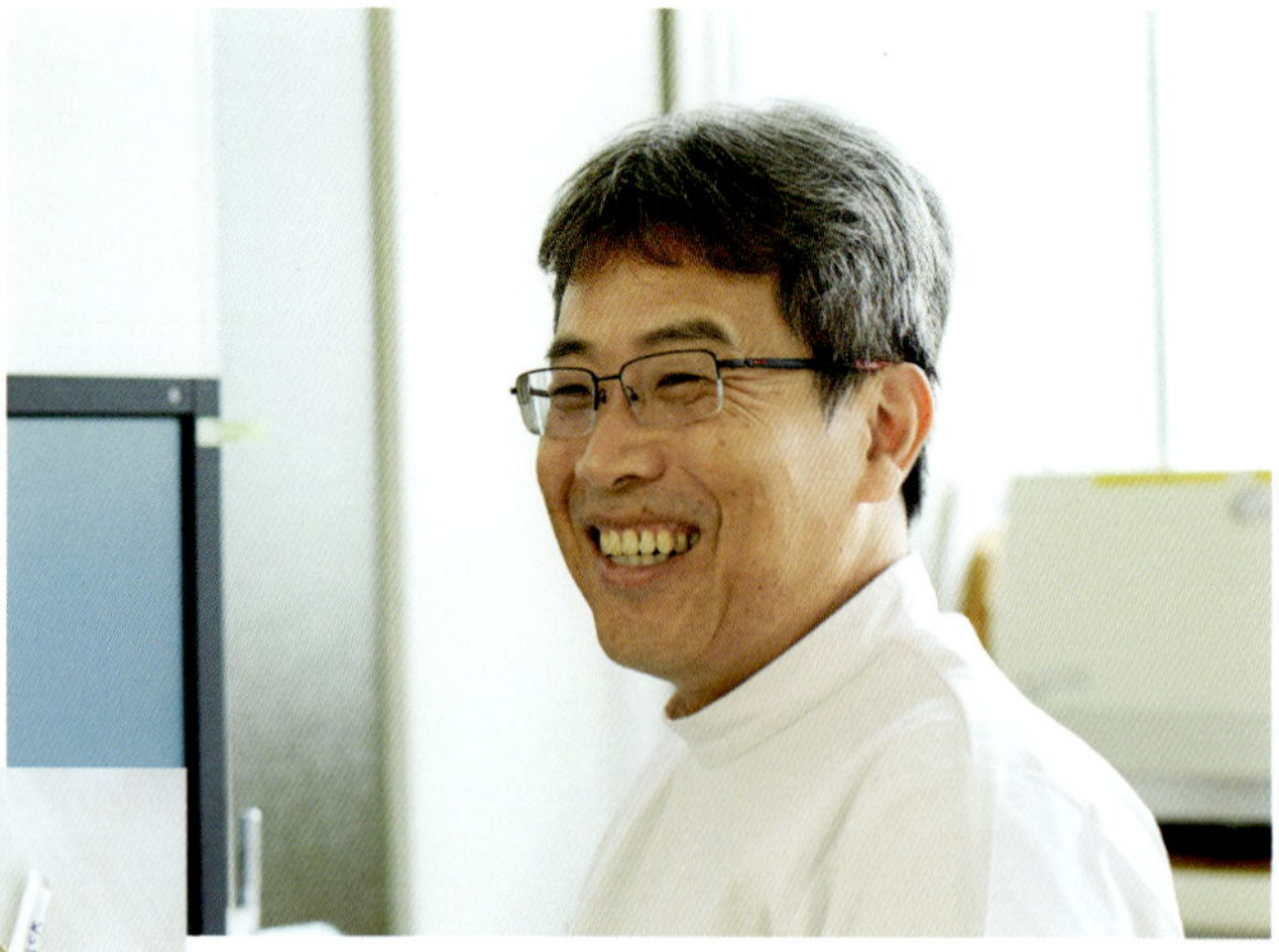

矯正歯科治療をすすめるのは、整形外科医という立場ゆえ。「自分の歯を生かしたいという思いを理解してくれた矯正歯科と出会えたことも幸運でした」

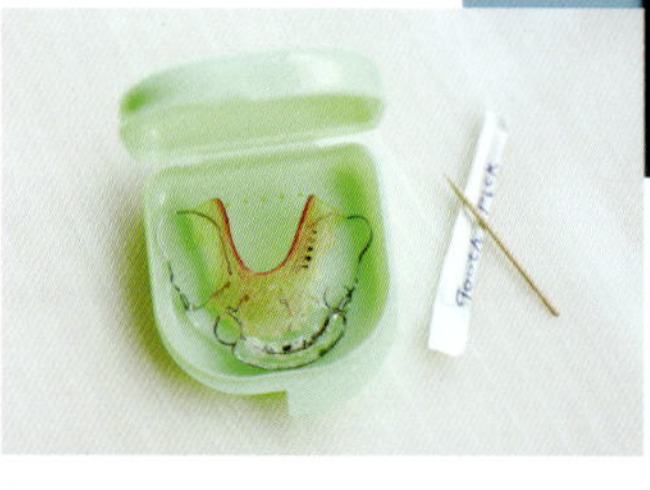

「86歳で亡くなった父は、歯の手入れをまめにするたちで、自前の歯がたくさん残っていました」そのお父さまを見習って外出先には爪楊枝、自宅では水流ブラシを利用。

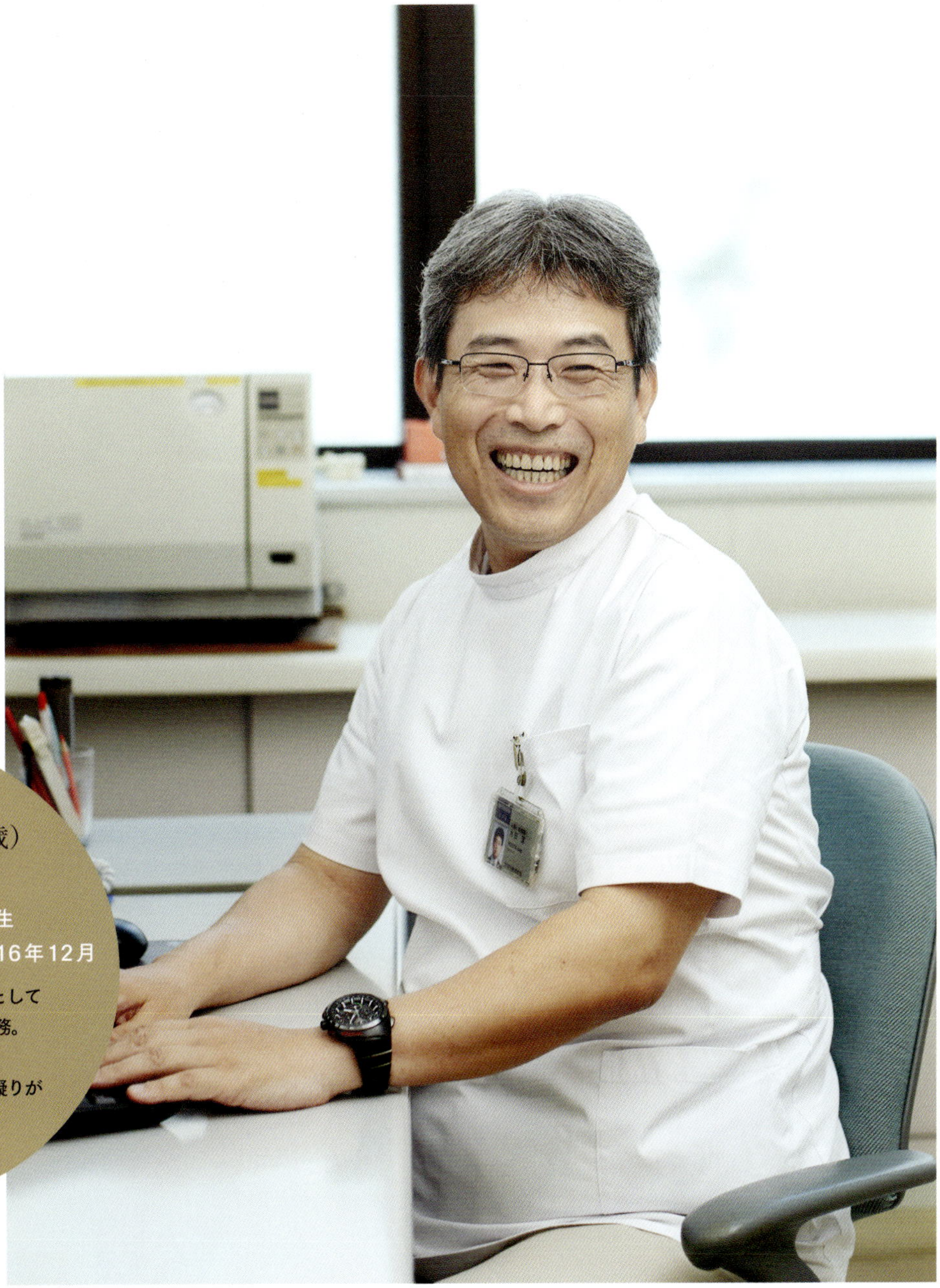

水田 潔さん（53歳）

職業_整形外科医
以前の歯並び_欠損、叢生
動的治療期間_2014年6月～2016年12月

社員の安全と健康を守る産業医として
企業の健康管理センターに勤務。
矯正歯科治療を終えて、
長年悩まされていた片頭痛と肩凝りが
軽減したと感じている。

水田さんの矯正歯科治療 Diary

初診相談
2013年9月

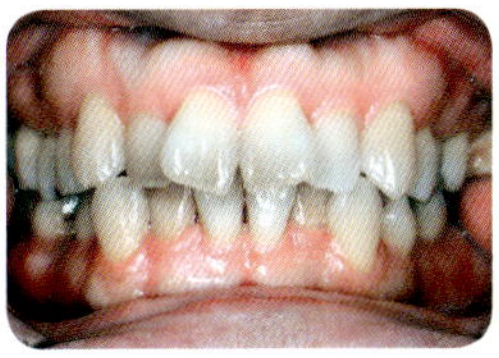

「歯並びを治しながら、折れてしまった歯の隙間を埋めたい」ということで、矯正歯科治療を選択。

動的治療〈前期〉
2014年6月

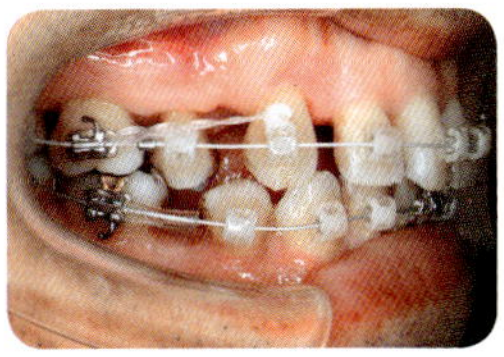

下は根が弱った歯を、上は第一小臼歯を抜歯して治療開始。噛む力が強く、ワイヤーが何度も折れるハプニングが。

動的治療〈後期〉
2016年7月

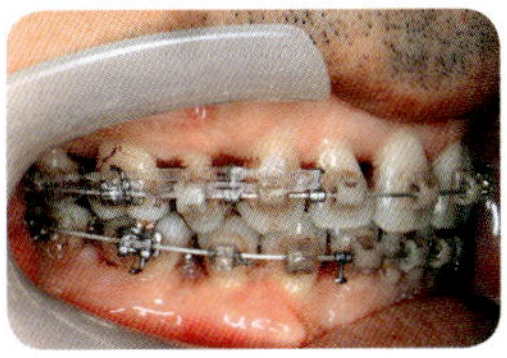

奥歯を動かすために、全体的にスペースを埋めている段階。デコボコだった歯並びが、だいぶ整ってきている。

治療後
2016年12月

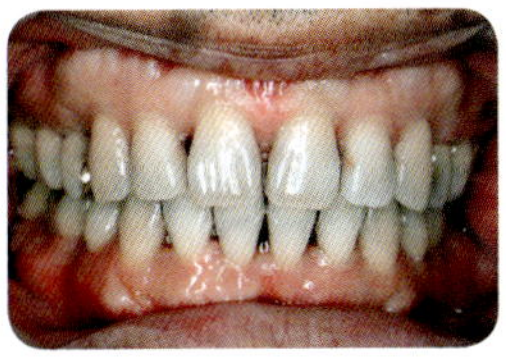

すっきりとした口もとに。頬の内側を噛んで口内炎になることもなくなった。現在は保定装置を装着中。

満足のいく治療は歯科医との信頼関係から

Real voice Interview

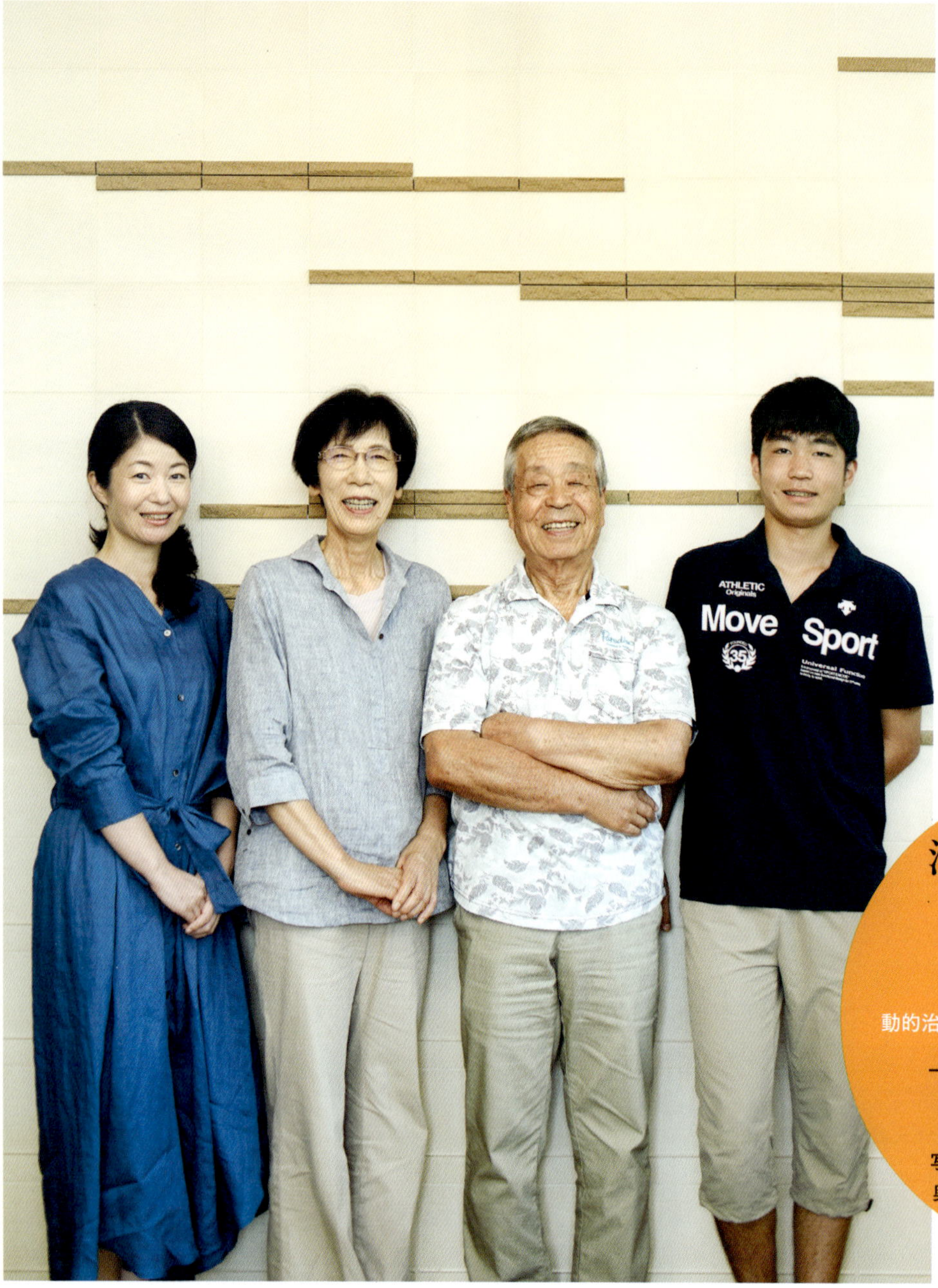

酒井伴治さん（71歳）とご家族

職業_自営業
以前の歯並び_叢生
動的治療期間_2014年7月～2016年8月

一家で会社を経営。何事にも凝り性で、10年以上続けている陶芸は、展覧会に出品するほどの腕前。写真は右から孫の是治くん、伴治さん、奥様の二三子さん、義娘の幸加さん。

あと10年は自分の歯で食べたい

家族6人のうち4人が矯正歯科治療を経験している酒井さん一家。トップバッターの義娘・幸加さんが治療したのは10年前のことでした。「下の歯が前に倒れてきて、今後、咬み合わせに問題が出てくるといわれ、約3年かけて治しました」

その後、治療を開始したのが伴治さん。強く歯をくいしばる癖があるせいか、20年ほど前に前歯が折れて以来、2～3年ごとに折れては治す、を繰り返してきたといいます。

「お義父さんが歯で悩んでいるのを知って、私のかかりつけの歯科をすすめたんです」と幸加さん。

伴治さんが矯正歯科治療を始める後押しになったのが、この一般歯科医の存在でした。

「幸加さんが紹介してくれた歯科医がとても熱意のある方で、治療は丁寧だし、歯みがきの指導も一生懸命。頼りにしていたその先生に『このままだと5年で歯がすべてなくなってしまうかもしれない』と診断され、『あと10年は自分の歯で食事をしたい』という思いを伝えたところ、矯正歯科治療をすすめられました」

酒井さんの
矯正歯科治療 Diary

初診相談
2014年4月

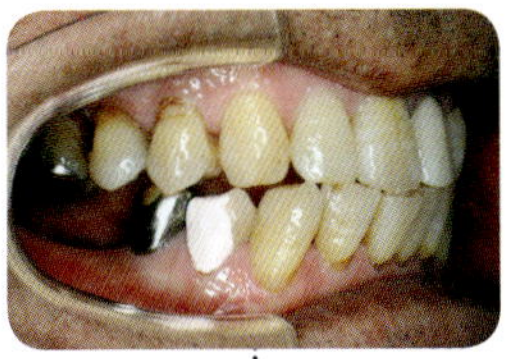

10年前に一般歯科でつくった部分入れ歯を使用せずにいたところ、歯が動いて入れ歯が合わなくなっていた。

動的治療〈前期〉
2014年7月

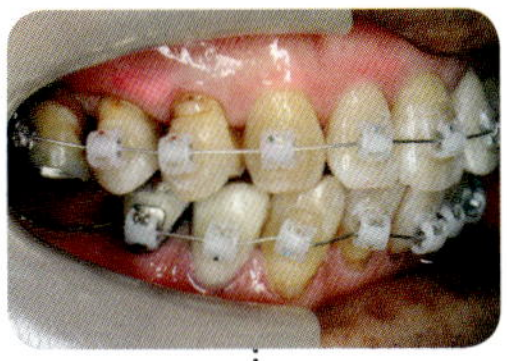

矯正歯科治療で全体的に歯並びを整えてから入れ歯をつくり直すことに。ブレースをつけて、だいぶ歯が動いてきた。

動的治療〈後期〉
2016年1月

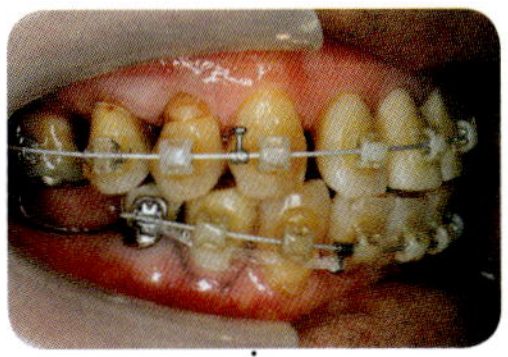

歯の高さが揃い、犬歯も咬み合うように。外側に出ていた右上の奥歯を、入れ歯が入りやすいように内側に動かしていく。

補綴後
2017年12月

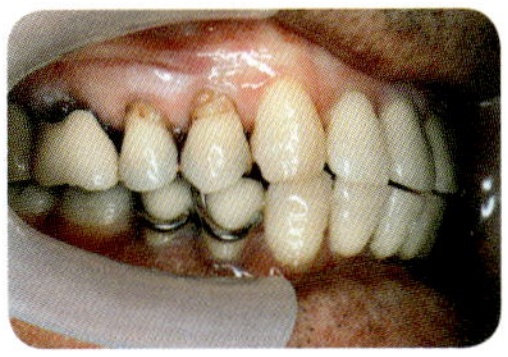

2016年8月の治療終了後、新しい部分入れ歯を作製し、装着したところ。咬み合わせが整い、食事がしやすくなった。

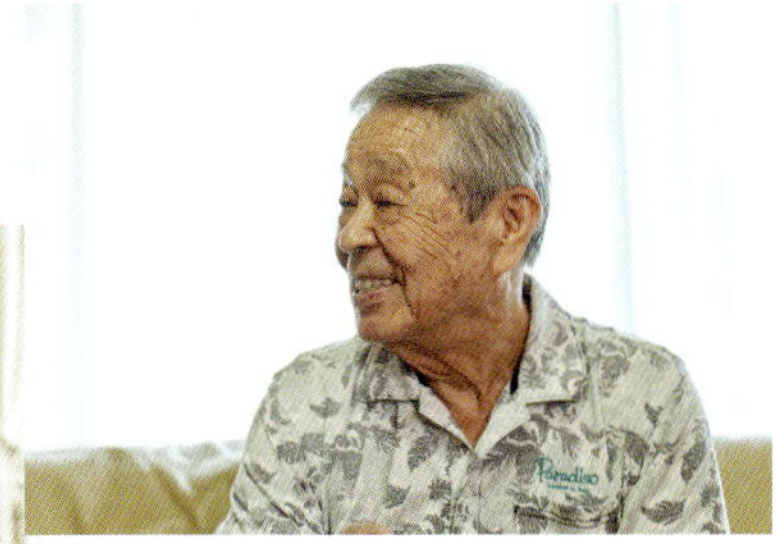

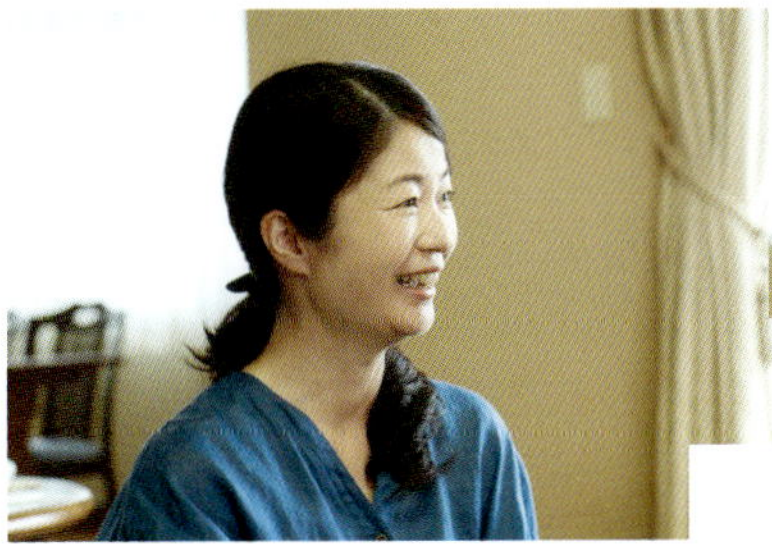

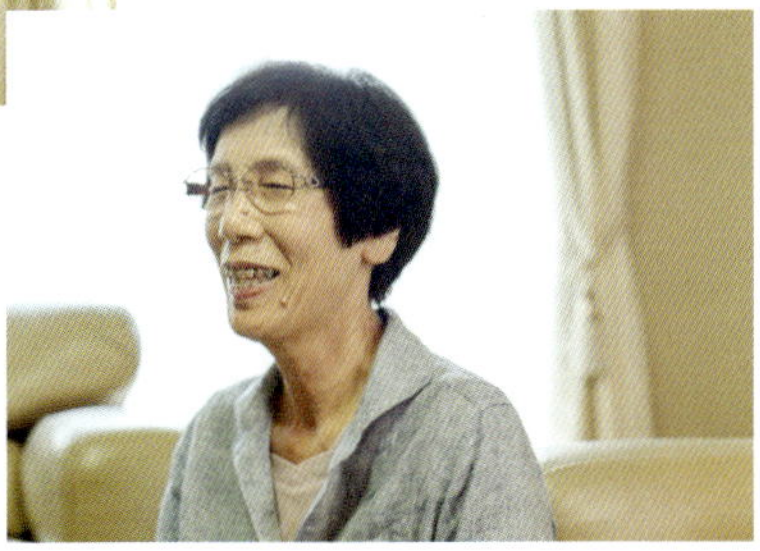

矯正歯科治療を通して、ご家族の歯のお手入れへの意識も高まったよう。「私たちの子ども時代は1日1回歯みがきをすれば褒められたのに」とは、伴治さんと二三子さんの弁。

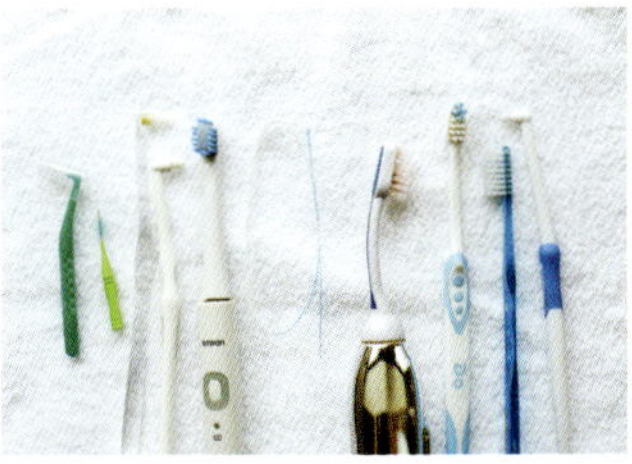

伴治さんと二三子さんのお手入れ用品。電動歯ブラシやワンタフトブラシ、歯間ブラシなど、さまざまなアイテムをしっかりと使い分けている。

差し歯や入れ歯の前に動的治療をスタート

なぜ矯正歯科治療をする必要があったのかというと、健康な歯を残しながら差し歯治療やブリッジ、部分入れ歯をつくるには、土台となる歯並びを整える必要があるからです。伴治さんが一般歯科から紹介されたのは、幸加さんと同じ矯正歯科。そこで伴治さんは歯周病をケアした後、約3年間の動的治療を終えました。

「治療中はワイヤーの先が内側にあたって気になることがありましたが、私は痛みに強いのか、歯が動く痛みに悩まされることはほとんどありませんでした。治療したおかげで歯の心配をせずに好物のピーナツを食べられます。そんな些《さ》細《さい》なことが嬉しいんですよね」

一方、奥様の二三子さんは、現在、動的治療中。

「何年も前から前歯に冷たいものがしみてつらかったのですが、ブレースをつけてしばらくすると、ずいぶん楽になりました。今は、前に出ている上の前歯がほんの少しでも引っ込むかな、治療が終わったときにどんな顔になるかな、と密かに楽しみにしています」

納得のいく治療には、歯科医との信頼関係を築くことが大切。酒井さんご家族の経験談からは、そんな思いが強く感じられました。

あごのゆがみ（顎変形症）

外科手術を併用してよく噛める状態に

あごにゆがみがあり、ものがうまく噛めないなど、機能的な問題がある顎変形症。条件に当てはまれば、矯正歯科治療に健康保険が適用になります。

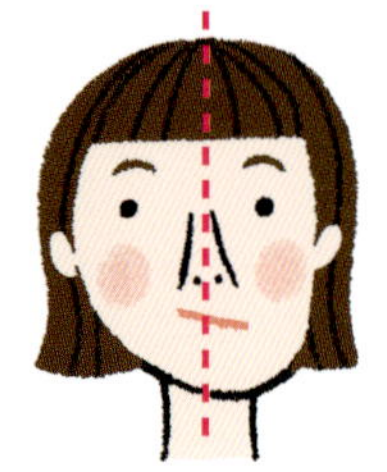

ゆがみのあるあご

上あごや下あごが左右にずれた咬み合わせ。正面から見たときにフェイスラインが左右非対称となる。

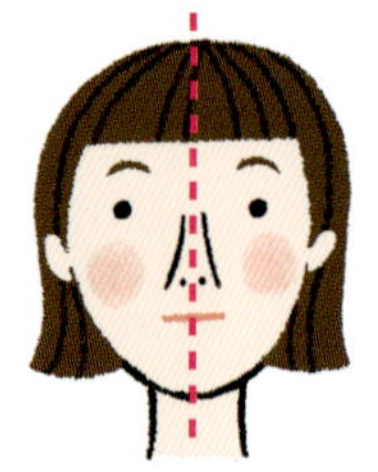

正常なあご

あごの中心から眉間まで、正中線が顔の中央を通り、フェイスラインも左右対称。口角の高さも揃っている。

あごがゆがむ原因はさまざま

〝あごにゆがみがある（顎変形症）〟と一言でいっても、上顎前突（出っ歯）、下顎前突（受け口）、開咬、左右非対称、下顎後退（下あごが小さい）と、さまざまなタイプがあります。

これらは上下のあごの形や大きさの異常、位置バランスの崩れなどによって発生するもので、見た目の問題だけではなく、咬み合わせが悪くてしっかり噛めない、話しづらいなど、機能の異常となって現れます。

では、なぜあごが変形するのでしょうか。先天的な要因としては遺伝が挙げられますが、ケガや舌癖、日頃の口呼吸といった悪習慣など、後天的な要因による変形も少なくありません。こうしたあごの変形は成長に伴って徐々に現れ、10代後半頃までに顕著となるのが一般的です。

矯正歯科治療の限界をカバーする外科手術

極論ですが、あごがゆがんだ状態を放置しても命に別状はありません。しかし、あごの変形によって前歯で麺類が噛み切れなかったり、睡眠中に絶えずいびきをかいたりと、日常の中でのさまざまな問題につながります。睡眠時無呼吸症候群（SAS）も、あごが小さいことに起因する症状のひとつです。

改善策として挙げられるのが、外科手術を併用した矯正歯科治療（以下、外科矯正）です。

一般的な矯正歯科治療では、矯正装置を用いて歯をよく噛める本来の位置に誘導しますが、顎変形症は骨格自体に問題があるため、矯正装置だけで治すには無理があります。例えば、極端な下顎前突を矯正装置だけで治そうとすると、下の歯をかなり内側に傾斜させなければならず、咬み合うえで自

顎変形症手術の年齢別推移

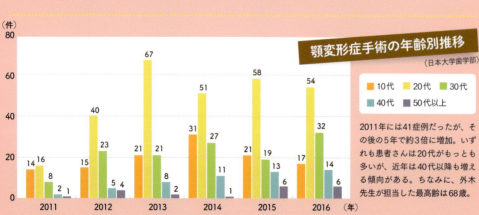

（日本大学歯学部）

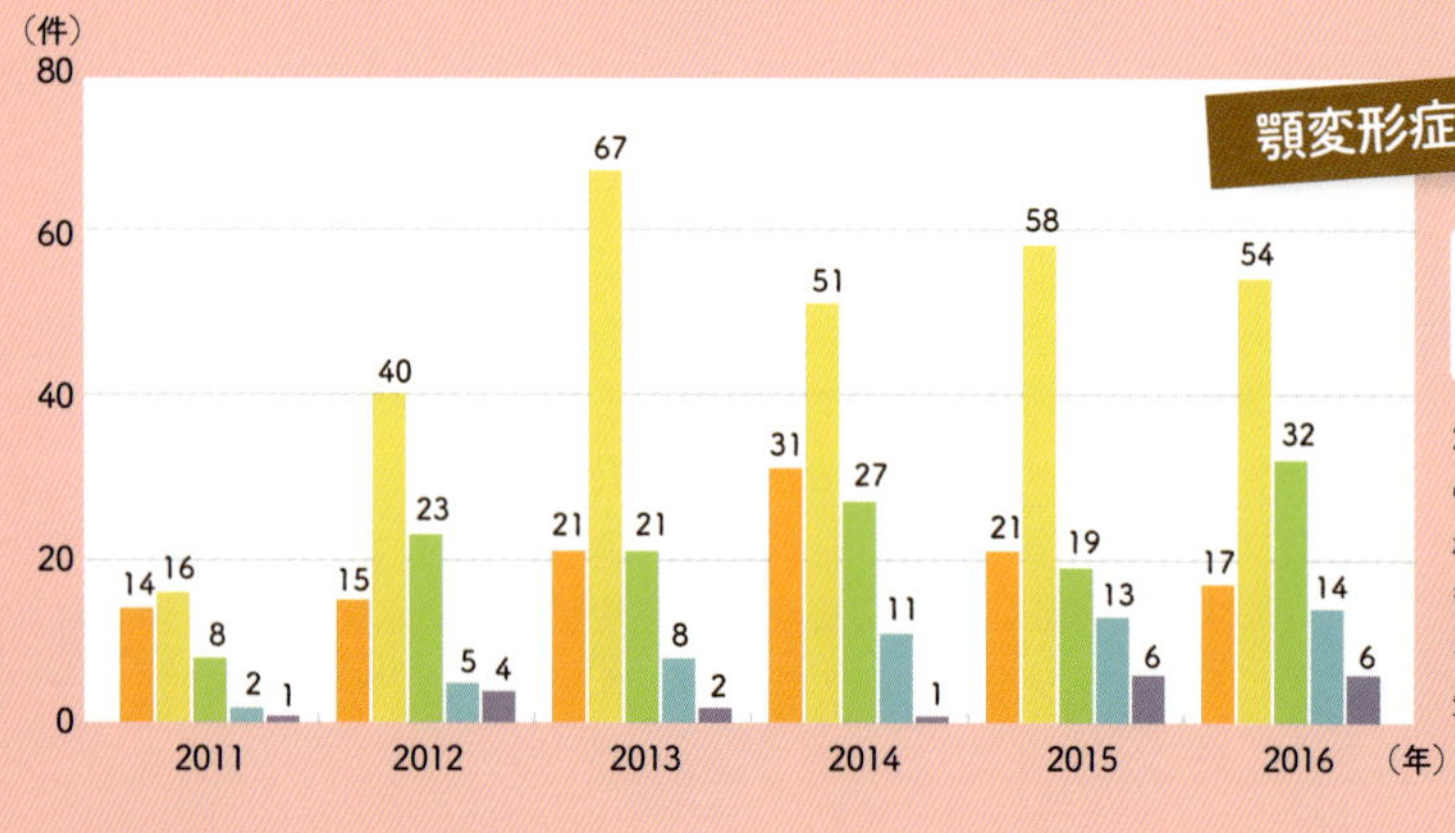

2011年には41症例だったが、その後の5年で約3倍に増加。いずれも患者さんは20代がもっとも多いが、近年は40代以降も増える傾向がある。ちなみに、外木先生が担当した最高齢は68歳。

●＝口腔外科での治療

【 顎変形症の場合の治療の流れ 】

1. **初診相談 精密検査 診断** — 矯正歯科医より外科矯正について説明を受ける。
2. **全身の検査**（● 口腔外科） — 外科処置を受ける医療機関で精密検査を受ける。持病や服用薬の申告もここで。
3. **術前矯正（約1年半）** — 術後に噛める歯並びをつくるため、手術を視野に入れた矯正歯科治療を行う。
4. **術前検査**（● 口腔外科） — 外科処置をする医療機関で、術前検査と自己血の貯血などの準備を行う。
5. **手術 入院（1〜2週間）**（● 口腔外科） — 手術直後はあごを固定し、腫れを防止するバンドをつける。食事は流動食。
6. **術後矯正（約1年半）** — 退院後、手術で合わせきれなかった咬み合わせの微修正を矯正歯科で行う。
7. **保定** — 咬み合わせが安定したら矯正装置をはずして保定装置で経過を観察。

然な角度ではないため、治療後に後戻りしてしまうのです。

日本は顎変形症の治療に長い歴史あり

外科矯正では、外科手術によって上下のあごを生理学的にもっともよい位置に動かすことを前提に、術前と術後に矯正歯科治療を行います。メリットとしては、確実にあごの変形が治ること。デメリットとしては、全身麻酔での手術が必要であること、下唇に知覚神経麻痺が出る恐れがあることです。ただし、顎変形症の手術は日本では1960年代から行われており、現在は国内で年間4000例ほど実施されている、比較的ポピュラーなものです。

また、日本では健康保険が適用され、高額療養の還付対象にもなるため、外科手術と合わせた総治療費は一般的な矯正歯科治療より安く済むという場合もあります（※）。

信頼の目安は年間30症例以上の手術実績

外科手術では全身麻酔をかけるため、それに耐えられる健康状態であることが前提です。貧血や肝機能障害など、代謝障害がある場合は、十分な診査と検討が必要です。また、心臓疾患、喘息などがある場合は必ず主治医に伝えてください。

——こう書くと、手術への不安が高まるかもしれませんが、不安を抱く最大の要因は〝わからない〟ということ。どんな手術をされるのかわからない、その後どうなるのかがわからない……。

100%安全な手術がないのは確かですが、口腔外科では患者さんが抱きがちな不安に対して、とことん丁寧に説明します。逆にいうと、リスクポイントを含めて、しっかりと説明してくれる口腔外科こそ、おすすめだといえます。客観的な信頼の裏づけとしては、年間30症例以上、顎変形症の手術を行っているところなら、安心できるでしょう。

睡眠時無呼吸症候群（SAS）との関係も

ひと昔前まで、大きないびきは熟睡の証拠と勘違いされ、放置されていました。しかし、実際にはいびきはその人の悲鳴。いびきを放置すると、重篤な心疾患や循環器の不調、高血圧症につながり、突然死の原因となる場合もあります。

近年よく耳にする睡眠時無呼吸症候群（SAS）とは、眠っている間に何らかの原因で息がとまり、日中に強い眠気が出る病気です。ひどいいびきは、その症状のひとつ。あごが小さい人は仰向けに寝ているとき、気道がふさがれ、無呼吸になりやすいことがわかっています。

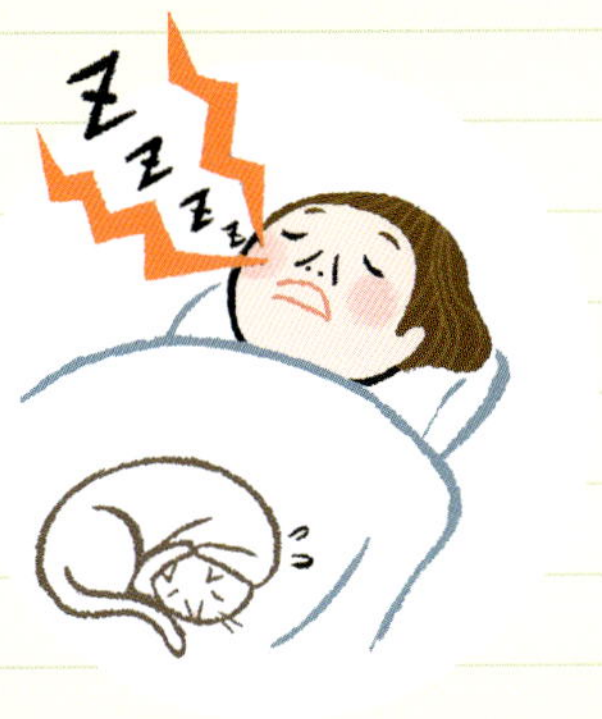

お話をうかがったのは

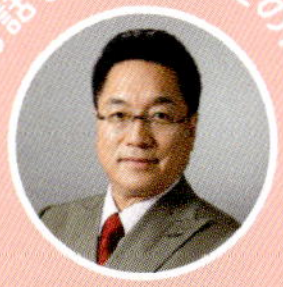

外木守雄 先生
日本大学歯学部
口腔外科学講座 主任教授
日本睡眠歯科学会理事長。顎変形症治療を専門とし、睡眠外科治療法を確立。これまで2000症例の顎変形症手術を手がける。

※「顎口腔機能診断施設」の指定を受けた医療施設での治療に限り、顎変形症の治療に健康保険が適用される。

おとなの治療法あれこれ

マルチブラケット法を基本に、さまざまな治療法がある、おとなの矯正歯科治療。歯並びの状態によって可不可はありますが、希望の方法がある場合は主治医の先生と相談してみては？

安定した咬み合わせをつくるためには “抜歯”が必要なことも

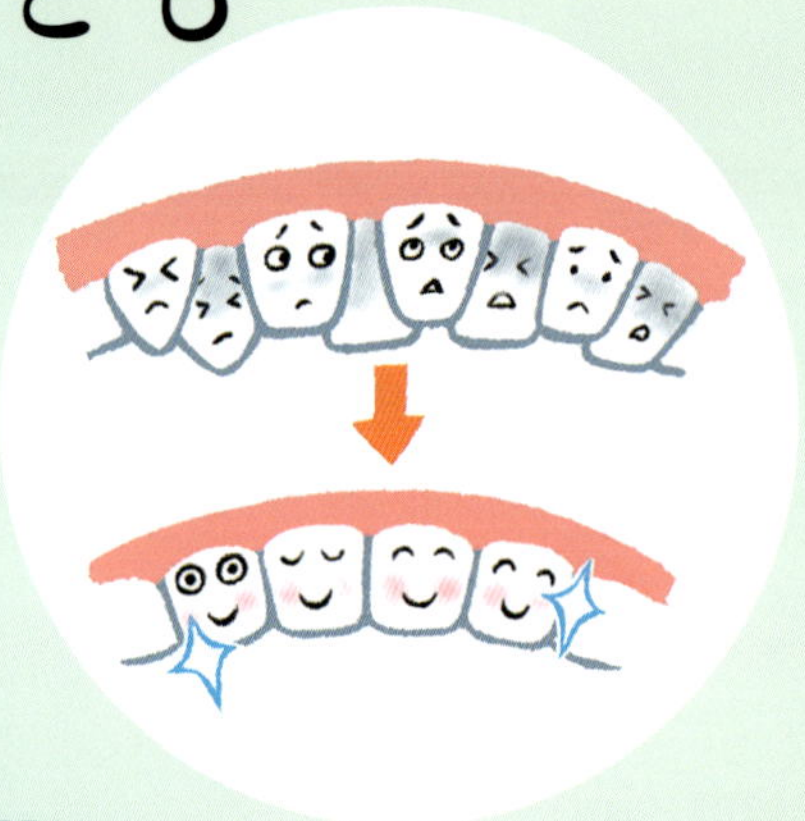

矯正歯科治療を始めるおとなの７割が抜歯している

おとなになってから矯正歯科治療を始める人の約７割が、動的治療の前に抜歯をしています。世の中には“非抜歯矯正”をアピールしている歯科もありますが、矯正歯科の専門開業医は“すべての患者さんに非抜歯で治療できる”などとは決していえないと口を揃えます。

発育期の子どもなら、あごの成長を促して対処できる場合もありますが、成長発育が終わったおとなはそれが望めません。その状態で無理に非抜歯治療をすると、歯の傾斜を大きくして、限られたあごのスペースに無理やり歯を並べるしかなくなります。その結果、治療後の後戻りが起きやすくなるほか、歯そのものにも問題が生じてしまうのです。

抜いた歯の隙間は治療によって閉じる

おとなの場合の治療ポイントは、あごのスペースの中で、いかに機能的で美しい咬み合わせをつくるか。抜歯もよい咬み合わせをつくるための“必要な隙間づくり”という治療の一環です。もちろん、抜歯後の隙間は治療中に閉じてしまうのでご安心を。先生から抜歯をすすめられたら、理由をきちんと聞き、納得したうえで行いましょう。

ご存じですか？ 無理な非抜歯治療にはリスクがあること

本来、抜歯すべきところを非抜歯治療にこだわると、歯はきれいなアーチを描いて並んだものの、本来並ぶスペースのなかったあごに無理やり配列させられたことで歯が外側に飛び出し、口を閉じても口もとが出て、“もったり”とした感じになってしまいます。そうなると、しっかり噛めないばかりか、歯の寿命も短くなってしまいます。

非抜歯治療の一例

中学校入学時は叢生で、開咬の症状はなかったが、中学から高校にかけて一般歯科医のもとで非抜歯による矯正歯科治療を約6年間受けた結果、開咬を伴う上下顎前突となってしまったケース。

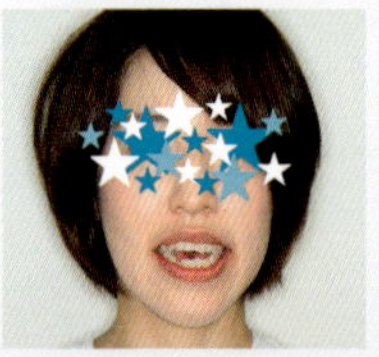

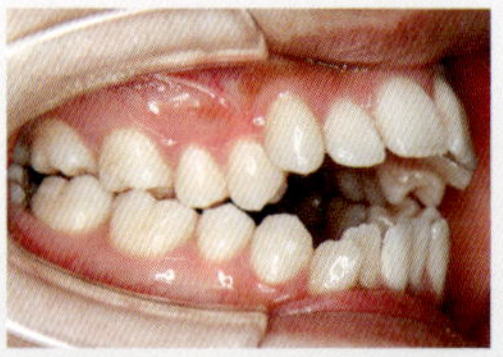

※下あご左の側切歯（2番目の歯）は先天性欠如歯で抜歯ではありません。

マルチブラケットを使う

もっともポピュラーな治療法

あらゆる症例に対応できるのが強み

矯正歯科治療においてもっともスタンダードなのが、歯の表面にブラケットという装置を接着し、そこにアーチ型のワイヤーを組み込んで3次元的に歯を動かす、マルチブラケット法といわれる治療法です。

この方法のメリットは、ほぼすべての不正咬合に対応できること、そして歯を精密に移動させることができるため、咬み合わせも見た目もより完璧に近い仕上がりを目指せることにあります。反対に、いったん歯につけると治療が終わるまではずせないため、むし歯や歯周病のリスクが高まることや装置が目立ちやすい点がデメリットとして挙げられます。

目立ちにくいクリアブラケットやアレルギー対応のワイヤーも

ただし、装置が目立つとはいえ、近年の矯正歯科器材の進化によって、従来のメタルのほか、プラスティックやセラミック、ジルコニア、人工サファイアなど、目立ちにくいブラケットも登場しています（※）。

また、ブラケットの溝に通すアーチ型のワイヤーも断面が丸や四角のもの、太いもの、細いものなどさまざまあり、治療のプロセスに応じて使い分けることになります。金属アレルギーの人に対応するニッケルフリーのものもあるので、該当する人は事前に先生に申告しておきましょう。

※材料によっては食物によって着色しやすいものもあります。

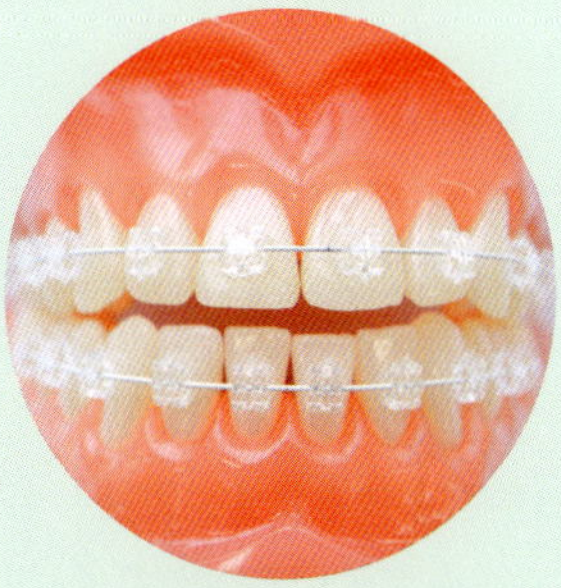

プラスティック

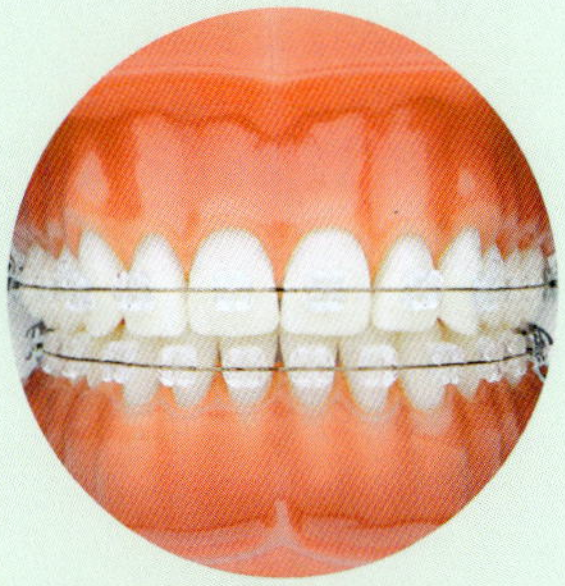

人工サファイア

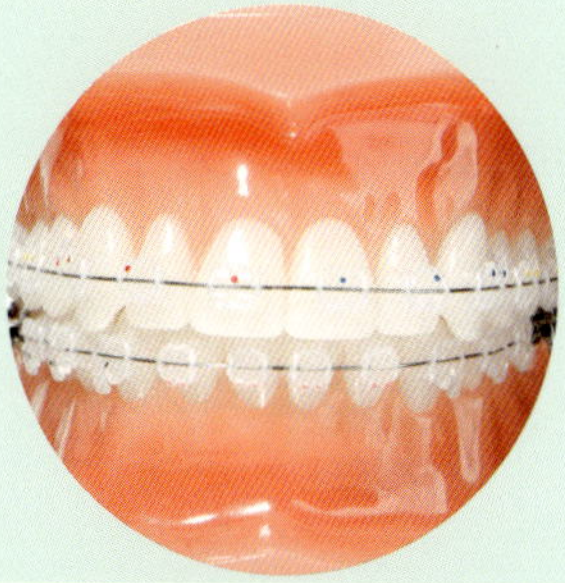

セラミック

いろいろあります
クリアブラケット

矯正歯科の専門医院はどうしてマルチブラケットが主流なの？

矯正歯科専門開業医は、矯正歯科を深く学ぶ中で、歯槽骨の中にある根の部分（歯根）を思ったところに位置づける難しさを知っています。つまり、歯は見えている歯冠だけでなく、歯根も含めて3次元的に歯槽骨中の適切な位置に動かすことが重要なのです。

それが歯並びをよくするだけでなく、美しい口もとを得ることにもつながります。

そのために考案されたものがマルチブラケット装置で、今もその効果を超える装置はないのが現状です。

手軽さや見た目を優先する前に、そのことをよく考えて決めることをおすすめします。

画像提供：上／デンツプライシロナ、中・下／松風

歯の裏側からの治療法

どんなもの？

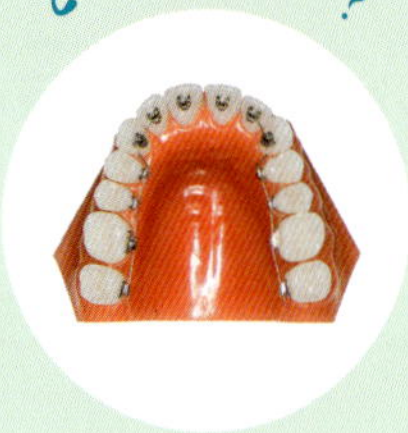

1970年代、世界に先駆けて日本で実用化された"見えない矯正装置"。その後、世界中で使用されている。

● 他人の目を気にせずに治療できる
装置が見えないので、表立ってブレースをつけられない職業の人には大きなメリットがあります。

● 前歯が引っ込みやすくなる
裏側からの治療は固定源となる奥歯が動きにくいため、表側からの治療より前歯が引っ込みやすいといわれています。

● 舌癖の防止になり、後戻りのリスクが減ることも
歯の裏側に装置をつけると、舌の動きが制限されるため、治療中に舌癖が改善されやすいといわれています。

ただし……

● 舌に違和感がある
常に舌が装置に触れているため、最初は違和感を覚えます。

● 発音しづらい
「サ行」や「タ行」のほかにも言葉に影響が出ることがあります。

● 歯みがきがしづらい
歯の裏側は自分ではよく見えないため、歯みがきがしづらくなります。その分、しっかりとみがきましょう。

● 表側より費用が割高
高度なテクニックを要するため、表側からの治療に比べて高額となり、1回の処置時間も長くなります。

カスタムメイドのアライナー型矯正装置を用いた治療法

どんなもの？

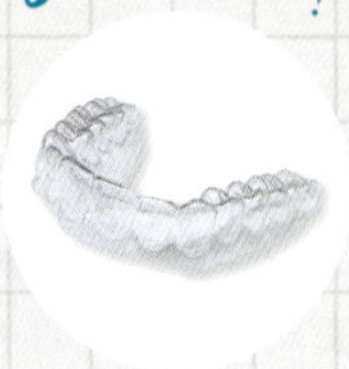

ブレースの代わりに上下の歯にアライナー（透明のマウスピース状の装置）をつけ、歯並びを改善する。

複数の透明のアライナーを順番に歯に装着していく

患者さんの口腔内模型や口腔内の3Dスキャニングデータを用いて作製した数十枚のアライナーを、決められた期間・決められた順番通りに装着し、歯を動かしていきます。

取りはずせる反面、つけ忘れに注意を

歯みがきや食事のときに自分で取りはずせるのがメリットですが、その分、装着時間が短くなりやすいのが注意点。歯を大きく動かす場合は、マルチブラケット法（61ページ）と併用することもあります。

歯の重なりが少ない人に向く治療

アライナーでの治療が向くのは不正咬合の程度が低く、歯を大きく動かす必要のない人。また、毎日20時間以上装着できないと治療効果が上がらないため、それをきちんと守ることのできる人です。

歯科矯正用 アンカースクリュー を併用した治療法

どんなもの？

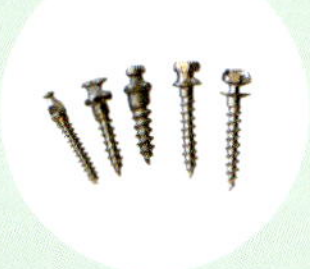

矯正歯科治療用に開発されたチタン合金製の小さなネジをあごの骨に埋め込み、固定源とする方法。

アンカースクリューだからできること

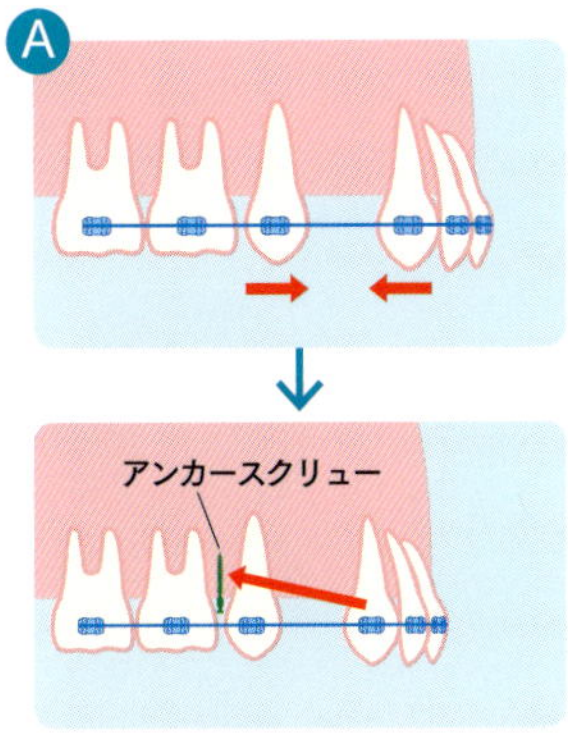

従来の治療だと、同時に奥歯も前にズレてしまうが……。

アンカースクリューによって、前歯だけを後ろに動かせる。

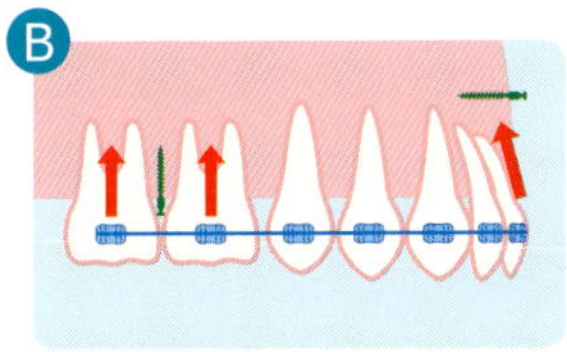

長い歯を歯ぐきの中に入れるなど、歯の高さを変えることができる。

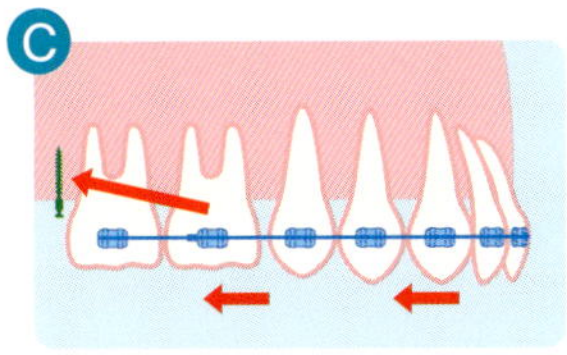

奥歯の後ろに埋入することで、奥歯を後ろに動かすことも。

● 埋め込む際の痛みはほとんどない

歯科矯正用アンカースクリューは小さく、直径は1.5㎜、長さは6～10㎜。短時間で取りつけられるうえ、局所麻酔をするため痛みもほとんどありません。そのため、患者さんの負担軽減につながります。

● 動かしたい歯だけを動かせる

例えば、小臼歯を抜歯し、空いた隙間を利用して前歯を後ろに移動させる場合も、アンカースクリューを使うことで、奥歯が前方にズレ込むことなく前歯だけを動かすことができます。★左図 Ⓐ

● 大臼歯や前歯の圧《あっ》下《か》に役立つ

笑ったときに歯ぐきが見えすぎるガミースマイルなどの治療に必要な歯の圧下（歯を骨の中に沈めるように動かすこと）も可能となります。★左図 Ⓑ

● 無理のない非抜歯治療の可能性も

アンカースクリューを使用することで奥歯を後ろに動かすことも可能になり、抜歯を回避できる可能性もあります。★左図 Ⓒ

● 外科矯正を回避できる可能性も

骨格が原因の上顎前突や下顎前突などの治療で、外科矯正を回避できる場合も出てきます。

カラーモジュールで、ブレースをおしゃれに見せる手も

カラーモジュールとは、40ページで紹介したモジュールのカラー版。通常は目立たない色ですが、矯正歯科によってはピンクやブルーといったカラフルなものを揃えている場合もあります。治療中、通院のたびにワイヤーとモジュールを取り換えるため、季節や催事に応じてカラーモジュールの色合わせを楽しんでみるのも素敵です。

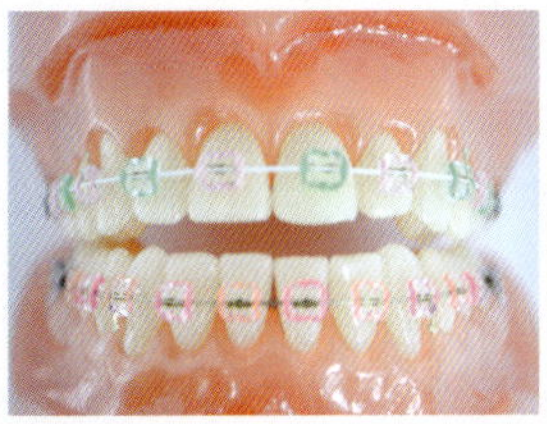

画像提供：デンツプライシロナ

動的治療と並行して行い成果を上げる

MFT

舌や唇、頬の筋肉をバランスよく使うためのレッスンを通して、口のまわりの筋肉の機能を改善するMFT（口腔筋機能療法／Oral Myofunctional Therapy）。ここではその中身についてご紹介します。

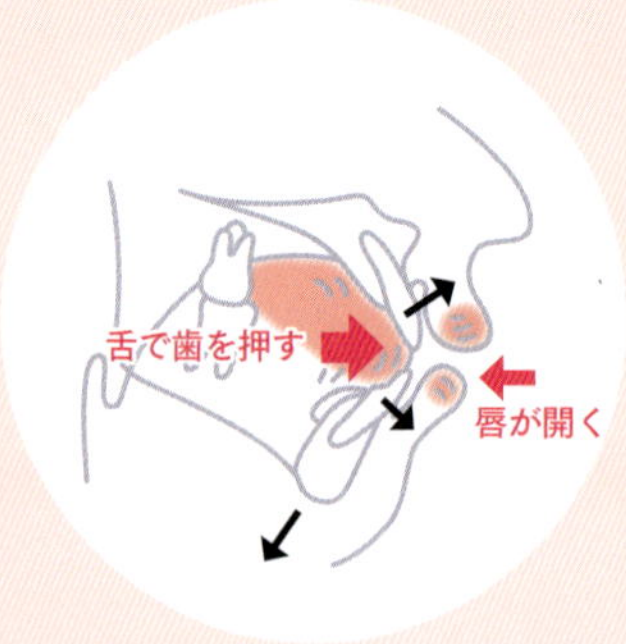

口のまわりの
筋肉バランスが乱れた状態

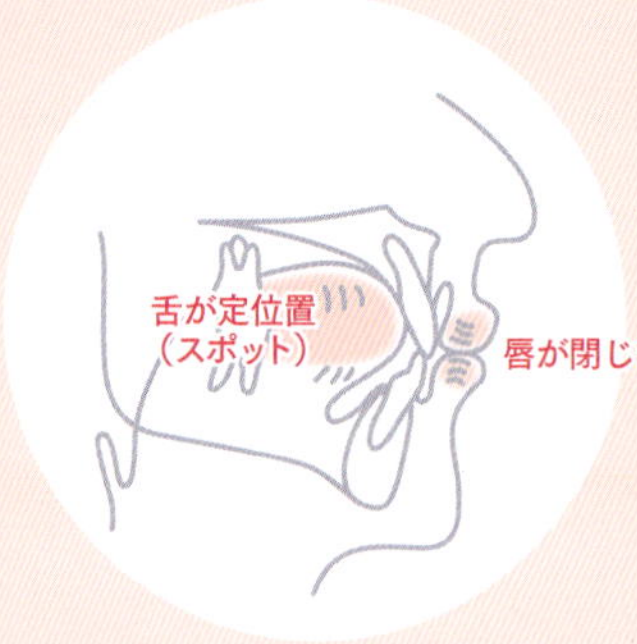

口のまわりの
筋肉バランスがとれた状態

新しい咬み合わせに合った筋肉の使い方を覚えよう

近年、リハビリの現場で発音指導や嚥下指導の一環として利用されることもあるMFT。矯正歯科では治療後の安定した咬み合わせを長く保つことを目的に、歯科衛生士が主体となって指導しています。

具体的には、毎日数分から数十分、決められたパーソナルエクササイズを行うことで、「舌や唇の正しい姿勢」、「正しい食べ方、飲み込み方、発音の仕方」などを覚えます。

期間の目安は数か月から数年

MFTのレッスン内容には「個々の筋肉のトレーニング」、「咀嚼・嚥下・発音のトレーニング」、「舌と口唇の正しい姿勢を習得するためのトレーニング」などがあります。

レッスン期間は患者さんの筋肉の状態によって変わり、数か月で終わる場合もあれば、数年を要することもあります。矯正歯科によって方法は異なりますが、MFT継続中は通院のたびに歯科衛生士のもとで水を飲んだり、ものを食べたりして咀嚼・嚥下などのチェックを受け、トレーニングの成果を確認します。そして、時にはビデオで食べる姿を撮影してもらい、注意点をフィードバックしてもらうことも。日々行うMFTのレッスンは、やりにくい動作の繰り返し。継続するには根気が必要ですが、達成した後の見た目の変化は大きく、姿勢も改善され、遠目からも違いがわかります。

バージョンアップした自分を想像しながら、がんばりましょう。

「こんなはずでは！」をきっかけにMFTを習慣に

地道なMFTを習慣化するひとつの方法が、自分の食事シーンを録画して確認すること。きれいに食べているつもりでも、意外に下あごを突き出していたりしませんか？ 下あごを前に出すと首も前に出て、巻き肩に。そして、こういう人はほぼ確実にくいしばりの癖があり、それらが咬み合わせを乱す要因となっているのです。そんな負の連鎖を改善する第一歩が、食事中の姿勢。姿勢が改善されると奥歯の上下関係も改善され、唇の力が抜けて食べ方が自然になります。さらに、姿勢がよくなると上半身のラインも美しくなります。矯正歯科治療の効果も見た目もよくなり、一石二鳥。「こんなはずでは！」という気づきをきっかけにMFTを続けましょう。

Let's Lesson!
基本的なレッスン

ポッピング

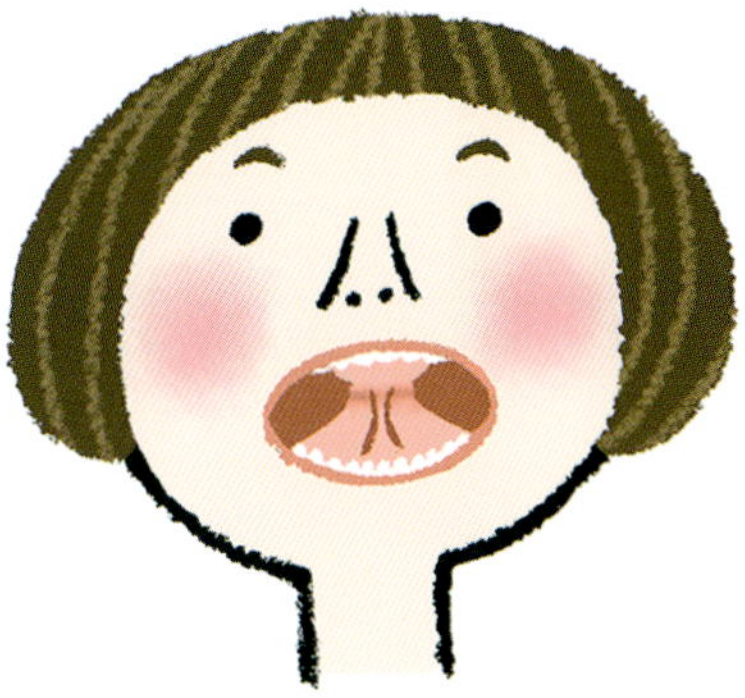

舌の裏のヒモがピンと伸びるように、舌全体を上あごにしっかり吸いつけて、「ポン」と舌打ちをする。

オープン＆クローズ

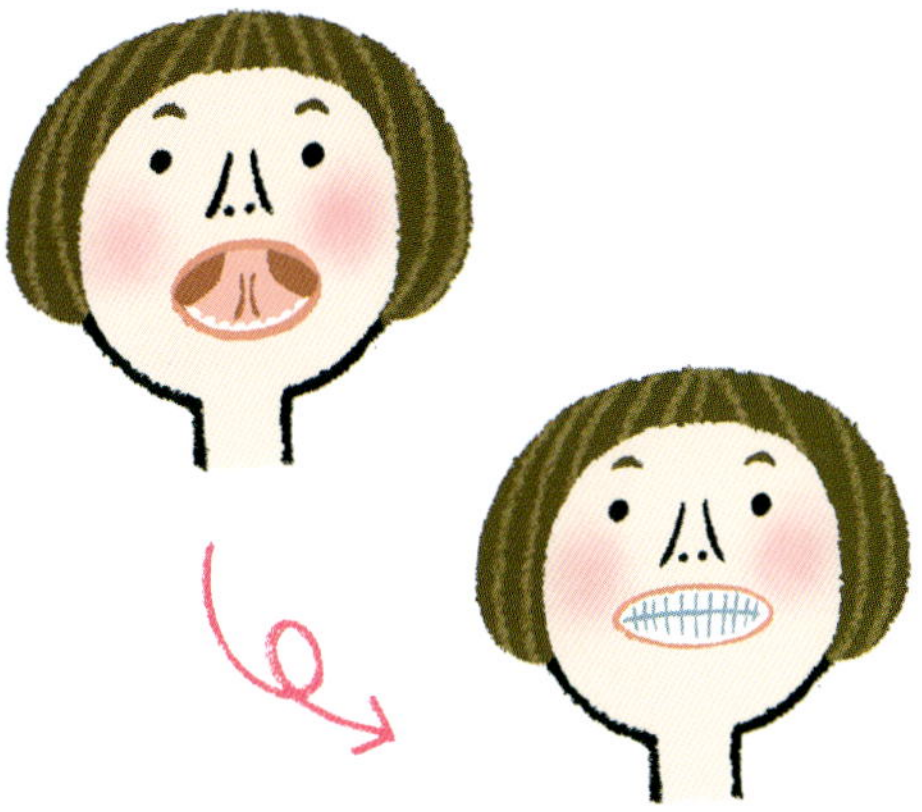

舌の先はスポット（53ページ）につけ、舌全体を上あごに吸いつけたまま、口を大きく開け、そのまま奥歯を咬み合わせる。

無意識のくいしばりは、意識して治そう

あなたは唇を閉じているとき、上下の歯があたっていますか？「はい」と答えた人は、くいしばりや歯の接触癖（TCH※）の傾向があります。本来、口を閉じたとき、歯は離れているもの。接触しているのが常になると、口のまわりの筋肉が疲労を起こし、むし歯でもないのに歯が痛んだり、知覚過敏を起こしたり。ひいてはせっかく整えた歯並びを乱す要因ともなります。

MFTのレッスンには、緊張した筋肉をゆるめるメニューもあるので、該当する人はそれを実践しましょう。同時に、書斎やキッチンなど、よく作業をする場所に「歯を離す」などのメモを貼っておくのも、日中のくいしばり防止には効果的です。

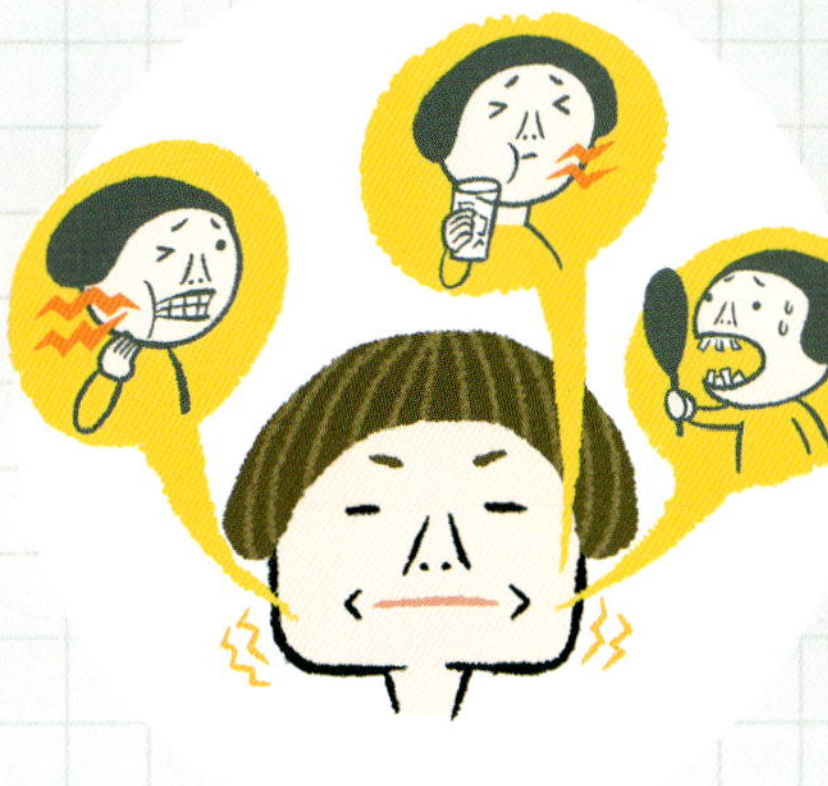

※TCH：Tooth Contacting Habitの略。

お話をうかがったのは

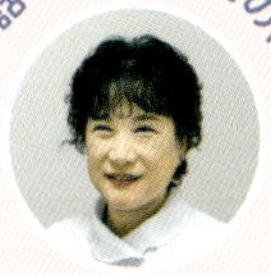

高橋未哉子 先生
高橋矯正歯科クリニック
口腔筋機能療法士

日本歯科大学東京短期大学歯科衛生学科卒業。国際口腔筋機能療法学会(IAOM)の認定資格を有するMFTのエキスパート。モットーは「嫌なことを楽しく」。

デンタルIQアップ講座

02

8020を達成しよう

2人に一人は8020《ハチマルニーマル》達成

厚生労働省と日本歯科医師会による呼びかけで1987年にスタートした、8020運動。それは“80歳になっても20本以上の歯を残して自分の歯で食べよう”という、健康長寿のための活動です。

この運動が始まったとき、日本の80歳以上の平均的な歯の数は約10本。8020を達成している人は全体の8.2%でしたが、その割合は徐々に上昇。2016年には80歳の平均的な歯の数が約17本（前回調査は14.2本）となり、8020達成者の割合が、はじめて50%を超えました。

8020達成者の推移

平成28年歯科疾患実態調査（厚生労働省）

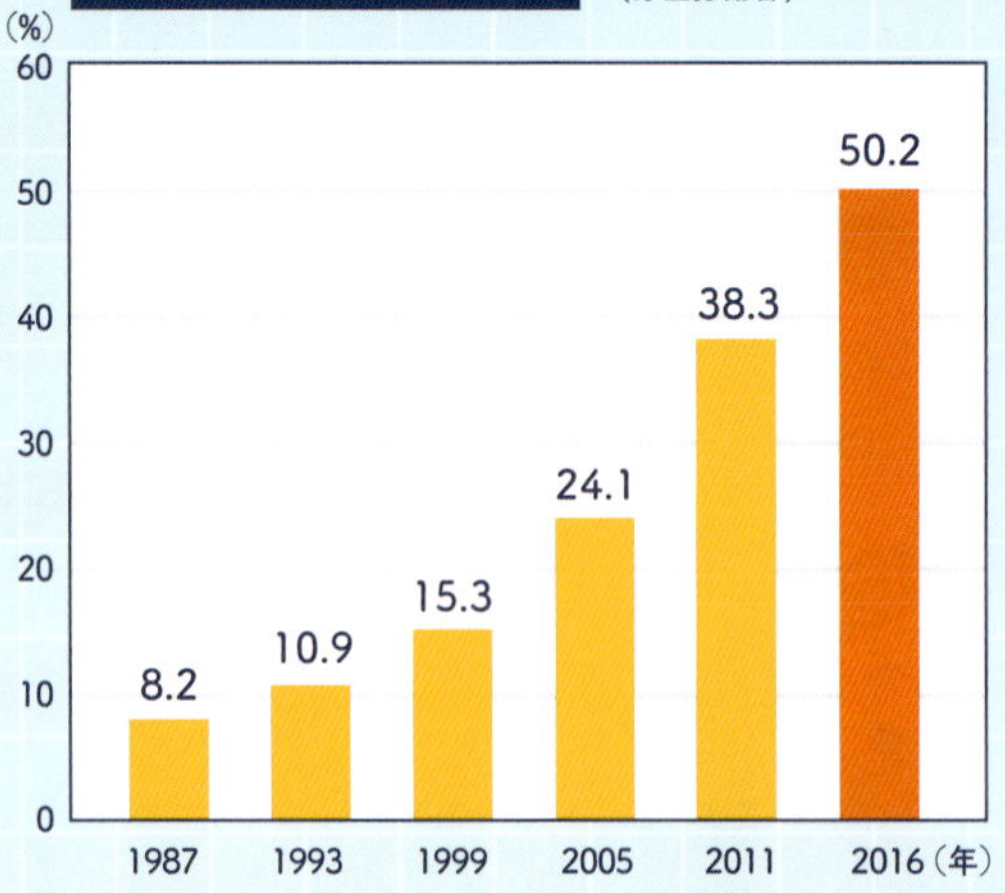

健康意識の高まりとともに、約30年間で歯の数はぐーんとアップ！

おとなの矯正歯科治療は健康長寿を念頭に

「40代くらいまでとそれ以上の世代とでは、矯正歯科治療のゴール設定は変わる場合が多くなります」と話す宮崎先生。特に、年齢が上がるほど矯正歯科治療だけでは治しきれないケースも出てくるため、インプラントや入れ歯など他科との連携で、手入れがしやすい状態をつくることに。ただし、変わらないのは8020健康長寿を念頭に置いて治療を行うこと。「自分の歯を長持ちさせるには、歯を失う最大要因である歯周病から歯を守る必要があります。そのためにも、問題がある咬み合わせは早めに治しておくのがベストです」。

お話をうかがったのは

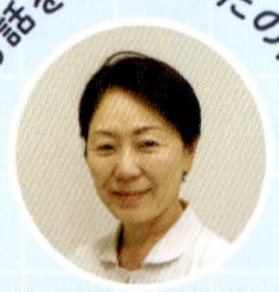

宮崎晴代 先生

東京歯科大学
歯科矯正学講座 講師

東京歯科大学卒業。同大学歯科矯正学講座卒後研修課程修了。日本矯正歯科学会認定医・指導医・専門医。モットーは「今を楽しく！」

大切なのは、歯の数よりも噛めること

とはいえ、現状の50%が8020運動のゴールではありません。人生100年時代。今後は8520、9020を目指し、単に歯の数だけを見るのではなく左右がバランスよく咬み合っているかなど、残った歯をさらにしっかり見ていくことが大切になります。

歯の数が十分あれば、歯をたくさん失った人より生存率が1.1～2.7倍高まるという報告もあります。日本人の平均寿命は今や84歳（男性81歳、女性87歳）。現状は健康寿命と平均寿命の差が男性は11年、女性は13年以上もありますが、よく噛める歯並びはこの先、その差を縮める大きな要因となるでしょう。

平均寿命と健康寿命の差

平均寿命と健康寿命の差は、男女ともに10年以上！

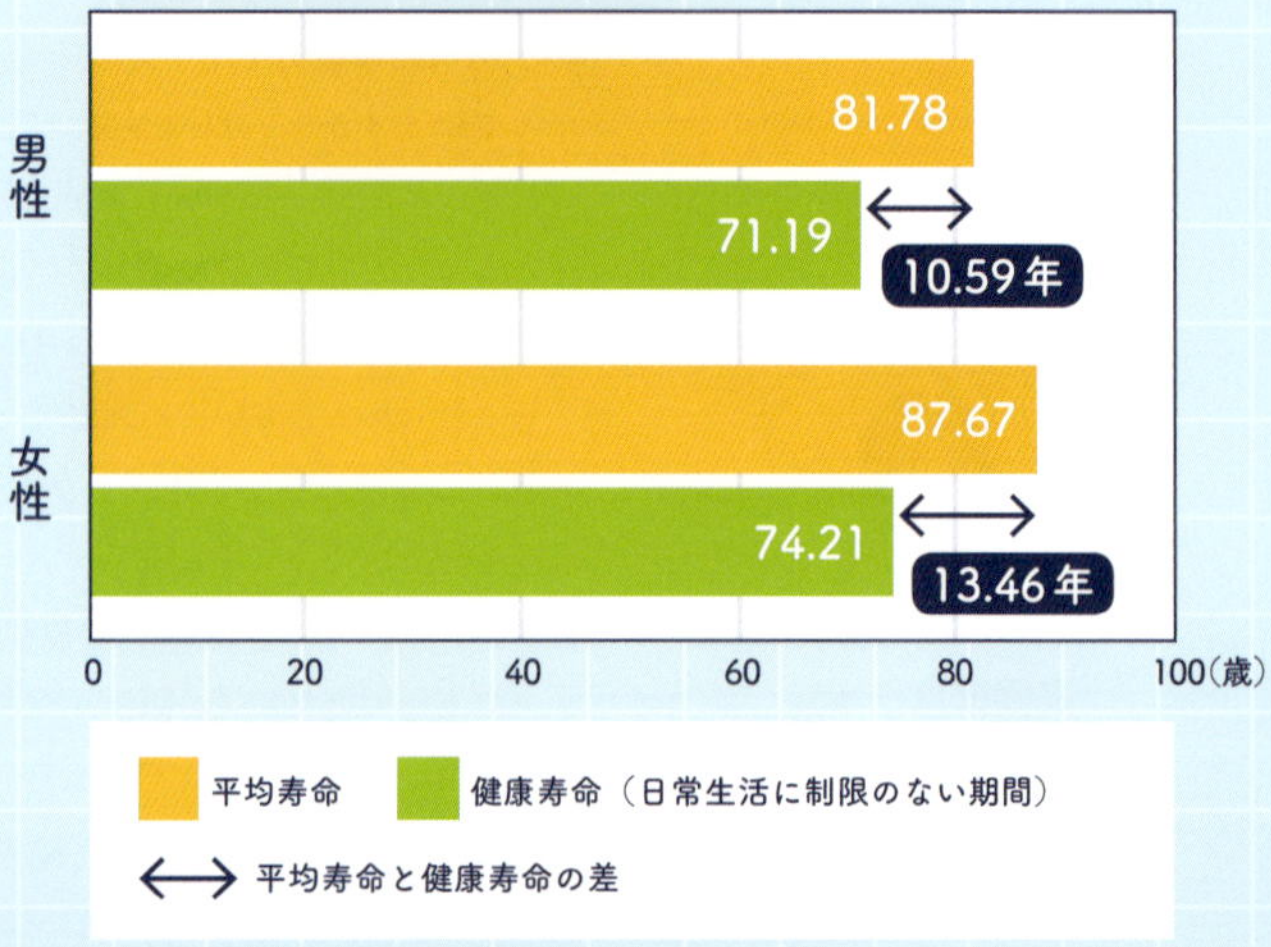

平均寿命：平成27年都道府県別生命表の概況（厚生労働省）
健康寿命：平成25年厚生労働科学 健康寿命研究

PART 3

治療期間を楽しもう！

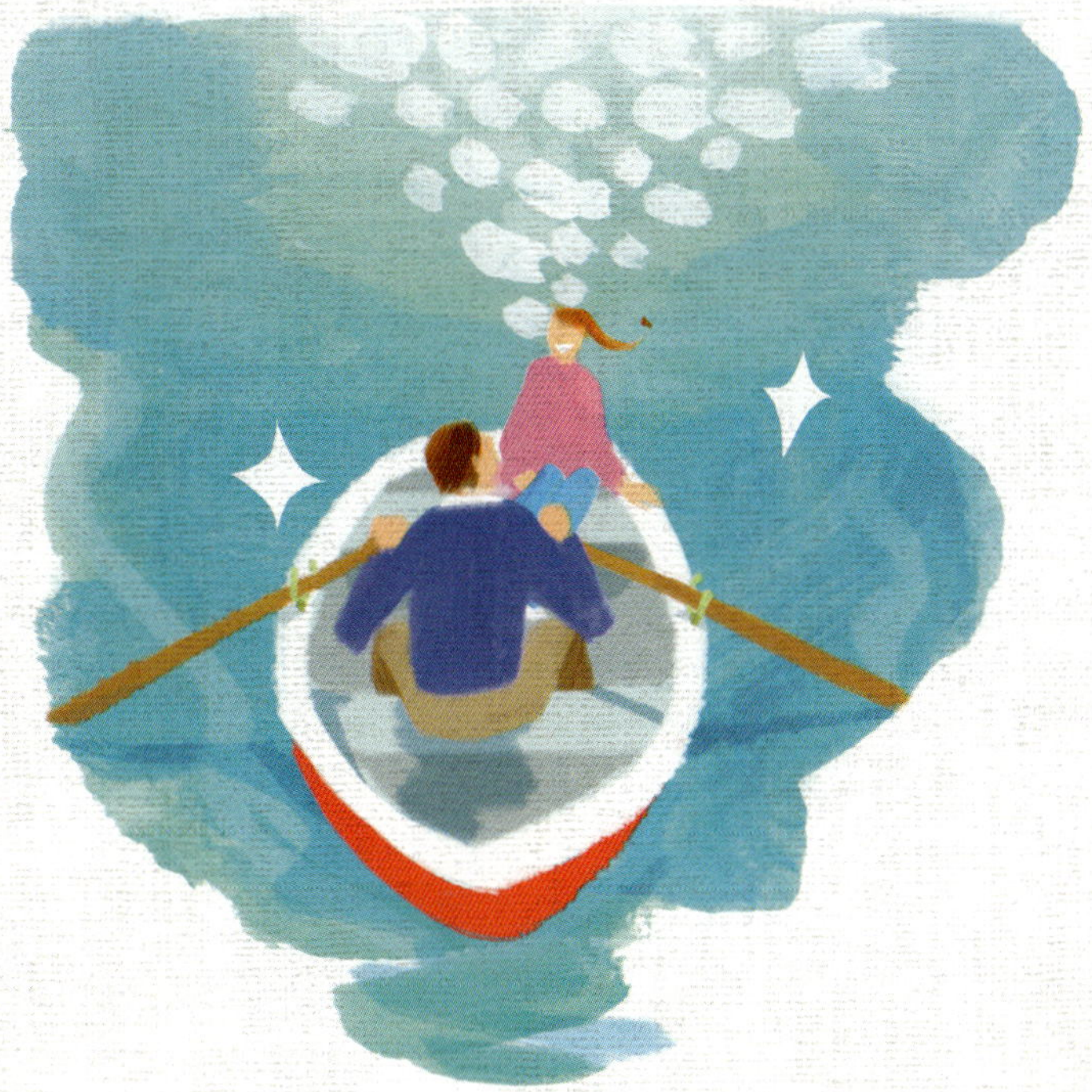

\ LET'S ENJOY BRACE LIFE !! /

ブレースライフが楽しくなる

デンタルアイテム大集合!

効率よく歯をみがくために使いたいアイテムの数々。ここでは矯正歯科治療中のケアにおすすめのアイテムをセレクト。気になるものがあれば、矯正歯科の歯科衛生士に相談してみては？

TOOTHBRUSH & TOOTH PASTE

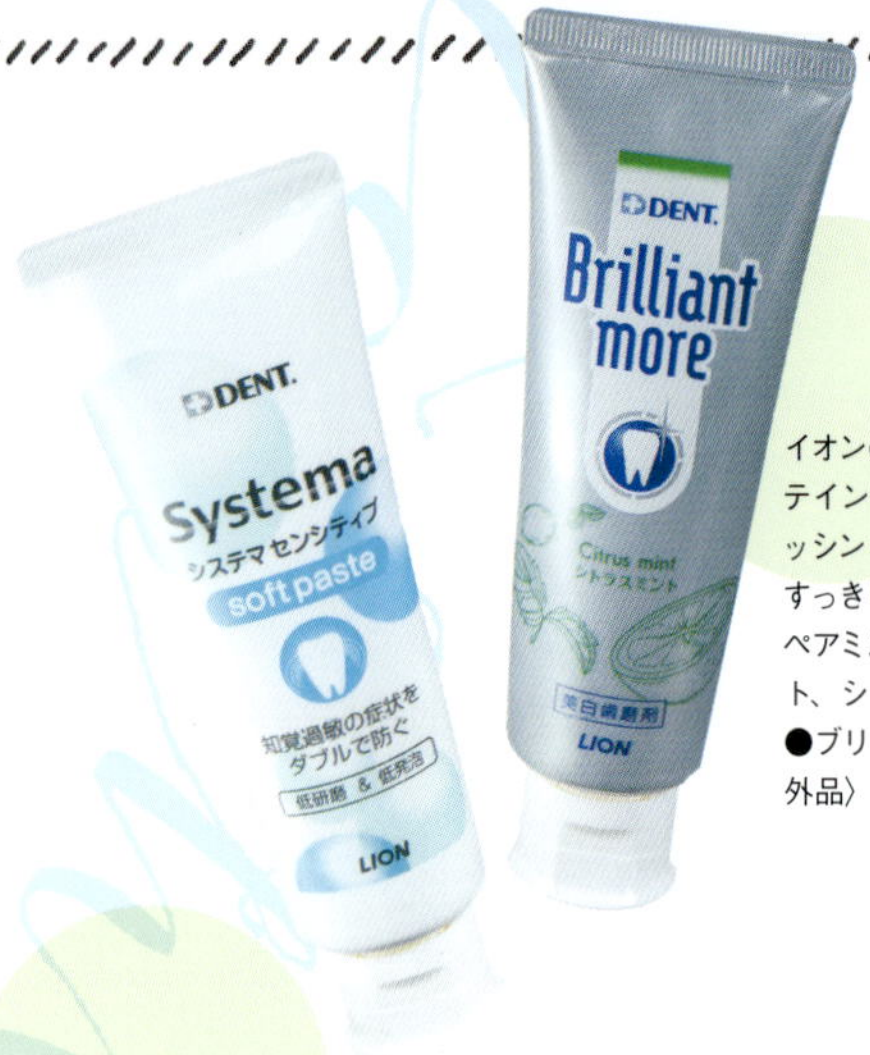

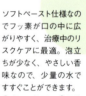

イオンの力で歯の表面からステインを浮き上がらせ、ブラッシング＋歯みがきの働きですっきり除去。フレッシュスペアミント、アプリコットミント、シトラスミントの3種類。
●ブリリアント モア〈医薬部外品〉950円（ライオン）＊

硝酸カリウムと乳酸アルミニウムの配合で知覚過敏の“しみる”痛みをダブルブロック。やさしい使い心地のソフトペーストタイプで、プラークコントロールをサポートします。
●Systema センシティブ〈医薬部外品〉800円（ライオン）＊

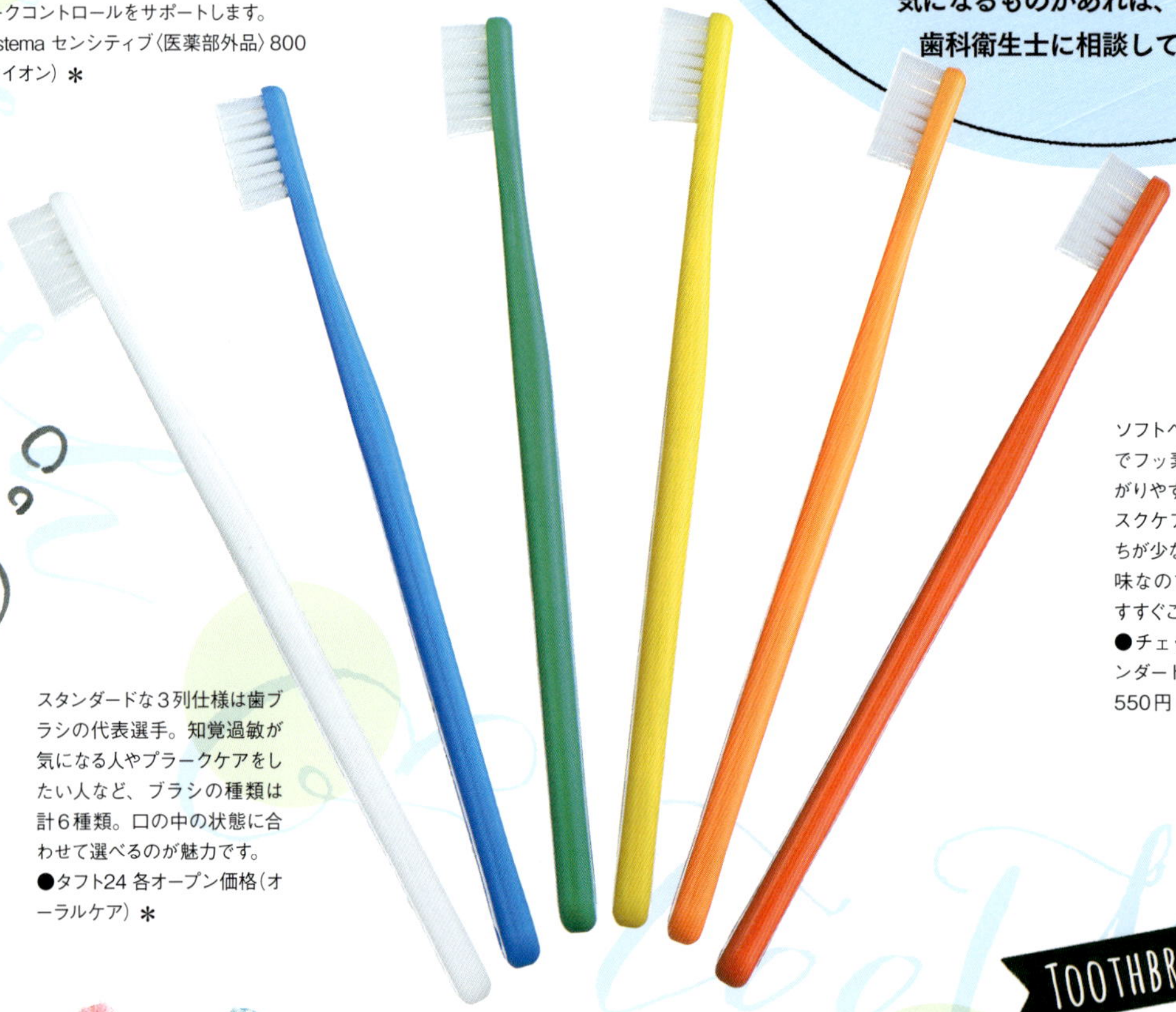

スタンダードな3列仕様は歯ブラシの代表選手。知覚過敏が気になる人やプラークケアをしたい人など、ブラシの種類は計6種類。口の中の状態に合わせて選べるのが魅力です。
●タフト24 各オープン価格（オーラルケア）＊

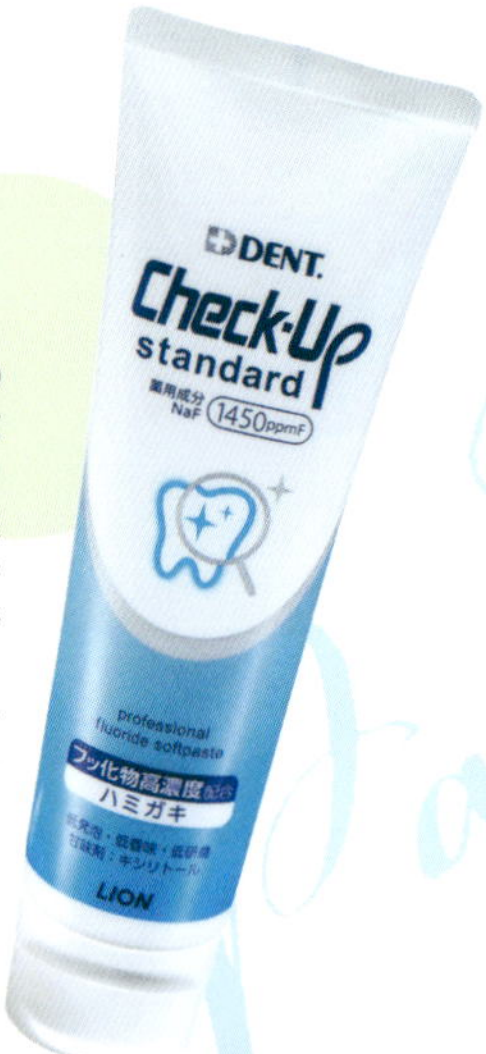

ソフトペースト仕様なのでフッ素が口の中に広がりやすく、治療中のリスクケアに最適。泡立ちが少なく、やさしい香味なので、少量の水ですすぐことができます。
●チェックアップ スタンダード〈医薬部外品〉550円（ライオン）＊

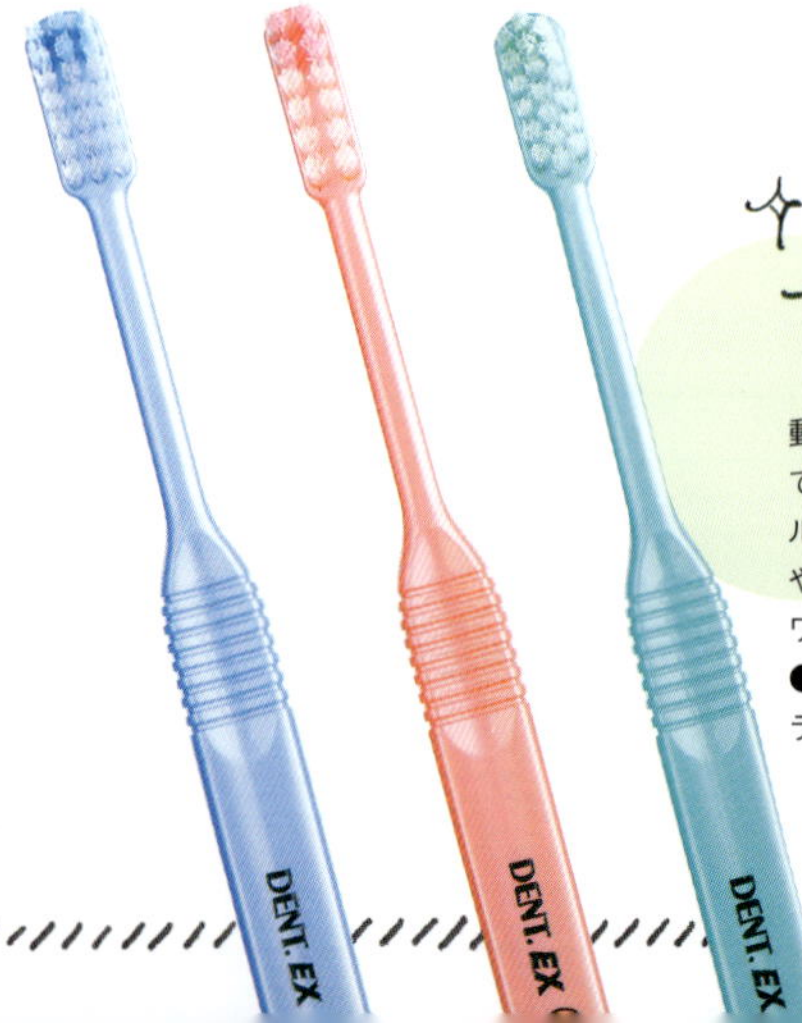

動的治療中の口の中のケアに特化して開発された歯ブラシ。左からオールマイティーに使える「R」、ワイヤーやブラケットを覆ってみがける「U」、ワイヤーを挟み込んでみがける「T」。
●DENT.EXオルソドンティック歯ブラシ 各300円（ライオン）＊

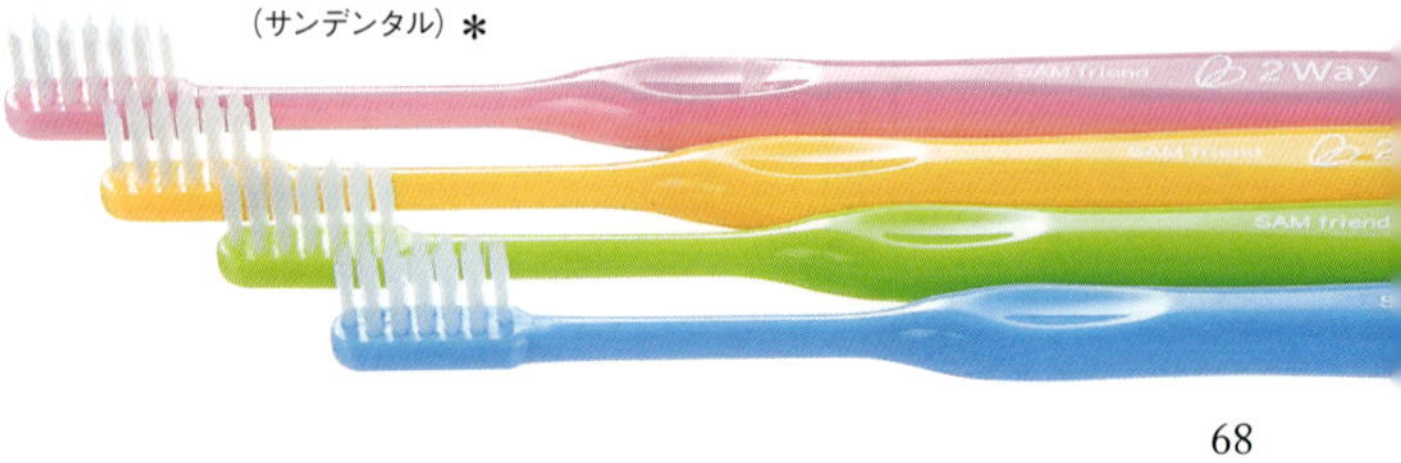

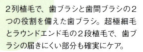

2列植毛で、歯ブラシと歯間ブラシの2つの役割を備えた歯ブラシ。超極細毛とラウンドエンド毛の2段植毛で、歯ブラシの届きにくい部分も確実にケア。
●サムフレンド歯ブラシ 2Way 各250円（サンデンタル）＊

TOOTHBRUSH & TOOTH PASTE

TOOTHBRUSH & TOOTH PASTE

ベーシックケアこそこだわりを

歯ブラシ & ペースト編

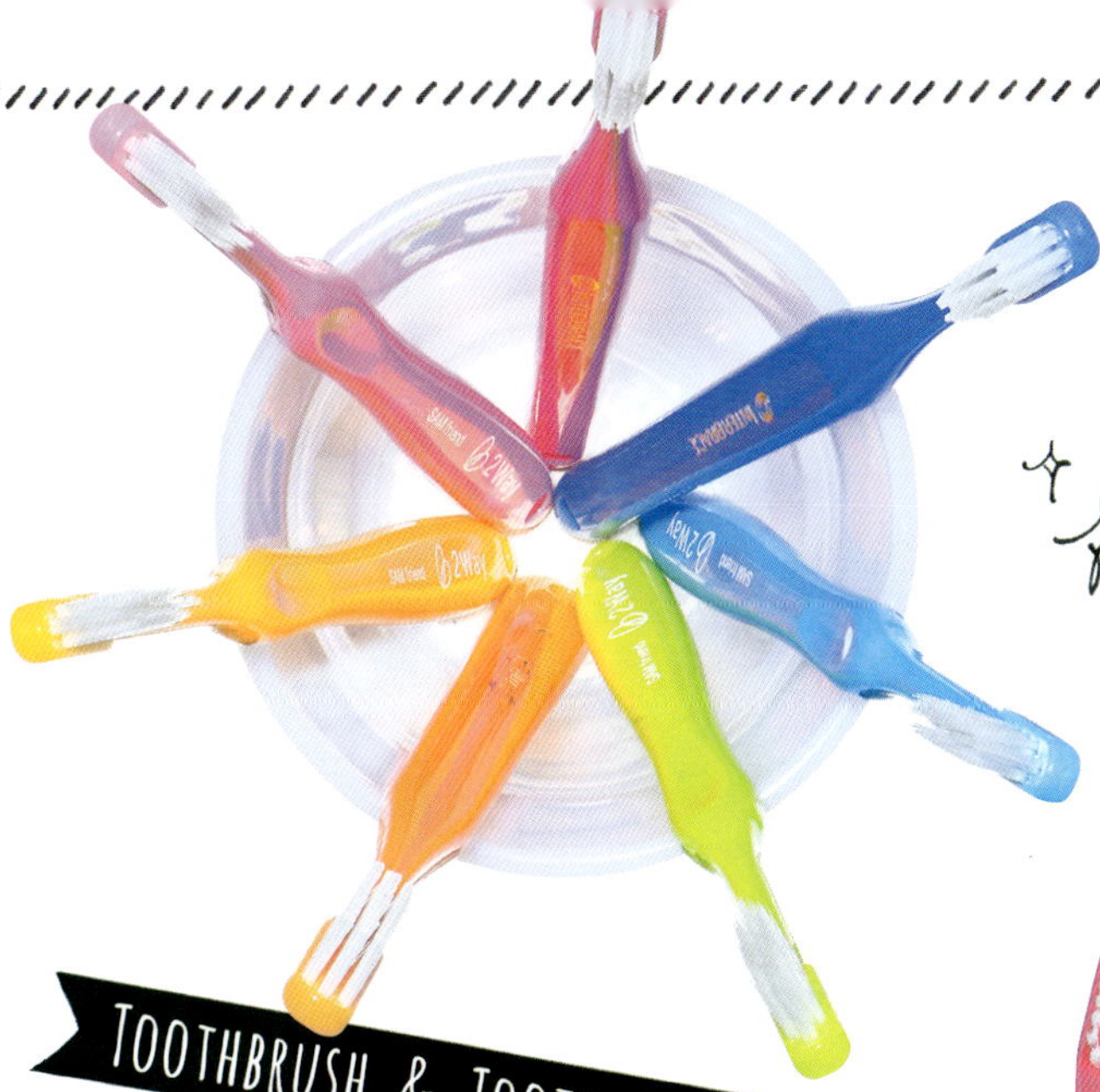

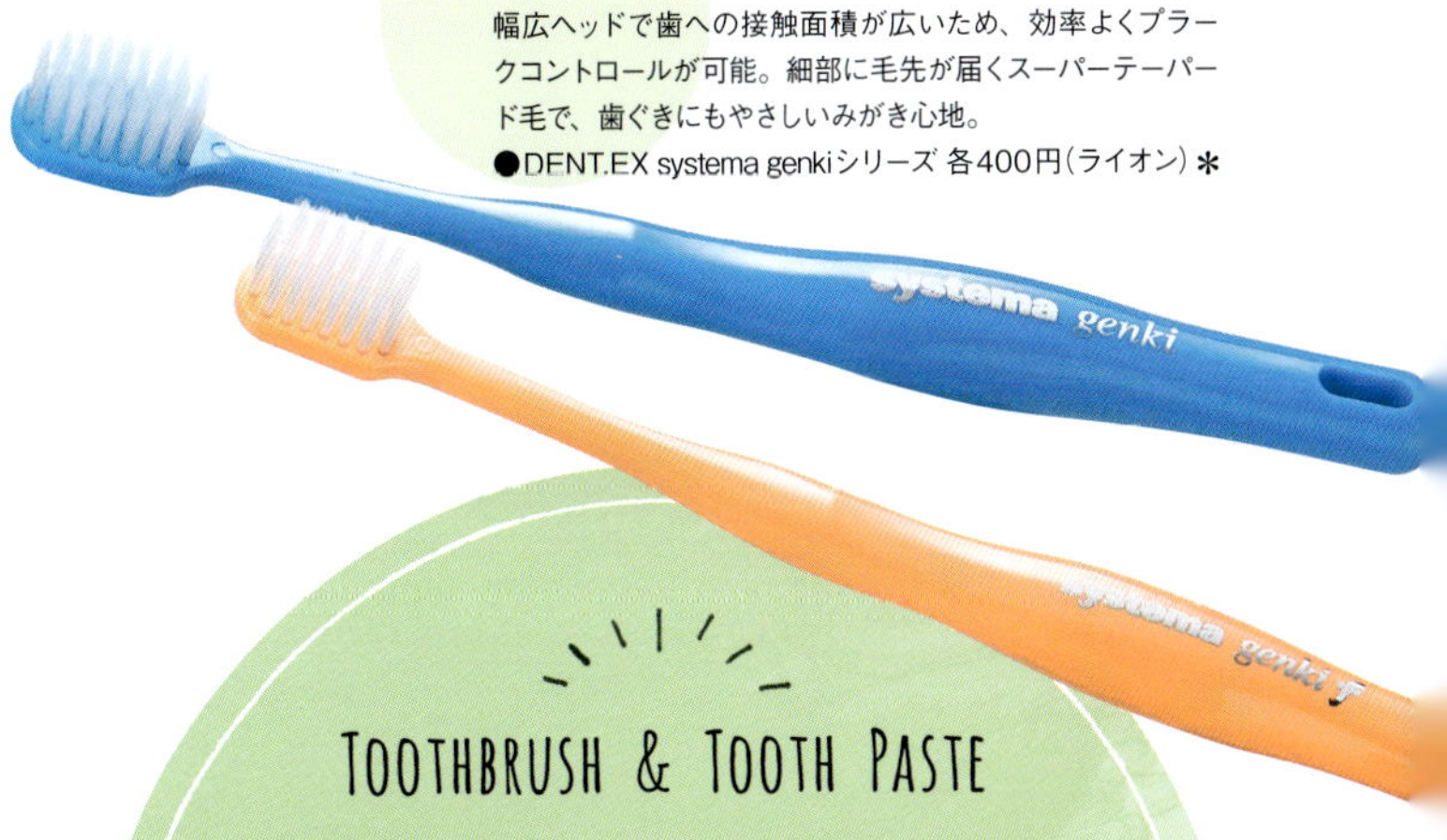

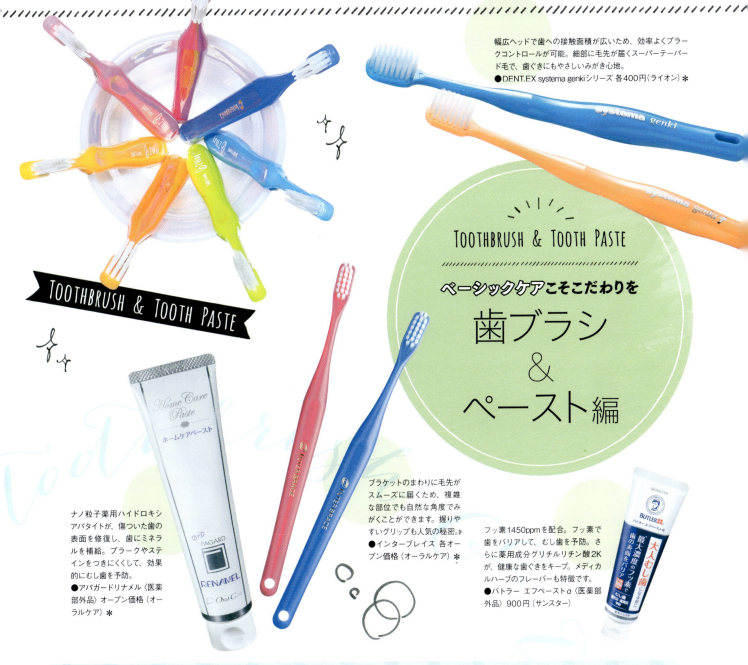

幅広ヘッドで歯への接触面積が広いため、効率よくプラークコントロールが可能。細部に毛先が届くスーパーテーパード毛で、歯ぐきにもやさしいみがき心地。
●DENT.EX systema genkiシリーズ 各400円（ライオン）＊

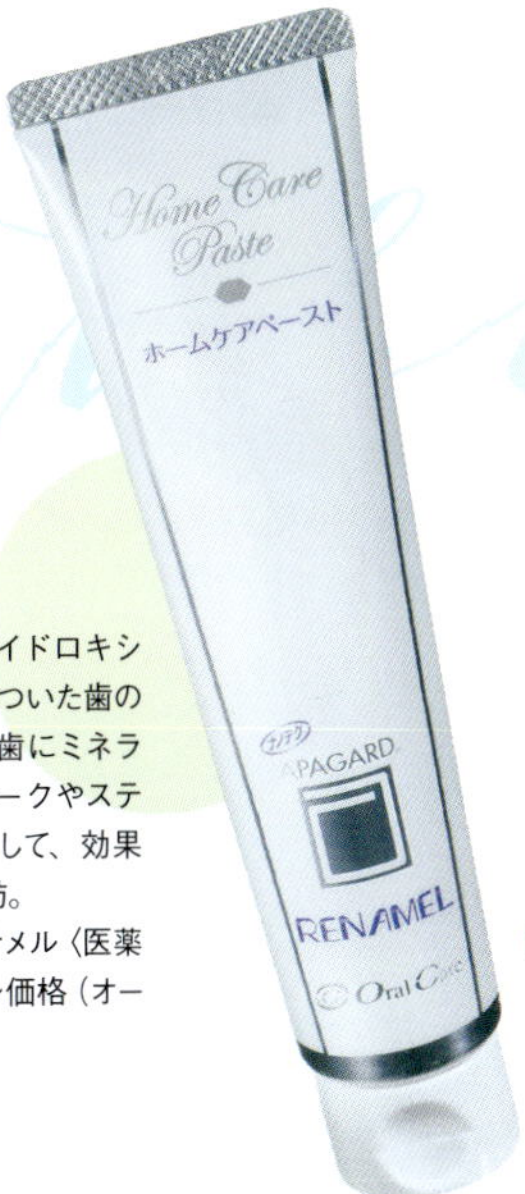

ナノ粒子薬用ハイドロキシアパタイトが、傷ついた歯の表面を修復し、歯にミネラルを補給。プラークやステインをつきにくくして、効果的にむし歯を予防。
●アパガードリナメル〈医薬部外品〉オープン価格（オーラルケア）＊

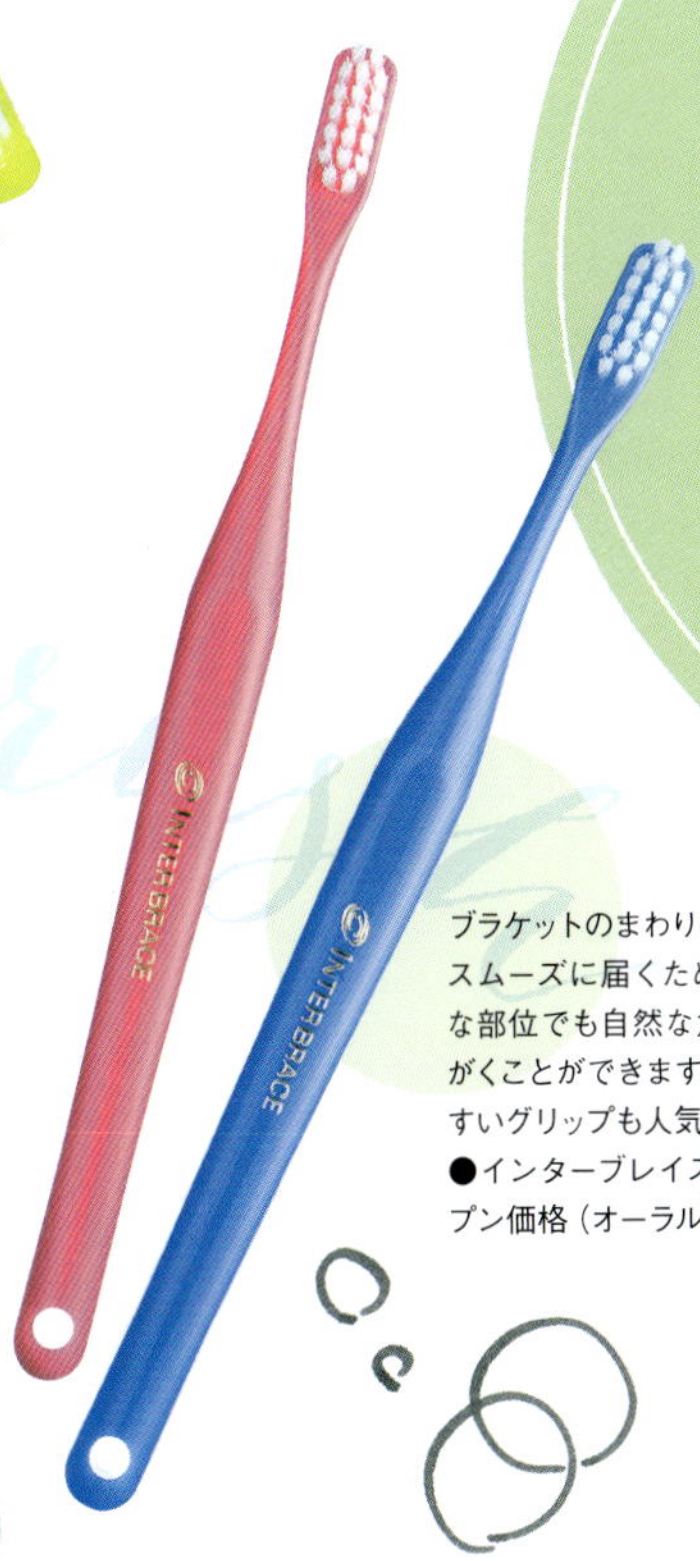

ブラケットのまわりに毛先がスムーズに届くため、複雑な部位でも自然な角度でみがくことができます。握りやすいグリップも人気の秘密。
●インターブレイス 各オープン価格（オーラルケア）＊

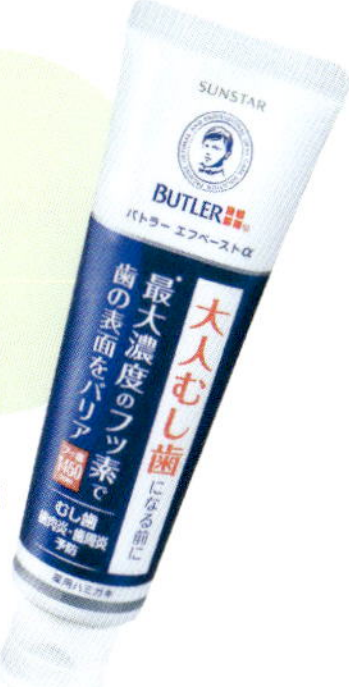

フッ素1450ppmを配合。フッ素で歯をバリアして、むし歯を予防。さらに薬用成分グリチルリチン酸2Kが、健康な歯ぐきをキープ。メディカルハーブのフレーバーも特徴です。
●バトラー エフペーストα〈医薬部外品〉900円（サンスター）

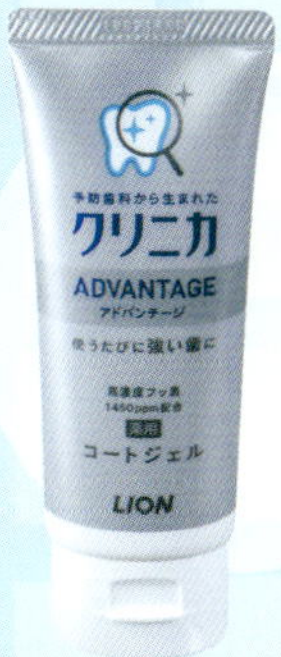

フッ素がエナメル質の修復を促進。口臭・歯肉炎も予防。
●クリニカアドバンテージ コートジェル〈医薬部外品〉オープン価格（ライオン）

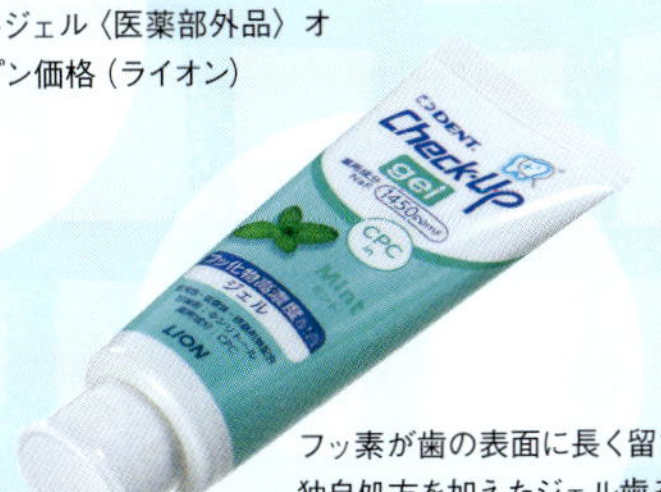

フッ素が歯の表面に長く留まるよう独自処方を加えたジェル歯みがき。
●チェックアップ ジェルミント〈医薬部外品〉630円（ライオン）＊

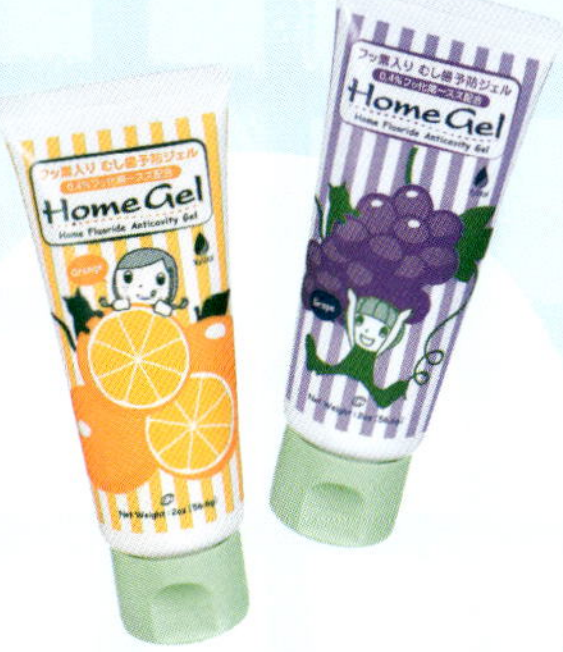

フッ化第一スズを配合。毎日使うことで、むし歯になりにくい強い歯に。
●ホームジェル〈医薬部外品〉各オープン価格（オーラルケア）＊

夜のケアにおすすめ！ 歯みがき＋ジェル歯みがき

ペーストを使った歯みがきの後、歯ブラシにジェル歯みがきをつけて歯全体になじませ、軽く吐き出すだけ（商品によっては、その後1回すすぐことに）。おやすみ前の使用で、丈夫な歯に。洗口タイプのジェルもあります。

※すべての製品は税別価格です。（2018年10月現在）　＊印のあるものは歯科用です。かかりつけの歯科医院へお問い合わせください。

CONVENIENT ITEMS & ELECTRIC TOOTHBRUSH

ワンタフトブラシ、デンタルフロスetc.

お助けアイテムいろいろ

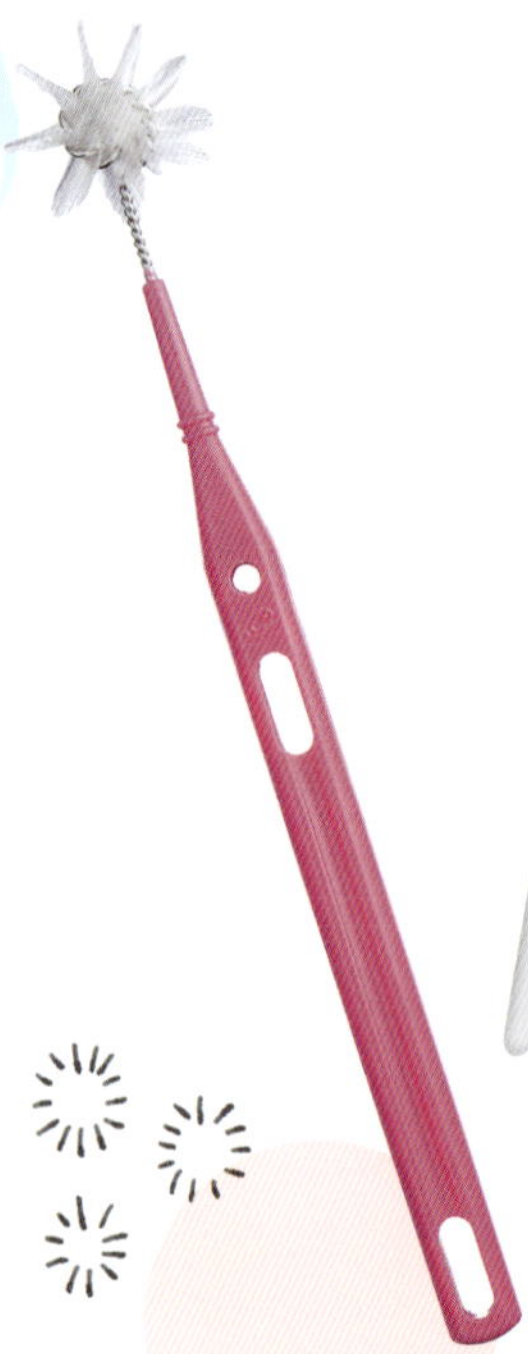

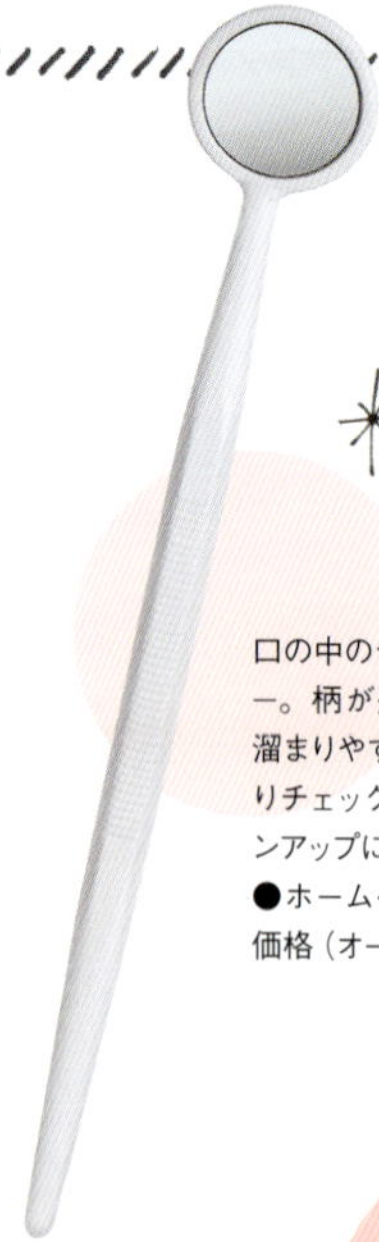

口の中のセルフチェック用ミラー。柄が長めなので、汚れが溜まりやすい歯の裏側もしっかりチェックでき、モチベーションアップにつながります。
●ホームケアミラー オープン価格（オーラルケア）＊

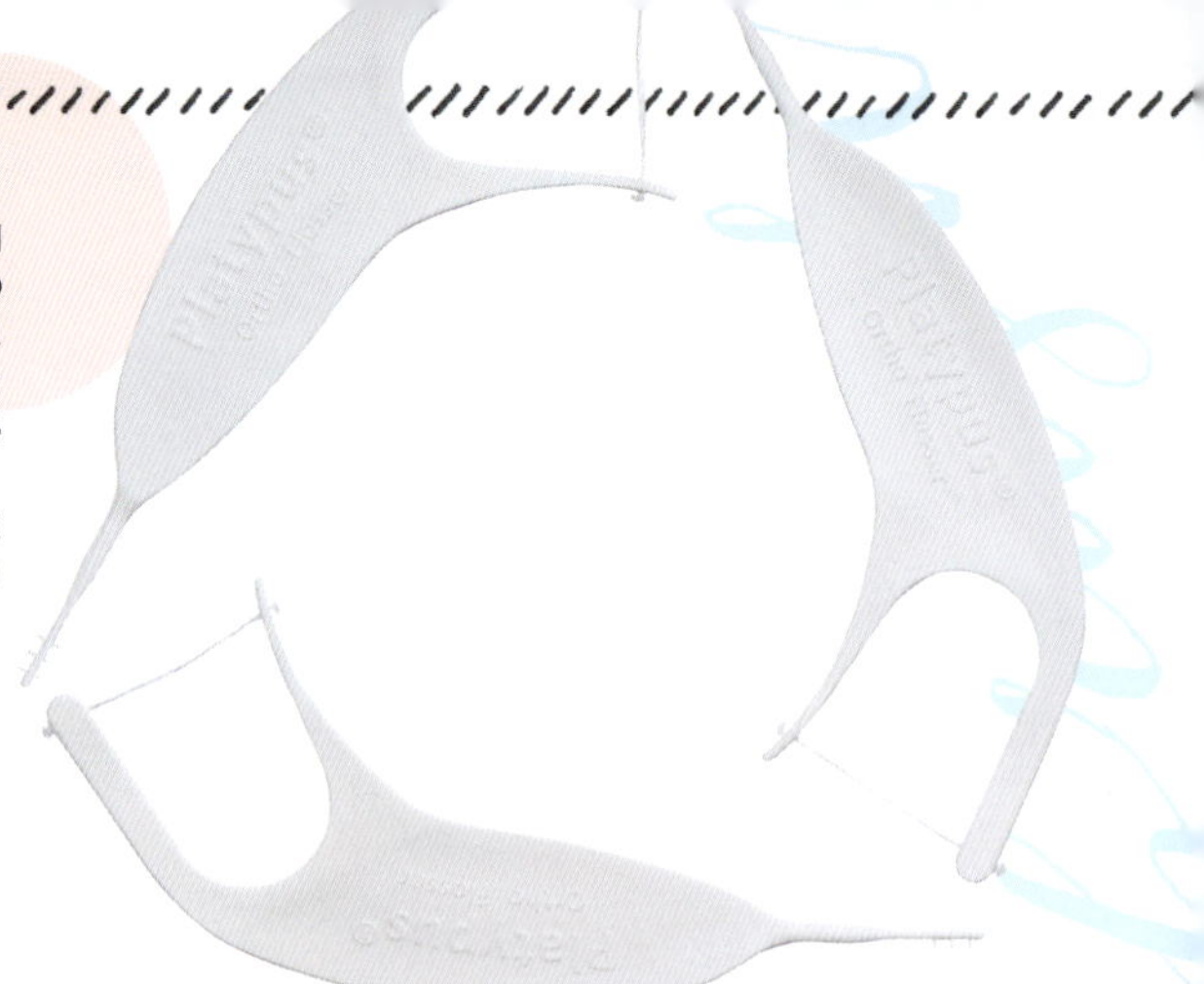

動的治療中の人のための便利フロス。フロッサーホルダーの先端を薄くすることで、フロスをワイヤーの下に潜らせることができ、ブラケット部分の清掃が簡単にできます。
●プラティパスかものはし型矯正用フロッサー　30本入り1,200円（サンデンタル）＊

介護ケアに使われる球状のブラシ。毛を利用して頬の内側をマッサージしてみては？
●くるリーナブラシ オープン価格（オーラルケア）＊

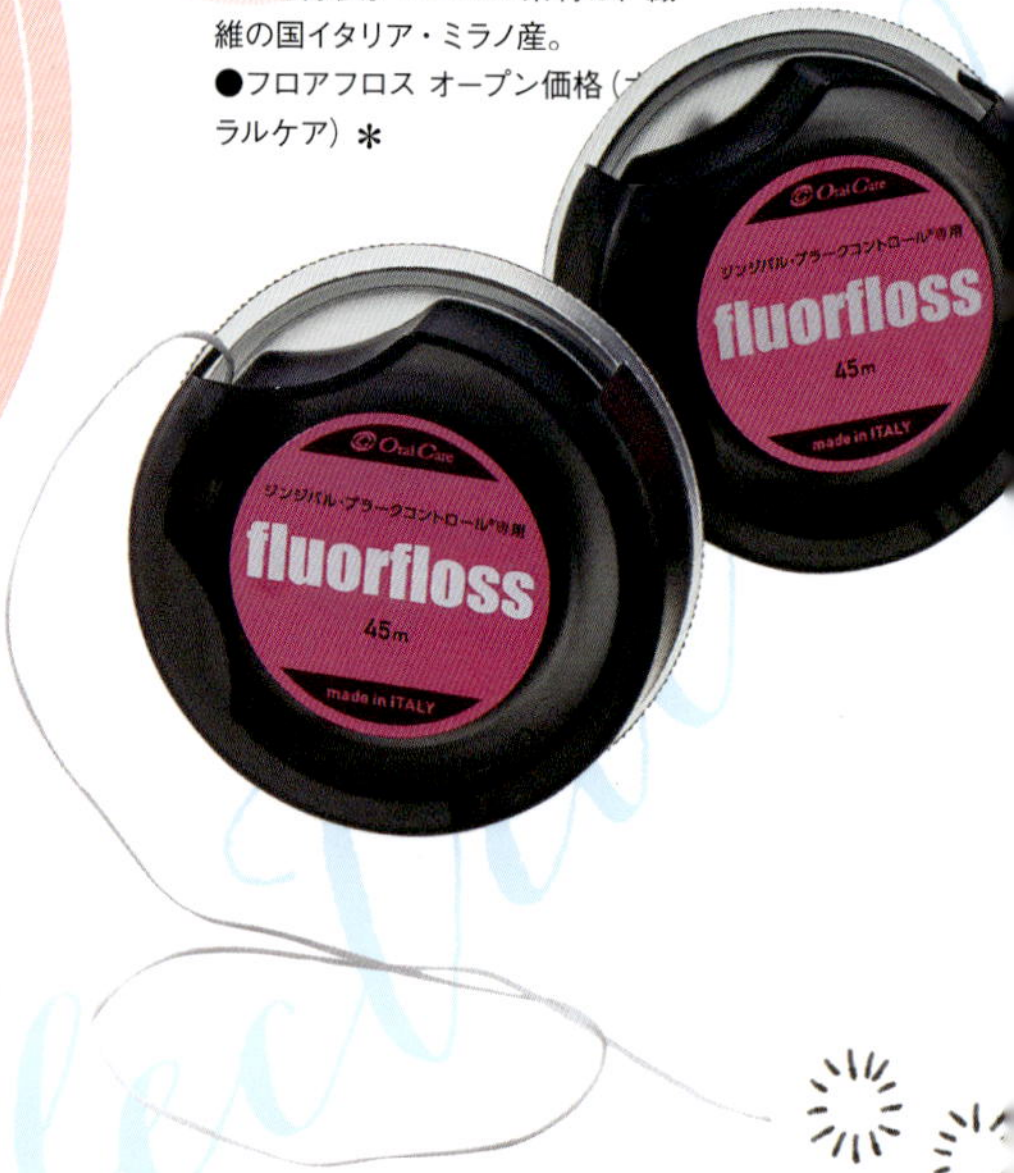

384本の繊維が唾液に触れるとフワッと広がり、歯ぐきを傷つけることなく歯と歯ぐきの境目に潜むプラークを除去。フロスの素材は、繊維の国イタリア・ミラノ産。
●フロアフロス オープン価格（ラルケア）＊

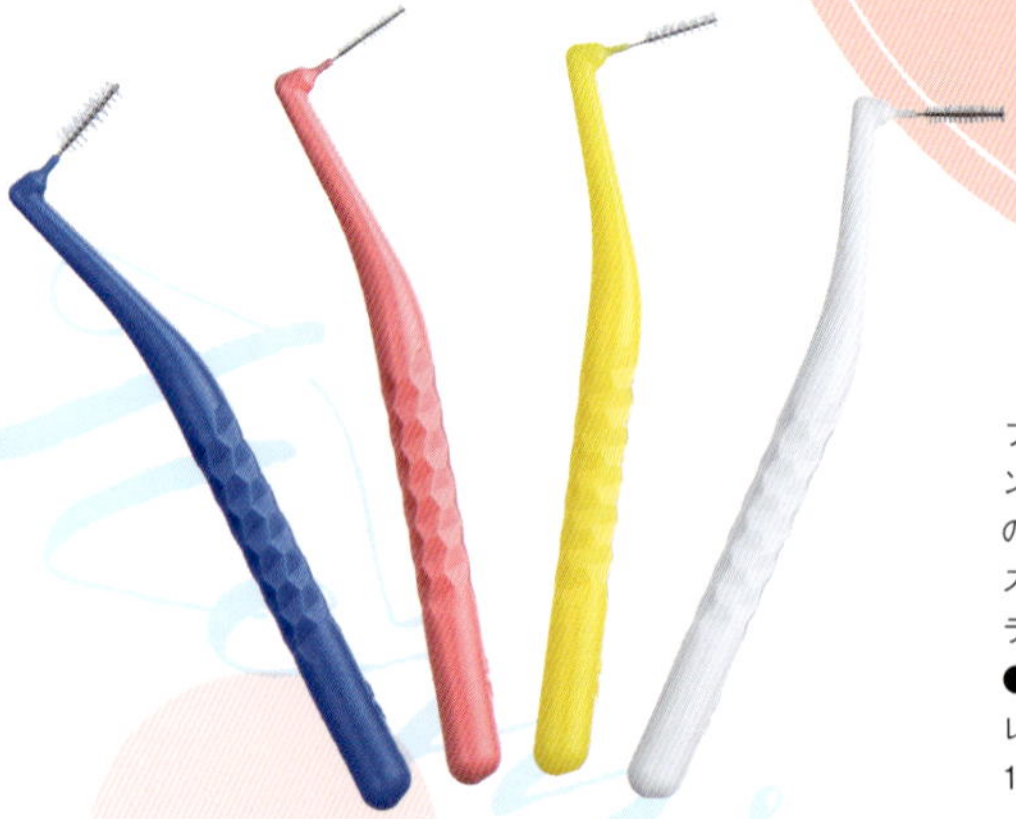

4S〜LLタイプまで、7サイズの豊富なラインアップであらゆる歯間に対応！耐久性が高く折れにくい超合金SAワイヤーを採用したすぐれもの。
●DENT.EX 歯間ブラシ　4本入り各500円（ライオン）＊

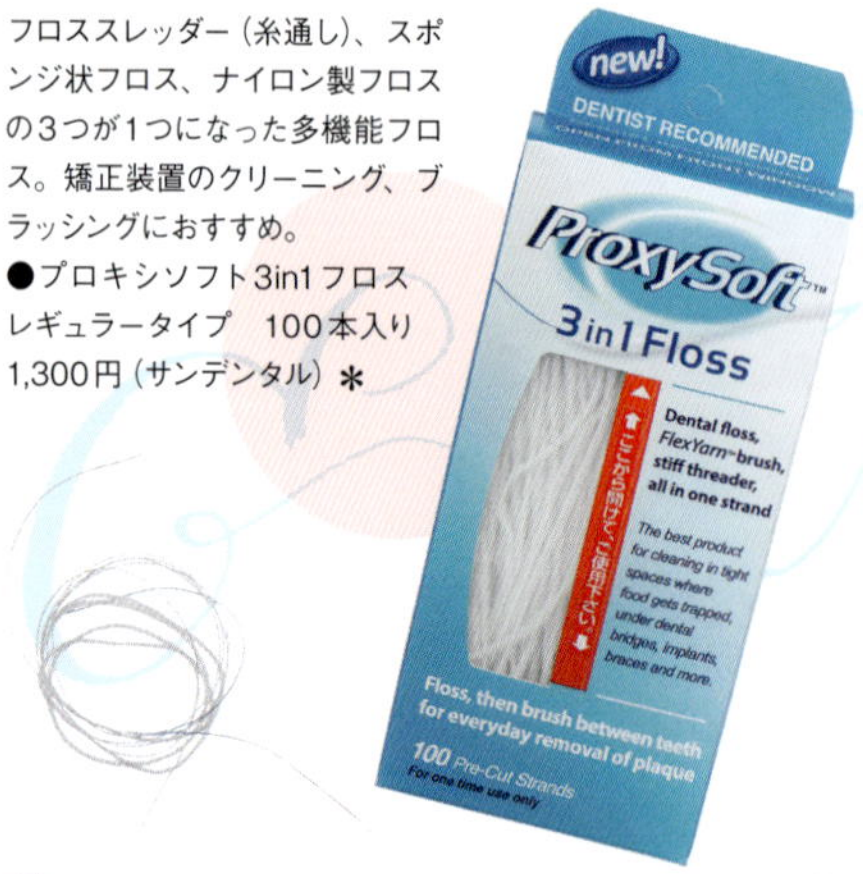

フロススレッダー（糸通し）、スポンジ状フロス、ナイロン製フロスの3つが1つになった多機能フロス。矯正装置のクリーニング、ブラッシングにおすすめ。
●プロキシソフト3in1フロス レギュラータイプ　100本入り1,300円（サンデンタル）＊

CONVENIENT ITEMS & ELECTRIC TOOTHBRUSH

ネック部分に角度を設け、小型植毛部分をさらに山型にカットした部分みがき用歯ブラシ。歯の裏側や奥歯の清掃にも実力を発揮。
●DENT.EXオルソドンティック-P歯ブラシ 300円（ライオン）＊

もちやすく動かしやすいラウンドフォルムハンドル。毛先は10.5㎜と長く、ブラケットのまわりやワイヤーの下に毛先を入れてみがけます。
●EX ワンタフトシステマ 300円（ライオン）＊

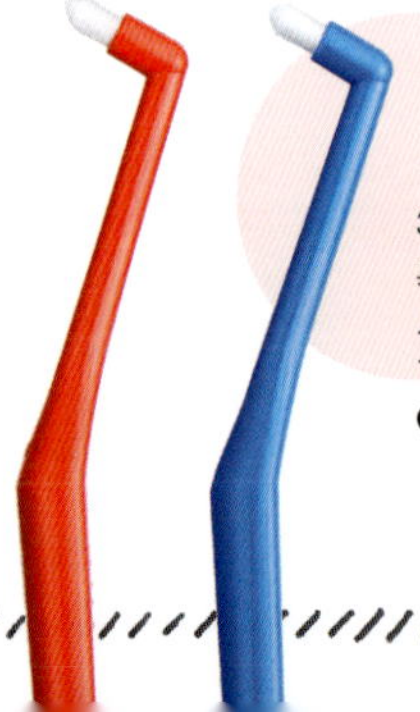

3列ブラシだけでは届きにくい奥歯のさらに奥や歯と歯の間、ワイヤーの下などのお手入れに。絶妙な角度であらゆる部位に届くので、歯ブラシと組み合わせて使ってみては。
●プラウト 各オープン価格（オーラルケア）＊

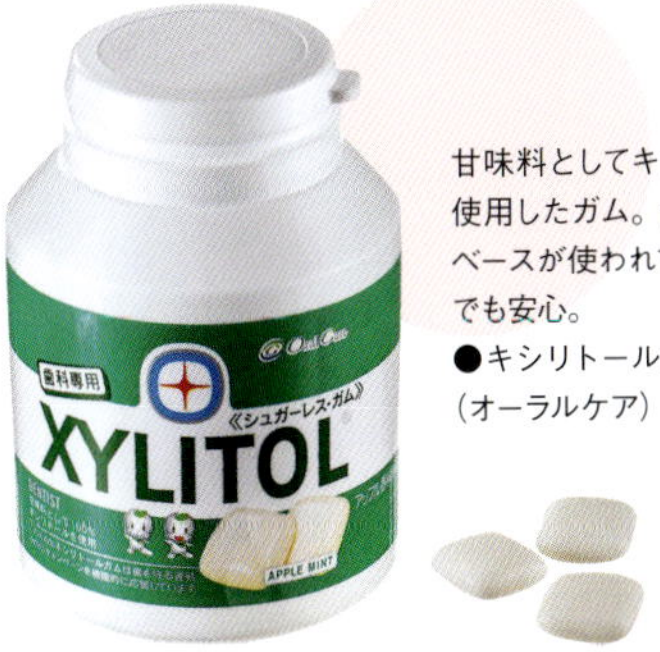

甘味料としてキシリトールを100%使用したガム。歯につきにくいガムベースが使われているので、治療中でも安心。

●キシリトールガム オープン価格（オーラルケア）＊

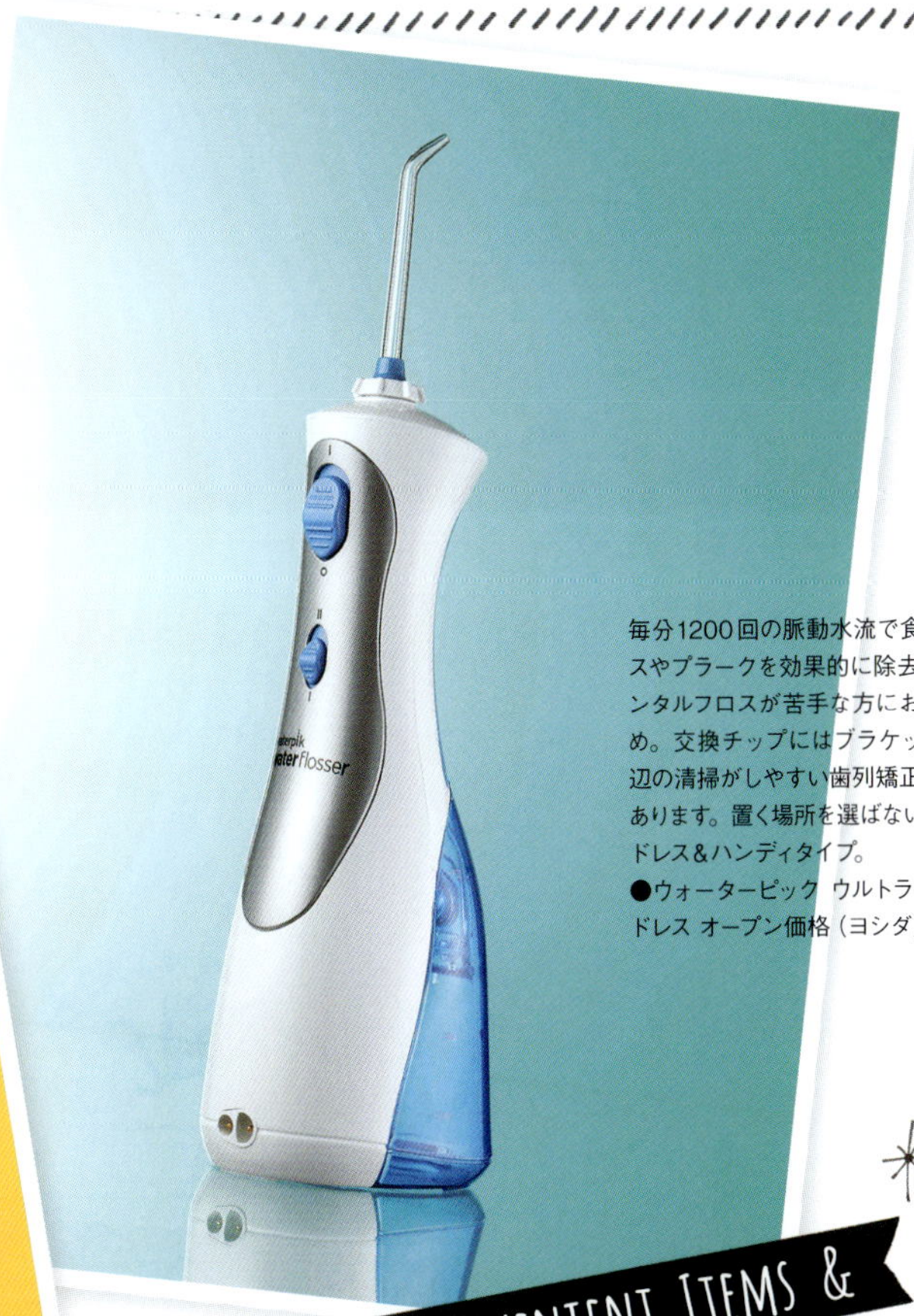

毎分1200回の脈動水流で食べカスやプラークを効果的に除去。デンタルフロスが苦手な方におすすめ。交換チップにはブラケット周辺の清掃がしやすい歯列矯正用もあります。置く場所を選ばないコードレス&ハンディタイプ。

●ウォーターピック ウルトラ コードレス オープン価格（ヨシダ）

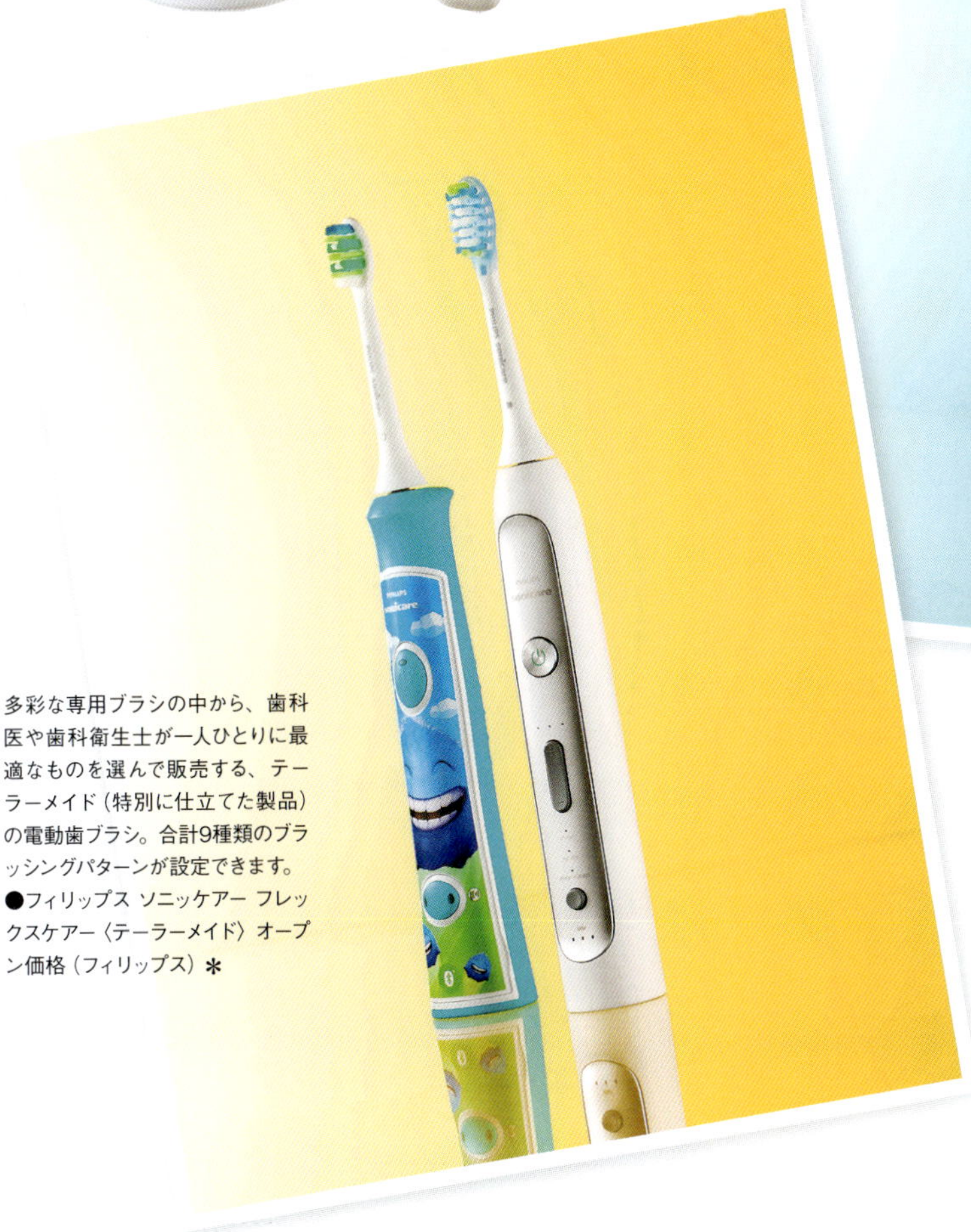

多彩な専用ブラシの中から、歯科医や歯科衛生士が一人ひとりに最適なものを選んで販売する、テーラーメイド（特別に仕立てた製品）の電動歯ブラシ。合計9種類のブラッシングパターンが設定できます。

●フィリップス ソニッケアー フレックスケアー〈テーラーメイド〉オープン価格（フィリップス）＊

Convenient Items & Electric Toothbrush

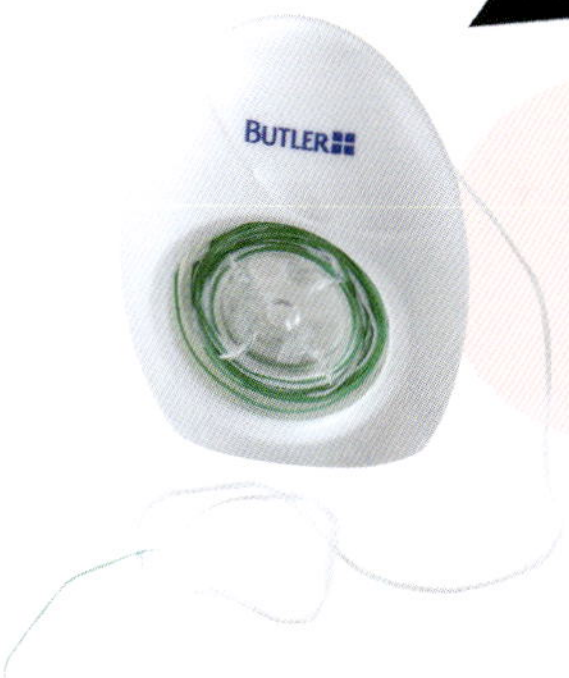

歯間やワイヤーの下などにスムーズに差し込むことができる、しっかりとした糸通しがついたフロス。もち運びに便利なケース入り。1個で50回使用可能。

●バトラー イージースレッドフロス 900円（サンスター）＊

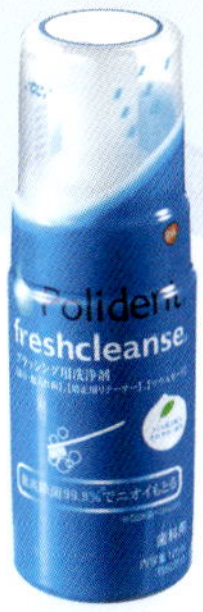

リテーナーに適量をプッシュし、歯ブラシなどでブラッシング。研磨剤不配合のため、リテーナーを傷つけません。

●ポリデント® フレッシュクレンズ オープン価格（グラクソ・スミスクライン・コンシューマー・ヘルスケア・ジャパン）＊

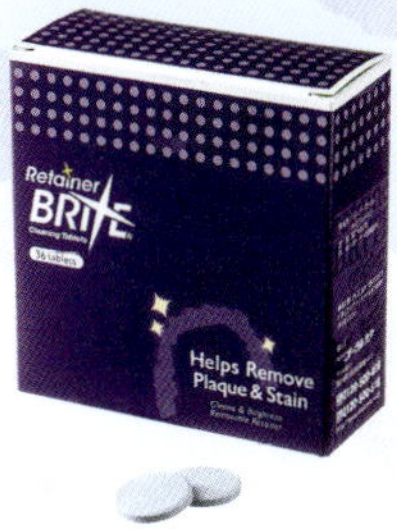

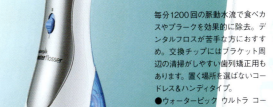

温水に1粒溶かすと、泡が出てブルーに。その中にリテーナーを入れ、15分経ったら洗浄終了。しつこい汚れに強く、除菌効果のある洗浄剤です。

●オーラルケアリテーナーブライト オープン価格（オーラルケア）＊

リテーナーも専用の洗浄剤でクリーンアップ

矯正装置をはずした後に装着するリテーナーも、いつも清潔に保ちたいもの。歯みがきをする際、歯ブラシで汚れを落とすのもよいけれど、効率よく洗うならリテーナー専用の洗浄剤がおすすめです。

※すべての製品は税別価格です。（2018年10月現在） ＊印のあるものは歯科用です。かかりつけの歯科医院へお問い合わせください。

歯科衛生士さんに聞きました

治療中のデンタルケアで大切なこと

ブレースが口の中に入り、歯みがきがしづらくなる矯正歯科治療。むし歯や歯周病などのリスクを回避し、口の中をすこやかに保つためのデンタルケアの考え方とコツをご紹介します。

適したアイテムはプロに選んでもらおう

歯の健康を保つ第一の方法は、毎日の歯みがき。そのためには、デコボコのない、整った歯並びであることが大切です。しかし、そんな状態を目指す動的治療中は、矯正装置が口の中に入ることによって歯周病やむし歯のリスクが上がる期間でもあります。

そこで大切になるのが、日々のケア。この時期は、治療中ならではの歯みがきのコツを歯科衛生士から教わり、日々実践するとともに、通院時に受ける歯科衛生士のプロフェッショナルケアですこやかな状態をキープしましょう。ちなみに、毎日使用するアイテムの基本となるのが、歯ブラシ。選び方や使い方によっては、歯や歯ぐきにダメージを与えることもあるので、ぜひ歯科衛生士に選んでもらいましょう。

歯科衛生士なら、一人ひとりの口の大きさや頬の力、歯ブラシの動かし方、力加減などを総合的に見て、うまくみがけるアイテムをセレクトしてくれます。気に入って使っているアイテムがある場合も、矯正歯科に持参して使い方をチェックしてもらいましょう。

続けられるかどうかもひとつのポイント

自分の口に合ったアイテムとして必要になるのは、基本の歯ブラシ＋歯間ブラシ、ワンタフトブラシといった補助器具です。それらをセレクトしたら、長く使い続けることが大切です。そのためにはどうすればいいでしょうか？

たくさんのアイテムを選んだのはいいけれど、どう使うかで迷ったり、歯みがきそのものが億劫になってしまったりでは元も子もありません。重要なのは、厳選したできるだけ少ないアイテムで、最大限の効果をあげること。そして、治療期間中の口の中をきれいに維持し、楽しく毎日を過ごしましょう。

補助アイテムをうまく使いこなして

矯正歯科治療が始まると悩みの種となるのが、楽しいはずの外食です。装置の隙間に入り込んだ汚れを落とすのにひと苦労。それでいて、自宅のように時間をかけて丁寧に歯みがきができないこともよくあります。

そんなときに役立つのが、歯間ブラシなどの補助アイテムです。小さなバッグに応急処置用として歯間ブラシやワンタフトブラシ、デンタルリンスなどを入れておき、化粧室で、食べカスなど見た目上気になるものをサッと落としましょう。

そして、帰宅したらしっかりと歯みがきを。特に、就眠中は唾液の量が減り、むし歯や歯周病のリスクが高まるので、夜のケアは必須です。

部屋の隅のホコリを取る際、掃除機のノズルを小さなものに替えるように、基本の歯ブラシに加えてフロスやワンタフトブラシを利用するのは、効果的かつ効率よく汚れを落とすため。補助アイテムも自分の日常に合わせて使用するのがおすすめです。

動的治療中の数年間は、口の中の健康に向き合う大切な期間。歯科衛生士は、患者さんが笑顔でゴールテープを切るそのときまで、一緒にいる伴走者です。困ったことがあれば、何でも相談してください。

歯科衛生士は、患者さんと一緒に
ゴールを目指す伴走者。
だから、何でも相談を！
歯のお手入れが面倒でうまくできない、といった悩みも
そのまま話してもらえば
どうすればいいかを提案できます。

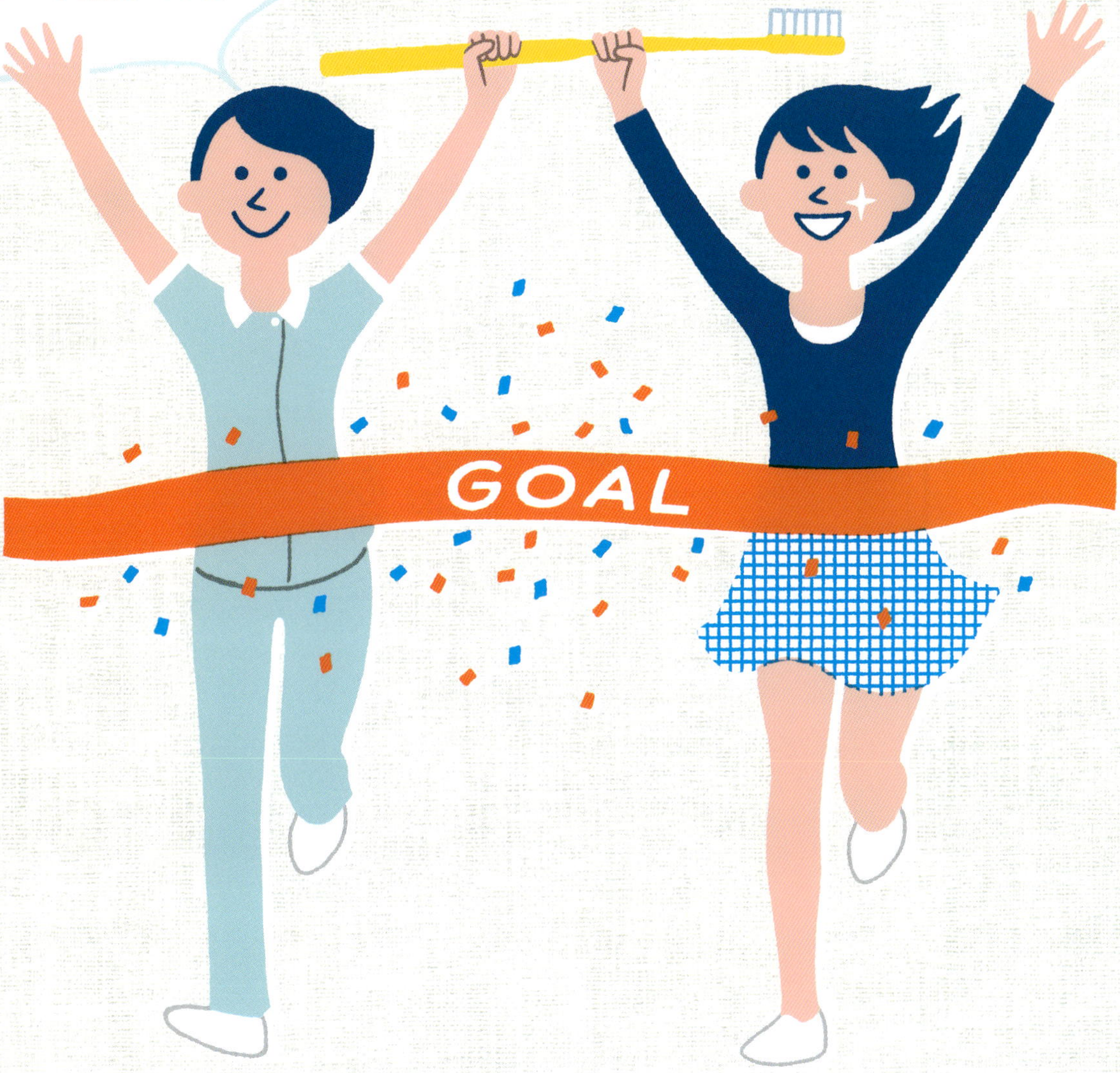

歯科衛生士の目から見た信頼できる矯正歯科医とは？

まず、患者さんの相談にわかりやすく答えてくれる先生がおすすめです。その際、デメリットもきちんと伝えてくれると信頼できますね。私自身も矯正歯科治療をしましたが、その経験を通して思うのは、矯正歯科治療は単に歯を並べるだけではなく、よく噛める状態に改善する治療だということです。そのため、噛むという機能に目を向けた説明をしてくれる先生だと、安心できると思います。また、矯正歯科治療はある程度の治療期間が必要になるので、治療途中でやむを得ずクリニックを変わらなければいけない場合も出てきます。そんなとき、次の転居先に近い矯正歯科を紹介してくれるシステムがあると心強いですね。

お話をうかがったのは

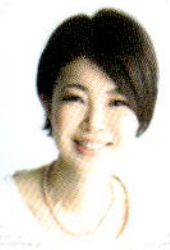

松田法子 さん

歯科衛生士

会社員時代に外科矯正を受けたことがきっかけで歯科衛生士となる。「かかわった患者さんが幸せな未来を歩めるように、親身にサポートする」のがモットー。

実践！

Home Care

癖を知って リスク部位を心得たい 「日々の歯みがき」

毎日のホームケアをしっかり行うことで、プロフェッショナルケアの効果も長持ちします。自宅と矯正歯科、それぞれのケアを連動させて健康的な口もとをつくりましょう。

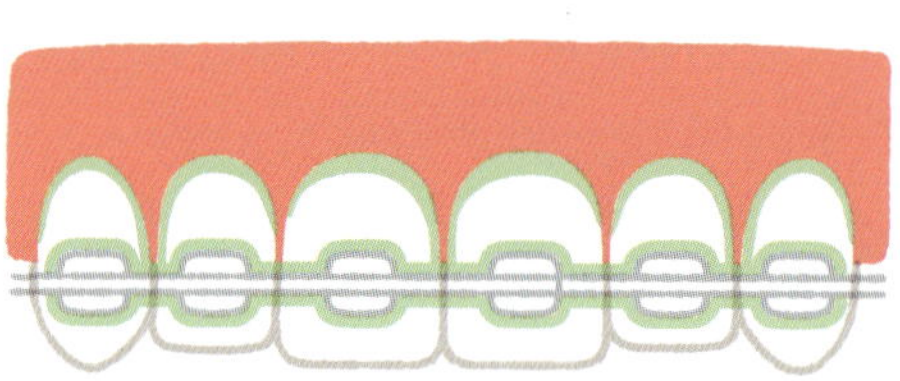

リスクポイントをまずはチェック

動的治療中のリスクポイントは、ブラケットの周辺。特に歯と歯ぐきの境目やワイヤーの下、歯と歯の間は、歯ブラシが届きにくくなりがちです。

ブラケットの周囲は斜めみがき

汚れがつきやすいブラケットのまわりは、歯ブラシを歯に対して上下から斜めにあててみがきましょう。楽にみがくには、毛先の細い歯ブラシが適しています。

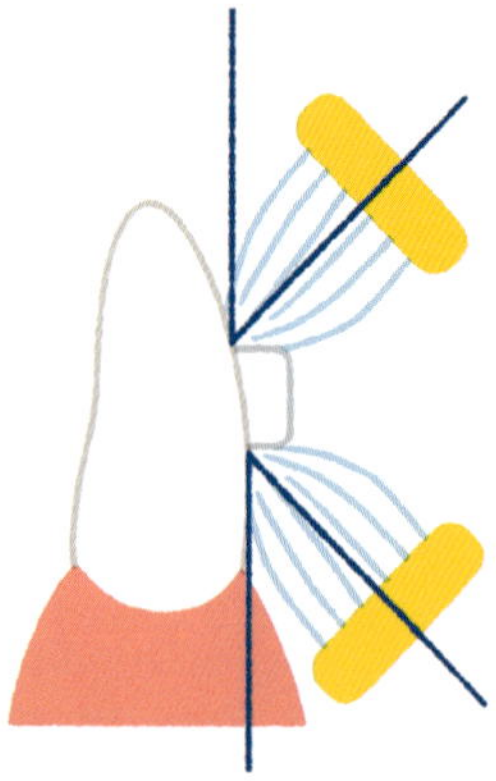

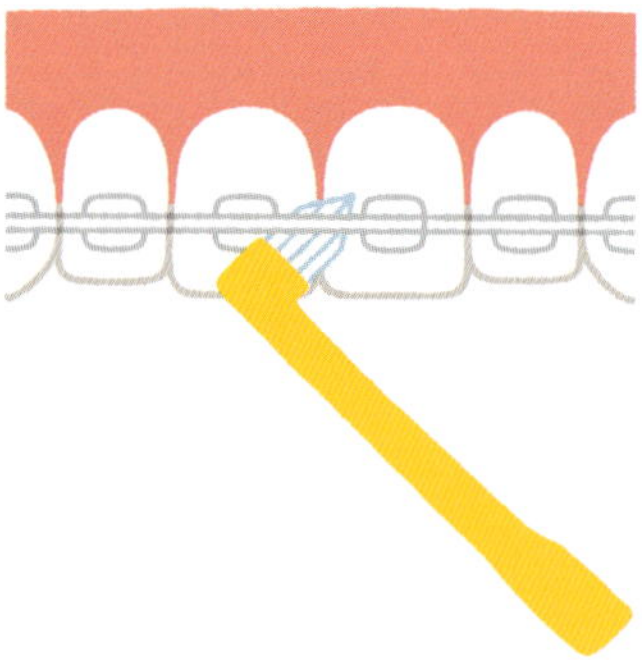

ワイヤーの下や歯間部はタテみがき

ワイヤーが通っている部分や歯と歯の間は、歯ブラシをタテに使うとみがきやすくなります。歯ブラシだけで落としにくいところは、歯間ブラシやデンタルフロス、ワンタフトブラシなどを使うのもおすすめ。

唾液の量や質、食生活、プラークや歯ぐきの状態など、口の中は常に変化しています。ましてや矯正歯科治療中は歯の位置やアーチの形も変化するため、お手入れのポイントも変わり、リスクとなる場所も変化していきます。時には、痛くてみがきにくい部分も出てくるでしょう。そのため、治療前に選んだアイテムがいつまでも適しているとは限りません。そこで大切になるのが、歯科衛生士による歯みがき指導です。

歯みがきのポイントは、治療前、治療中、治療後で異なりますが、特に重要なのが患者さんのみがき方の癖などをチェックする治療前の指導です。ブレースをつける前に正しい歯みがきの仕方をしっかりとマスターし、むし歯や歯周病になるリスクを下げておくことが、治療中の歯科疾患リスクの低下につながります。

ホームケア&プロケア

Pro Care

日常ケアとしての「歯のクリーニング」

　動的治療の間、矯正歯科への通院のたびに受けることになるのが歯のクリーニング。歯のつけ根や歯周ポケットの中を清掃するスケーリングや、着色汚れ（ステイン）を落とすポリッシングがその代表格。これらは汚れの度合いや種類に応じて道具を使い分けながら普段の歯みがきでは落としきれない細かな汚れを落とし、歯をきれいにしていく、基本的なプロフェッショナルケアです。

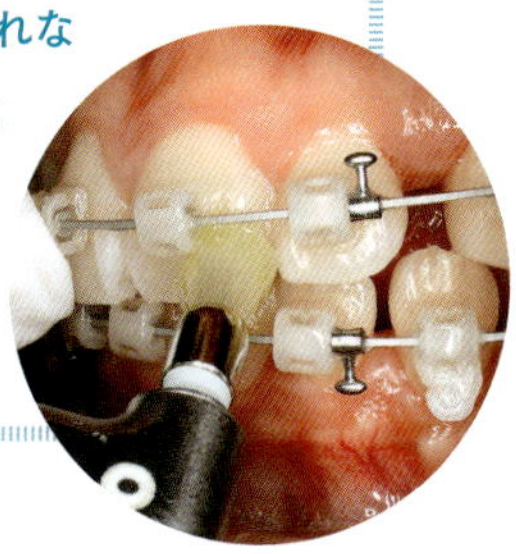

歯のエステ感覚で毎月受けたい「PMTC」

　徹底的にプラーク（バイオフィルム）を除去することを目的としたケアが、PMTC（Professional Mechanical Tooth Cleaning）です。PMTCでは、まず歯に染め出し剤をつけてプラークがついている場所を見つけ、歯の両面や歯と歯の間を徹底的にクリーニング。歯周ポケット内のプラークを薬剤で洗い流した後、歯の表面をやさしく研磨し、フッ素化合物を塗布して仕上げます。この一連のケアによって口の中の細菌の発生を抑え、プラークのつきにくい状態にしていきます。所要時間は約1時間。料金は1回5千～1万円程度。

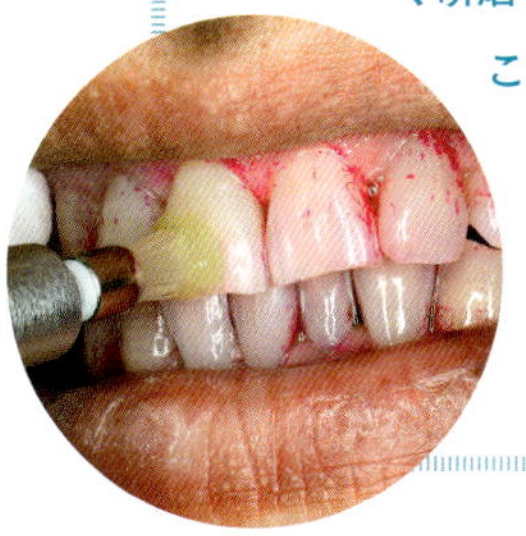

整った歯並びをバージョンアップ！
笑顔筋トレーニングで表情美人に

矯正歯科治療をして歯並びに自信がついたら、笑顔にも自信をもちたいもの。そこで、笑顔筋トレーニング。治療と並行して毎日実践し、美しさにみがきをかけましょう。

治療後の〝きれい〟をつくる笑顔メソッド

自分では笑っていたつもりなのに、後で写真を見るとちゃんと笑えていなかった——。そんな経験はありませんか？ 歯並びにコンプレックスのある人は特に、口もとを隠すように笑うため、ひきつったような笑顔になりやすいもの。

では、矯正歯科治療を終えてきれいな歯並びになったら、それだけできれいな笑顔になれるのでしょうか。残念ながら、そうとばかりはいえません。長年のうちに凝り固まった筋肉をほぐし、新しい歯並びに合った筋肉に整えることで、治療後のきれいな笑顔が生きるのです。

そのためのトレーニングメソッドが、千谷 桜さんが考案した「笑顔筋トレーニング」です。

きれいな笑顔を速攻でつくるトレーニングも

笑顔筋トレーニングの目標は、

Training 1
力みすぎたパーツを外側からほぐす

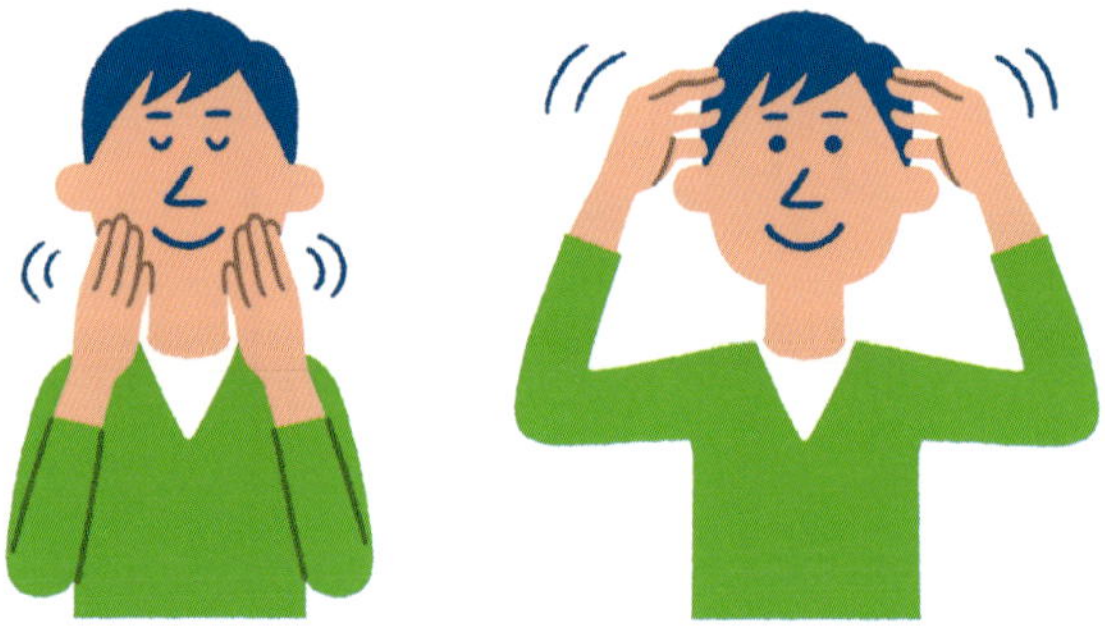

まず、こめかみの辺り（側頭筋）と左右のあご（咬筋／ぐっと噛みしめたときに盛り上がる場所）を人差し指、中指、薬指の3本の指の腹で円を描くようにマッサージします。★各10秒

Training 2
硬くなった舌を伸ばしてリラックス

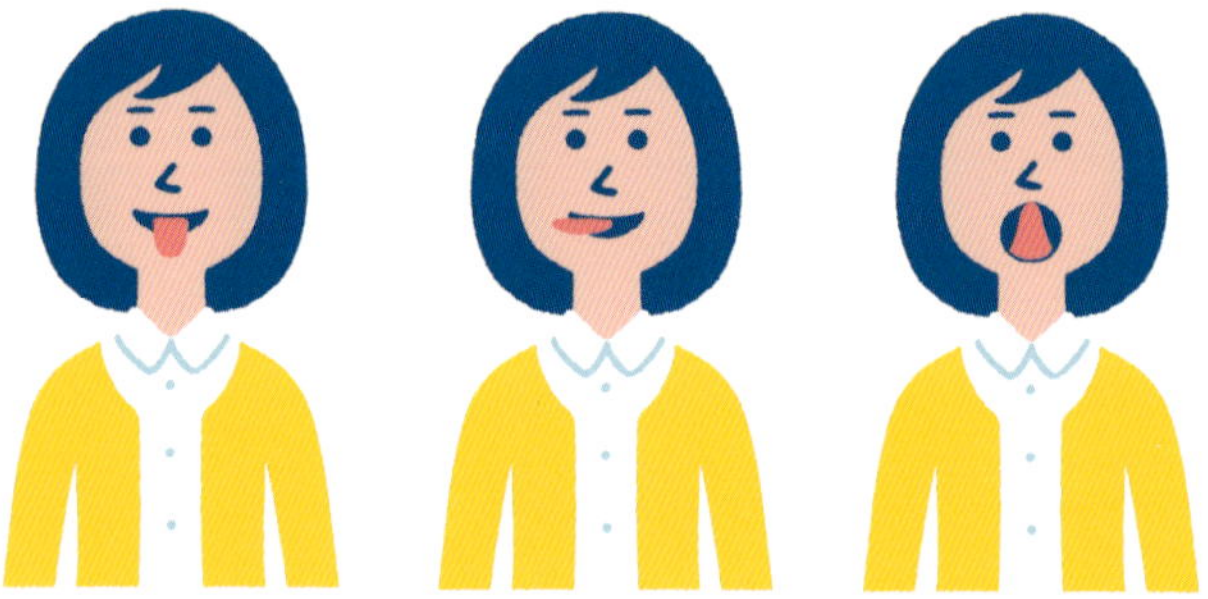

口を大きく開け、舌の先をスポット（53ページ）に向けて、ぐーっと伸ばします。その後、舌を左右、下にも思い切り伸ばします。★各10秒

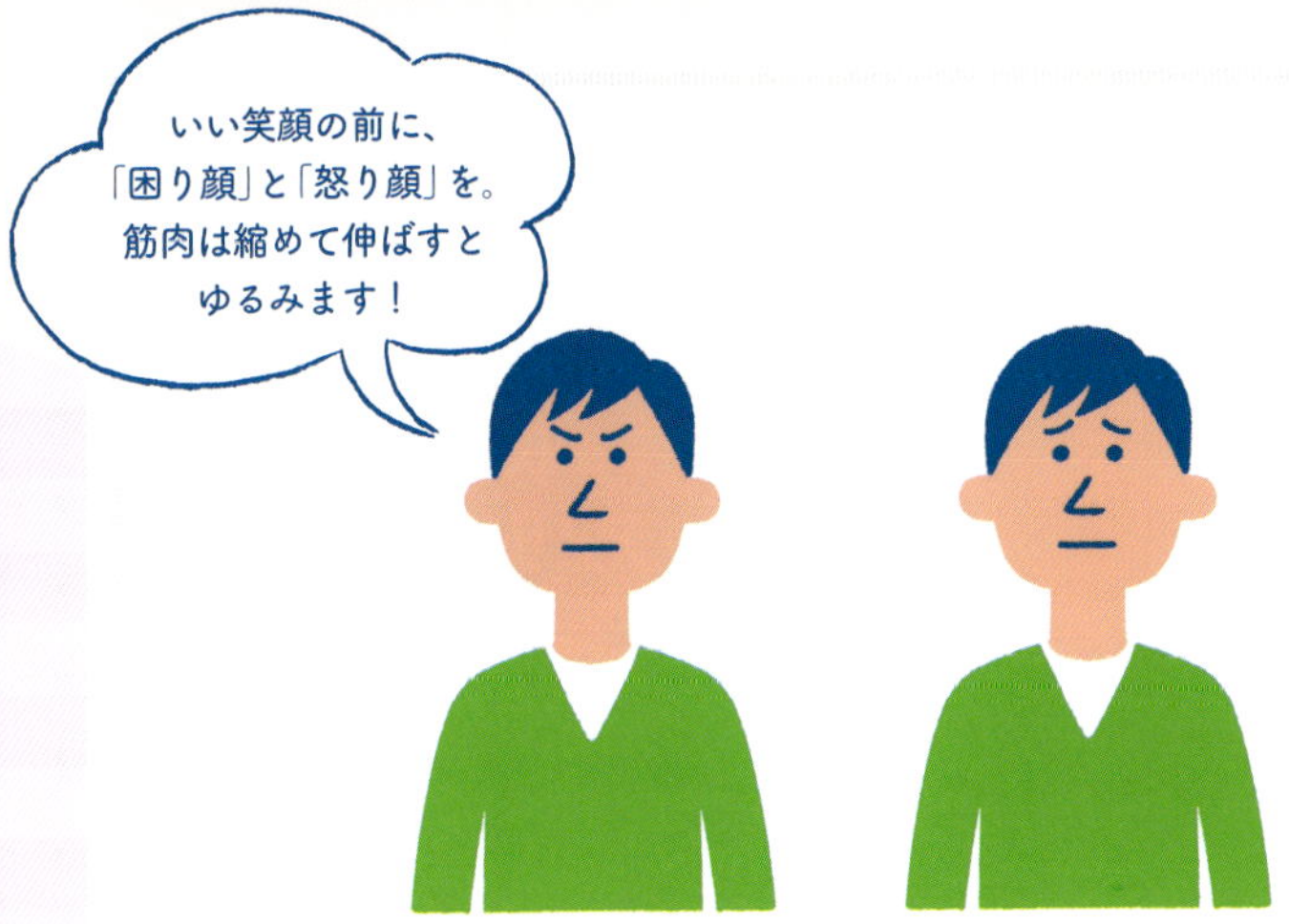
いい笑顔の前に、
「困り顔」と「怒り顔」を。
筋肉は縮めて伸ばすと
ゆるみます！

最後に、眉だけで「困り顔」と「怒り顔」をつくりましょう。眉間や額にシワが寄るくらいギュッと眉に力を入れて。

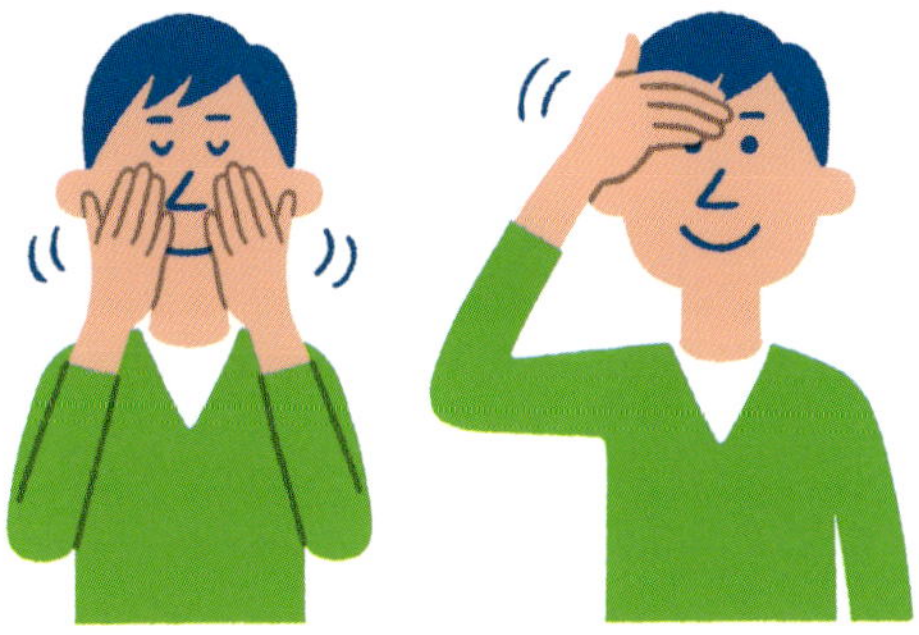

次に、左右の眉毛の間と目の下を、人差し指、中指、薬指の3本の指の腹で円を描くようにマッサージして、硬くなった表情筋をゆるめます。★各10秒

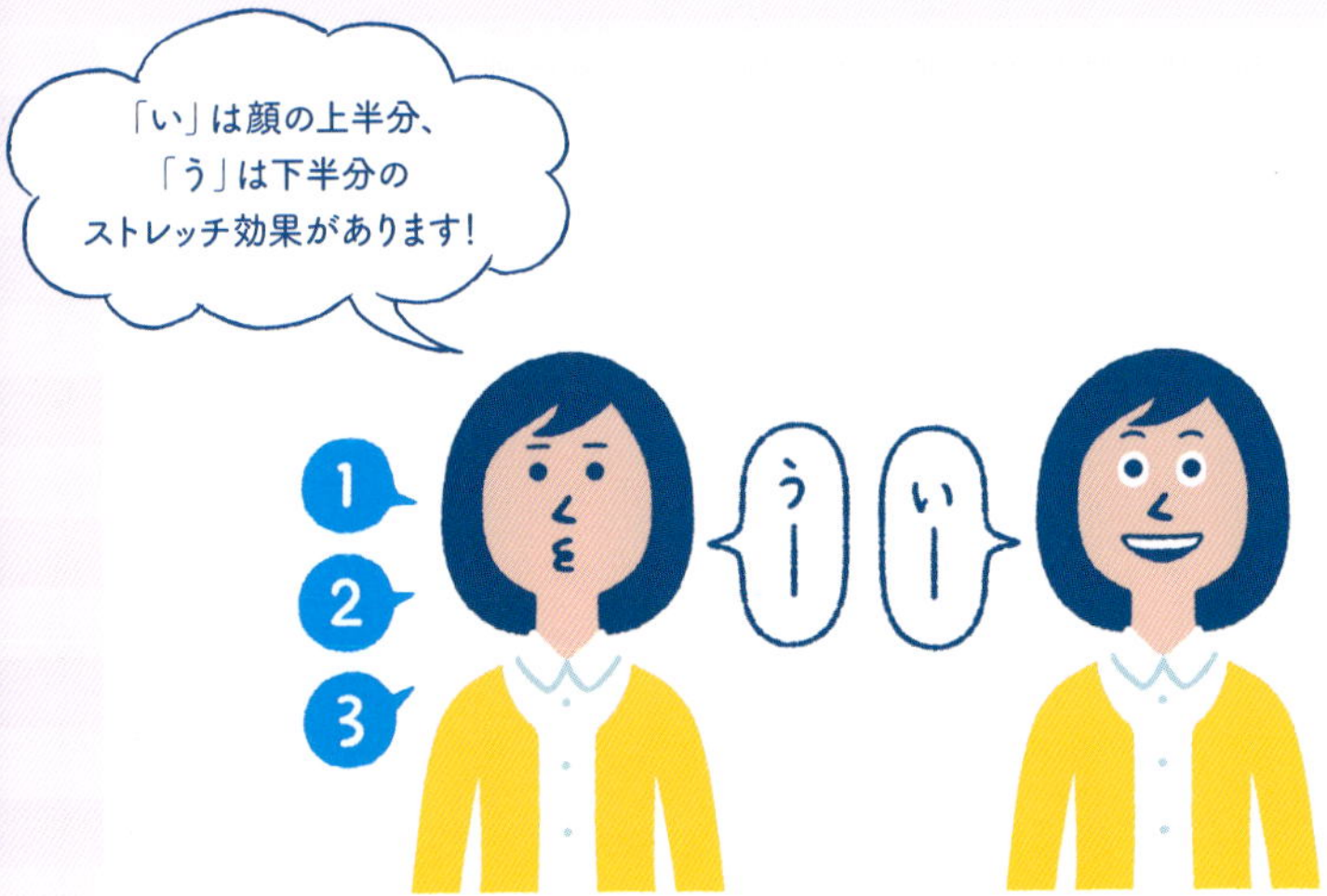
「い」は顔の上半分、
「う」は下半分の
ストレッチ効果があります！
1
2
3
うー
いー

最後に、「い」の口をして①眉を上げ、②目を見開き、③上唇を上にあげて歯ぐきを見せ、④下の歯を隠しましょう。次に、「う」の口をして、唇を思い切り尖らせます。★各3秒×10回

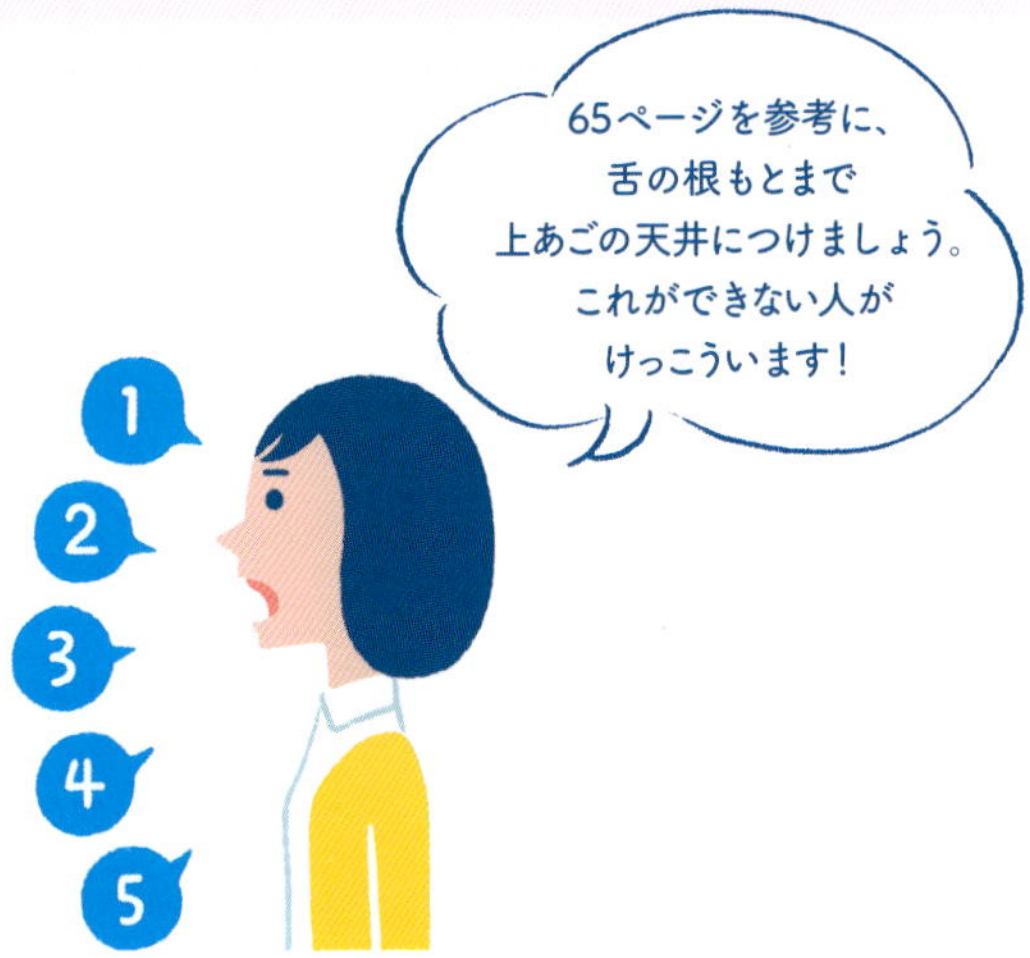
65ページを参考に、
舌の根もとまで
上あごの天井につけましょう。
これができない人が
けっこういます！
1
2
3
4
5

次に、口を大きく開けて舌の先をスポットにつけたまま、舌全体を上あごの天井に張りつけます。そのまま5秒キープしましょう。★5～10回

イメージした笑顔と、実際の笑顔が同じくらいになるまで継続的に行うこと。そのためには、顔の筋肉をゆるめることが大切です。

トレーニングによってもたらされる効果は、主に2つ。「今日いい笑顔で写真に写りたい」という場合の即効性と、毎日続けることでもたらされる持続的な変化です。前者を求めるならトレーニング1と2を全部行うのがおすすめ。

一方、持続的な変化を求める場合は、その人に応じたメニューを組み立てるのが本来ですが、どのストレッチも効果的なので、そのときにできるものを毎日実践してみましょう。なかでも、歯列に問題がある人は舌が上がりにくい場合が多いため、舌のトレーニングは必須です。矯正歯科治療と並行して毎日行うことで、顔の筋肉のつき方が変わり、若々しい笑顔になれるはずです。

お話をうかがったのは

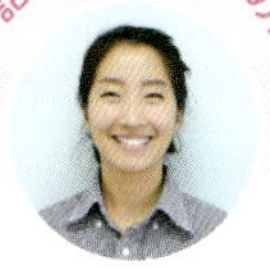

千谷 桜 さん

歯科衛生士

笑顔筋トレーナーとして多業種を対象にセミナーを開催。なんごうや歯科医院勤務。著書に『毎日、お家でトレーニングするだけで口ポカンが直る本』（東京臨床出版）。

デンタルIQアップ講座

03

歯並びを取り巻くアメリカの事情

“歯並びの先進国”といわれるアメリカ。日本の歯に対する意識とは、どんなところが違うのでしょう？

中流家庭以上では、子どものうちに矯正歯科治療を受けるのが一般的なアメリカ。子どもたちの間でもそれが常識なので、矯正装置が恥ずかしいという感覚は皆無。治療中はメタルのブラケットにカラーモジュールをつけてファッションとしてブレースを見せています。

アメリカは、歯並びの善しあしで家庭環境や教養の程度が判断されてしまう社会。たとえるならウエイトコントロールができない人が中間管理職以上になりにくいのと同じです。そのため、一見、問題がないような歯並びのおとなでも、ブレースをつけてさらにきれいにしようとします。

歯科医療の環境も、アメリカでは大きく異なります。もちろん、かかりつけとしての一般歯科医はいますが、特別な処置が必要なときは一般歯科医が専門医に依頼を出すという文化が根づいています。なお、一般歯科と専門歯科を比べると、数が圧倒的に少ないのは専門歯科。なかでも矯正歯科医の数は一定以上増やさないという政策がとられているため、全米でも約1万3,500名と、歯科医全体の1割以下となっています。

アメリカ人が歯に固執する理由のひとつに医療費の高さがあります。例えば、根管治療（歯の神経の治療）をするだけで治療費は日本の約10倍。そんな出費を避けるために、キュアよりもケアが重視されます。また、ハグやキスの文化もあるため、口臭予防にも熱心です。そのため、アフターランチの歯みがき習慣は、日本よりかなり定着しています。こうした熱心なケアが、矯正歯科治療をした歯並びをすこやかに保っているともいえるでしょう。

日本ではテレビに出るような有名人に歯並びの悪い人がいることが、アメリカ人にとって驚きのようです。例えば、アスリート。日本のオリンピック強化資金の中に、矯正歯科治療が入っていてもいいのでは、という声も聞かれるほどです。

歯への意識が高いアメリカは、矯正歯科治療の先進国といわれています。しかし、元来、手先が器用で仕事熱心な日本人は、治療技術や矯正器材の開発では決してひけをとっていません。細やかさと集中力が要求される歯の裏側からの治療がアメリカに比べて日本がダントツに多いのも、それを物語っています。

矯正歯科医が
お答えします！

歯並びと咬み合わせのQ&A

歯並びに関する素朴な疑問や、
おとなになってから治療するうえで不安に感じていることなど、
矯正歯科専門開業医の団体・日本臨床矯正歯科医会が
お答えします。

Q 矯正歯科治療中の痛みはどの程度？

A 痛みには個人差がありますが、いずれも慣れると気にならなくなります。

　矯正歯科治療中の痛みには、主に2種類あります。

　ひとつは、矯正装置によって歯が動くときの痛み。これは多くの場合、はじめて矯正装置をつけたときや、毎月の通院でワイヤーを調節した後に感じるものですが、ほとんどは数日間で気にならなくなるのでご安心ください。痛みの程度には個人差が大きく、締めつけられるように痛くて食事をとることも難しいという人もいれば、ほとんど痛みを感じない人もいます。痛みが強いときは硬い食べものは控え、スープや栄養ドリンクなどを利用しましょう。

　そして、もうひとつの痛みが、矯正装置が頬や唇の内側とすれてできる口内炎の痛みです。動的治療を始めて間もない頃は口が装置に慣れていないため、痛みを強く感じがちです。装置がすれて痛いときは、リリーフワックス（ホワイトワックス、ホワイトシリコンなど）を矯正歯科で分けてもらい、粘膜にあたっている装置の上に張りつけ、粘膜をこれ以上傷つけないようにしてください。

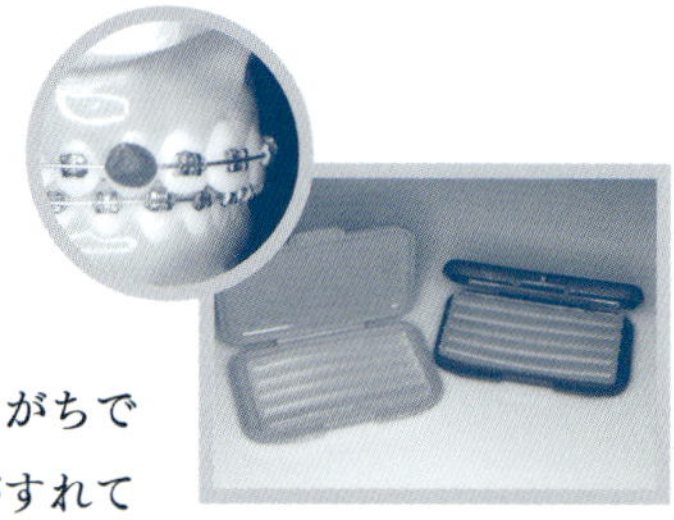

リリーフワックス

　このワックスは万一飲み込んでも害はありませんが、食事のときははずしておきましょう。

　このように矯正歯科治療には大なり小なりの痛みがつきものですが、歯が動く痛みの先に安定したきれいな歯並びがあります。少しの間、我慢をすることで、たくさんの患者さんがよりよい咬み合わせを手に入れていると思えば、がんばれる気がしませんか？

口内炎の治し方は？

口内炎ができる原因はさまざまあり、矯正装置の接触以外にも、歯みがきの不足や咬み合わせの不具合、アンバランスな食生活、ストレス、睡眠不足などでもできてしまいます。治療するには、ステロイド系の塗り薬を利用するほか、口の中の細菌や雑菌を抑える働きをもつうがい薬を使ったり、歯科医院でレーザーを照射したりといった方法がとられます。

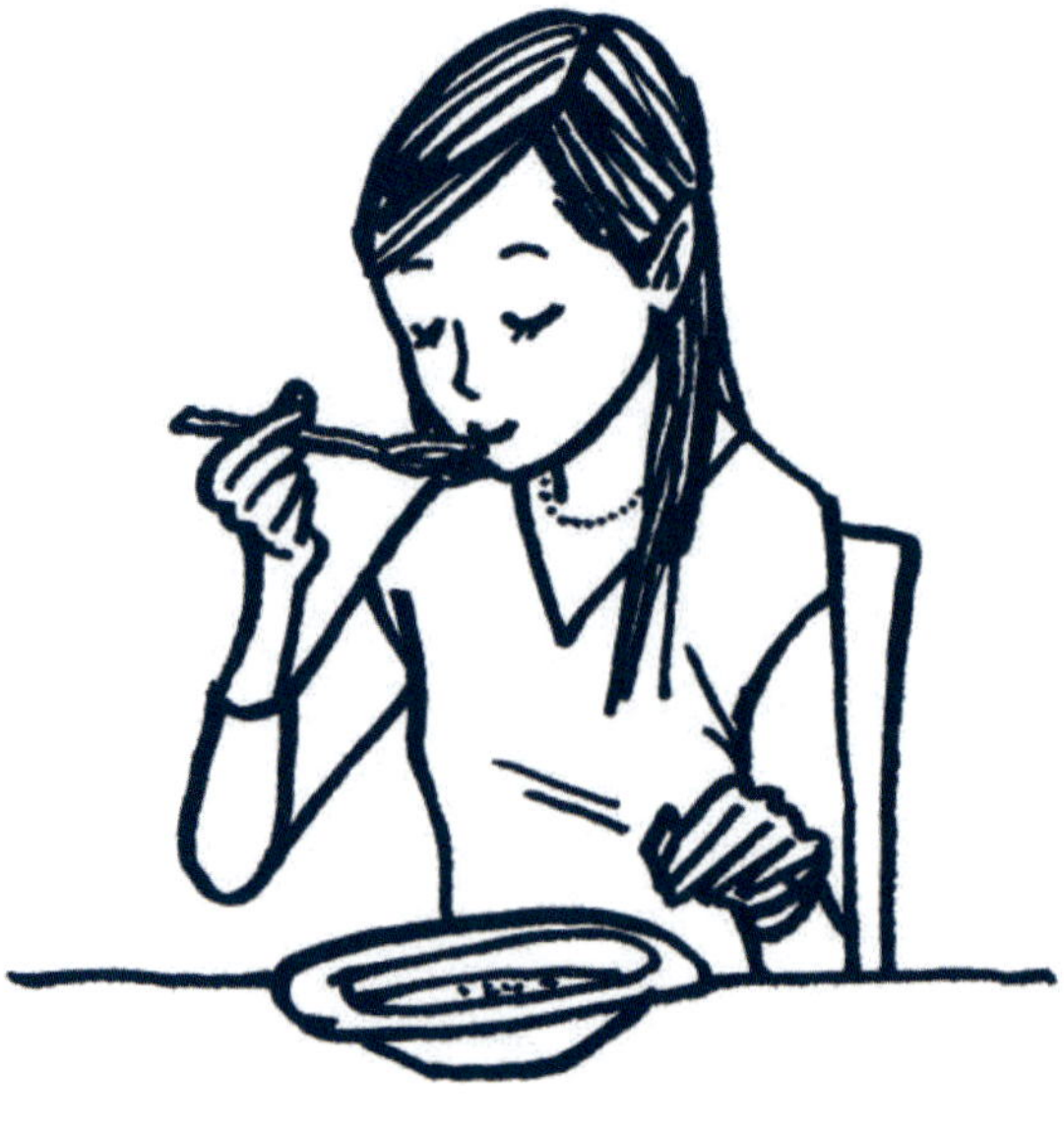

Q

治療中の妊娠・出産は避けたほうがよいのでしょうか？

A **動的治療中であれば差し障りはありません。**

治療に入る前のX線撮影や治療前の抜歯などは、妊娠時期によっては避けるのが望ましいのですが、すでに矯正装置をつけての動的治療中であれば、妊娠・出産は問題ありません。

その場合、臨月までは通常どおり治療を進め、来院間隔を調節しながら出産の準備を優先します。しかし、つわりがひどいときや体調がすぐれないとき、またはかかりつけの産婦人科医の指示で安静が必要になった場合には、矯正歯科治療を一時中断することもあります。矯正歯科治療を再開するのは、出産後、母子ともに落ち着いてからがよいでしょう。

いずれにせよ、妊娠するとホルモンバランスが変化するため、普段より歯ぐきが腫れやすくなり、むし歯や歯周炎にもかかりやすくなるといわれているため、生まれてくる赤ちゃんのためにも日頃の歯みがきを丁寧に行い、健康な歯を守りましょう。また、妊娠の可能性がある場合は、事前に主治医に話しておくことをおすすめします。

Q

矯正歯科治療は何歳まで受けられますか？

A **歯周組織に問題がなければいくつになっても受けられます。**

力を加えると歯が位置を変えるのは、子どもでもおとなでも同じこと。歯を動かすうえで歯ぐきや歯を支える歯槽骨などに問題がなければ、50代でも60代でも矯正歯科治療を受けることができます。ただし、おとなは子どもに比べて代謝が低く、歯周病である可能性も高いため、動的治療に入る前の事前処置に時間がかかることもあります。これらのことを踏まえ、見た目をよくするだけでなく、歯周病を予防する観点から、原因となる歯並びや咬み合わせの悪さを改善するために矯正歯科治療を考えるのはよいことです。

最近では、よく噛める自分の歯があることが心身の健康によい影響を及ぼすと広く知られてきたため、矯正歯科治療に取り組むシニアが増えてきています。

もう年だからと諦める前に、一度、矯正歯科を専門とする先生にご相談ください。

動的治療中一時的にブラケットをはずすことはできますか？

短期間であれば、はずせます。

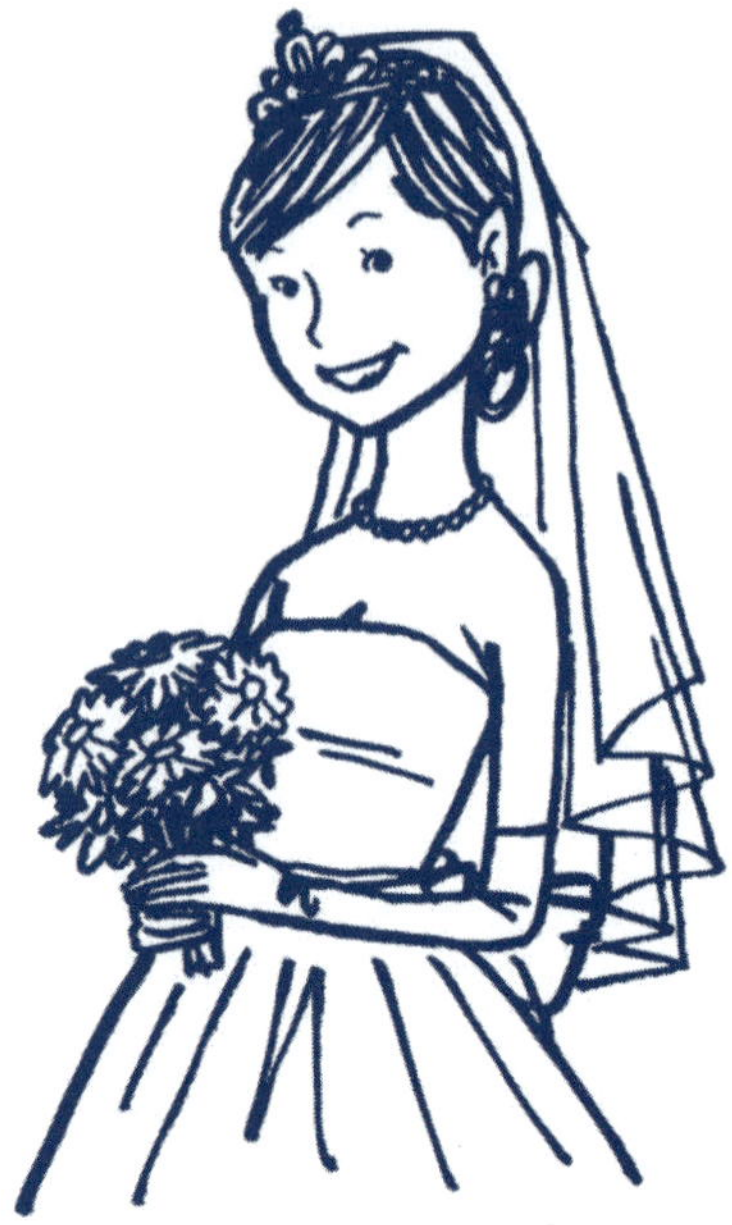

頻繁に取りはずすことはおすすめできませんが、成人式や結婚式、あるいは病院での検査や治療などのために1〜2日ブラケットをはずすことは可能です。ただし、そのためには矯正歯科に来院する必要があるため、事前に予約を入れ、前日にははずしておくほうがよいでしょう。

また、装置をはずしている期間が2週間以上になる場合は、せっかく動いた歯が後戻りするなど治療の経過にロスが生じることがあります。それを最小限にするためには、ブラケットの代わりに取りはずしのできるリテーナーを装着し、咬み合わせや歯の位置がズレないようにすることをおすすめします。そしてもちろん、用事

「プチ矯正」って何ですか？

簡便さを誇張したいわゆるセールストークです。

短期間で簡単にできる矯正歯科治療をアピールするために、近頃「プチ矯正」という言葉が歯科医院のホームページ上に散見されます。いわゆる歯の一部分にブラケットをつけた部分矯正のことですが、簡便さを強調するという点で、医療広告法や厚生労働省の医療機関ホームページガイドラインに抵触する懸念もあり、注意が必要です。

矯正歯科治療を希望する患者さんの中には、咬み合わせや歯並びの一部分のみの改善を希望される方がいますが、一部分の改善がむしろ全体の咬み合わせや歯並びを不安定にすることもあります。また、動かしたい歯にだけ矯正装置をつけても歯は思った方向に動いてくれません。歯を動かすには、土台となる固定源が必要です。1本の歯を動かすためには、ほかの歯にも装置を装着する必要があるのです。

本当に部分的な治療でよいかどうかは矯正歯科を専門とする先生が慎重な診断のもとに判断する必要があることをご理解ください。

が終わったら、速やかにブラケットをつけて治療を再開します。なお、ブラケットの取りはずしには、一般的に装置の撤去や再装着料に費用が別途必要になります。くわしくは主治医にご相談ください。

Q 差し歯やブリッジがあっても矯正歯科治療は受けられますか？

A 多くの場合問題なく受けられます。

歯は「歯根部（歯ぐきに埋まっている部分）」と「歯冠部（歯ぐきから出ている部分）」に分けられますが、差し歯とは基本的に歯冠部にかぶせものをした歯のことを指します。矯正歯科治療は、歯の根もとから動かしていく治療ですから、かぶせものの部位や大きさにもよりますが、歯根部がしっかりしていれば、差し歯があってもたいていの場合、問題なく治療できます。ただし、何本か歯を失って大きなブリッジが入っている場合は、ブリッジをいったんはずして、プラスチックでできた仮歯などの人工歯を入れてから治療することもあります。また、天然の歯と比べるとブラケットをつけるための特殊な接着剤がつきにくいため、治療途中で矯正装置がはずれることも考えられます（その場合も再度接着剤でつけ直せば問題ありません）。

一般的に、差し歯やブリッジはよくない歯並びに合わせてつくられていることが多いため、矯正歯科治療によって歯並びが整った後、つくり直す必要が出てきます。もちろん、見た目が気にならなければ以前からの差し歯をそのまま使用することも可能ですが、新しい咬み合わせに合わせて差し歯をつくり直したほうが、機能的にも審美的にもすぐれているといえるでしょう。

抜けたり、折れたりした歯がある場合も、矯正歯科治療で歯を動かすことで隙間をなくすことができます。

一方、叢生《そうせい》や上顎前突の場合、動的治療の前に歯を抜いてきれいに並ぶスペースをつくることがありますが、その際、すでに抜けてしまった歯があればそのスペースを利用したり、むし歯などで長くもたない歯があればその歯を抜いたりして治療を進めます。

事故などで折れてしまった歯があっても、歯ぐきの中に歯根が残っていれば、矯正歯科治療でそれを引っぱり出し、その歯を土台にして差し歯にすることも可能です。諦めずに矯正歯科医にご相談ください。

Q 矯正歯科治療をしている間生活面ではどんな影響があるの？

A 食べものや歯みがき以外にもこんなことが挙げられます。

動的治療中はブラケットが取れやすくなるのを防ぐため、硬いものや大きなものを食べるのは避け、噛みやすい一口サイズのものをとるようにしましょう。また、食後は歯みがきをしっかりするようにしてください。

それ以外は特別な注意は必要ありませんが、しいて挙げるなら、次のようなことになります。

●発音

さほど大きな影響は出ませんが、ブラケットに慣れるまでは「サ行」や「タ行」、英語では「th」、「s」、「z」、「ts」、「ds」、の音が出しにくくなります。しかし、ほとんどの場合、1～2か月もすれば慣れてきて、通常の発音ができるようになります。よく歯の裏側に矯正装置をつけると、話しづらいといわれますが、これも慣れによってカバーできるようです。ただ、アナウンサーや歌手など、正確な発音を求められる方の場合は、主治医との相談、話し合いが必要でしょう。

●楽器の演奏

唇を使う管楽器の演奏は、ブラケットをつけてすぐの頃は思うような音を出しにくい場合があるようですが、時間とともに出せるようになります。フルートのような木管楽器やマウスピースの大きい金管楽器は比較的、支障が少ないでしょう。

一方、唇を楽器に押しあてて音を出すトランペットやホルンといった金管楽器は、演奏によって唇の粘膜に痛みが出たり、高音が出しにくいといった影響があります。また、サックスやクラリネットのような縦笛系統の楽器は、指しゃぶりと同じような力を歯に与えるため、上顎前突や開咬になりやすく、治療中の歯の動きを妨げることもあります。特に、もともとの不正咬合が上顎前突や開咬の方には好ましくないといえます。

●スポーツ

ブラケット装着中は、ラグビーや柔道などボディーコンタクトのあるスポーツはできるだけ避けたほうが安全です。どうしても行う場合は、装置のついた歯を覆うようなシリコン製のカバー（スポーツマウスガード）を利用し、歯をガードしましょう。

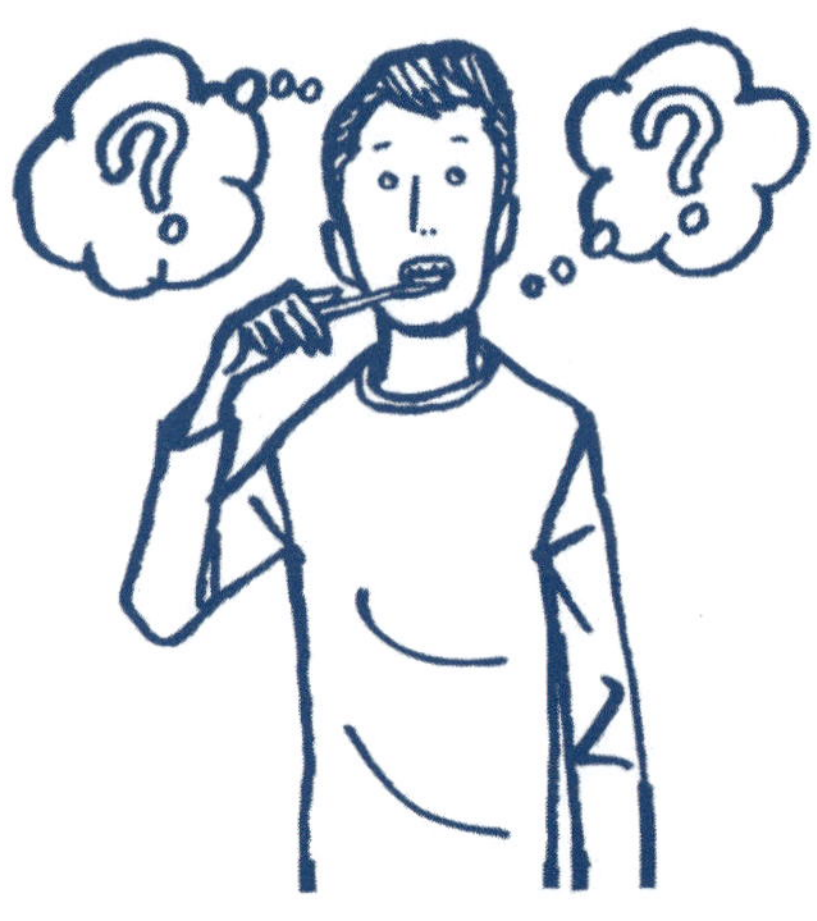

Q 治療後の後戻りは誰にでも起こるもの？

A 多かれ少なかれ誰にでも起こり得ます。後戻りを防ぐために、ぜひリテーナーを利用しましょう。

矯正歯科治療後の後戻りとは、歯が少しずつもとの状態に戻ろうとすることをいい、大なり小なり誰にでも起こるものです。しかし、せっかく時間と費用をかけて治した歯並びがもとの状態になってしまったのでは、悔やんでも悔やみきれません。そこで、動的治療の後は、リテーナーという保定装置を装着し、動かした歯をその位置で保つことになります。つまり、動的治療が終われば治療が終わりではなく、実際にはその後の保定期間が重要となるわけです。

リテーナーは矯正装置をはずした直後から数か月は食事と歯みがきのとき以外は装着し、その後、徐々に装着時間を減らしていきます。リテーナーの使用期間は矯正歯科によって意見が分かれますが、長ければ長いほどよいでしょう。くわしくは主治医の指示に従ってください。

一方、残念ながら後戻りが起きて再治療をするという場合は、行きにくくても早めに、以前治療した主治医のもとを訪ねるのがおすすめです。なぜなら、そのほうが料金的にも安くなる場合が多く、初診時の状況を把握したうえで治療してもらえるからです。また、歯型やカルテも保管されていることが多いため、治療がスムーズに運びます。

Q 動的治療中もかかりつけの一般歯科に通ったほうがいいのでしょうか？

A 基本的には矯正歯科でのケアだけで十分ですがなかには一般歯科との連携で治療を進めるケースもあります。

動的治療中は、通院のたびに矯正歯科で歯のクリーニングなどのケアを受けることになります。そのため、基本的にはクリーニングの目的で一般歯科に通院する必要はありません。ただし、事前処置として歯周病の治療をした方は、動的治療中もリスク回避の目的で一般歯科に通院するのはよいでしょう。

おとなになってから矯正歯科治療を受ける方の中には、咬み合わせを回復させることが目的の場合もあります。具体的には、歯が抜けたまま放置したことで両隣の歯が空いた歯の隙間に傾いてきたため、傾いた歯を矯正歯科治療で起こし、動的治療終了後にインプラントやブリッジを入れて咬み合わせを整えるといったケースです。こうした場合には、それぞれの患者さんの状態に合わせて歯周病治療や顎関節治療、あるいは歯の欠けた部分を修復する補《ほ》綴《てつ》治療を専門とする診療科と連携しながら矯正歯科治療を行っていくことになります。

Q おとなの矯正歯科治療にかかる費用は、どれくらい？

A 治療費の目安は、80万～120万円です。

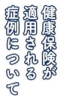

健康保険が適用される症例について

一般的な矯正歯科治療には健康保険は適用されませんが、例外として口唇・口蓋裂やクルーゾン症候群といった先天性疾患に起因する咬合異常や、あごの外科手術を伴う顎変形症の矯正歯科治療には健康保険の取り扱いが可能になります。くわしくは、左ページのQ&Aをご覧ください。

基本的に自費診療である矯正歯科治療は、地域や治療機関の治療方針、患者さん一人ひとりの症例の難易度などによって治療費が異なり、全国一律の料金というものがありません。ここではその目安となるよう、首都圏にある代表的な大学歯科病院、矯正歯科専門開業医の矯正歯科治療費の目安を表にまとめました。

全体として見ると、矯正歯科治療にかかるすべての装置料を最初に一括計算しているところと、使用する装置ごとに料金を決めているところとがあります。治療費においても、治療前に費用を一括で設定するトータルフィー制をとるところと、毎回の通院ごとに調整料を必要とする調整料制のところとに分かれるようです。

大学歯科病院では、使用する装置ごとに細かく料金が設定されており、不正咬合の状態や治療方法によって治療費が異なります。

矯正歯科専門開業医の費用は、平均すると大学に比べて同等もしくはやや高めですが、本来が教育機関である大学病院は、診療時間が平日の昼間に限られることが多く、学校や会社を抜けて通院しなければならないことを考えると、矯正歯科専門開業医のほうが受診しやすい場合があります。

矯正歯科治療費の目安（あくまでも概算です）

治療先	初診・相談料	検査・診断料	動的治療費	調整料（×30回）	合計
大学病院A	8,000円	105,000円	350,000～510,000円	210,000円	673,000～833,000円
大学病院B	3,000円	51,000円	800,000～900,000円	0円	854,000～954,000円
大学病院C	4,000円	60,000円	800,000円	150,000円	1,014,000円
矯正歯科専門開業医	2,000～5,000円	30,000～70,000円	500,000～900,000円	90,000～210,000円	800,000～1,200,000円

※料金は税別。
※矯正歯科治療に伴う抜歯、アンカースクリューの埋入、一般歯科治療などは除く。
※料金は医療機関によってまちまちですので、くわしくは各医療機関にお尋ねください。
※動的治療費は、マルチブラケットを使用した場合。
※治療期間は30か月で計算。

Q 顎変形症の治療は健康保険が適用されるの？

A 顎口腔機能診断施設の指定を受けた医療施設で矯正歯科治療を行うなど一定の条件を満たした場合です。

そもそも顎変形症に対する矯正歯科治療に健康保険が適用されるのは、顎変形症という状態が発音や咀嚼《そしゃく》に支障をきたす病気であるため。ただし、健康保険の適用には次のような条件があります。

①顎変形症と診断され、矯正歯科治療と併用して外科手術を行うこと。②「顎口腔機能診断施設」の指定を受けた医療施設で矯正歯科治療を行うこと。③矯正歯科治療と外科手術ともに健康保険の適用範囲内で行い、混合診療しないこと。

こうした条件によって顎変形症の保険治療では使用する矯正装置が限定されることとなり、歯の裏側からの矯正歯科治療や、カスタムメイドのアライナー型矯正装置を用いた治療はできません。仮に健康保険適用外の矯正処置が混在すると、矯正歯科治療費だけでなく入院や手術費用などすべての費用が自費払いとなってしまいますので注意してください。

なお、健康保険適用の場合の自己負担は3割となり、矯正歯科治療費は20万～30万円前後。入院・手術費用は下あごのみの手術で20万円前後、上下のあごの手術で30万～40万円前後です。

つまり、健康保険適用での顎変形症治療にかかる費用は、概算で40万～70万円程度となります。

Q おとなの矯正歯科治療でも医療費控除は受けられますか？

A 咬合異常や咀嚼障害、機能障害を治すための矯正歯科治療であれば控除の対象となります。

医療費控除とは、本人およびその扶養家族が1月1日から12月31日までの1年間に10万円以上の医療費（あるいは所得の5％以上）を支払った場合、その超過分を医療費控除の対象として、翌年の2月16日から3月15日までに税務署に申告すれば一定金額の所得控除が受けられる制度のことをいいます。

矯正歯科治療の場合、一般的に18歳以下であればすべて医療費控除の対象となりますが、おとなの場合、審美目的による矯正歯科治療は控除の対象になりません。ただし、咬合異常や咀嚼障害、顎関節症などの機能障害を治すための矯正歯科治療であれば控除の対象となります。該当する場合は、忘れずに申告してください。

なお、控除の対象となるのは、矯正歯科治療にかかった費用（検査・診断料、装置代、処置・調整料など）や、通院のための交通費（バスや電車など公共交通機関。バスや電車での通院が困難な場合のタクシー代）などです。金額を証明する領収書などは、すべて保管しておきましょう。

くわしくは税務署にご相談ください。

Q

治療中、転居などでクリニックを変わる場合 これまで支払った治療費は、戻ってきますか？

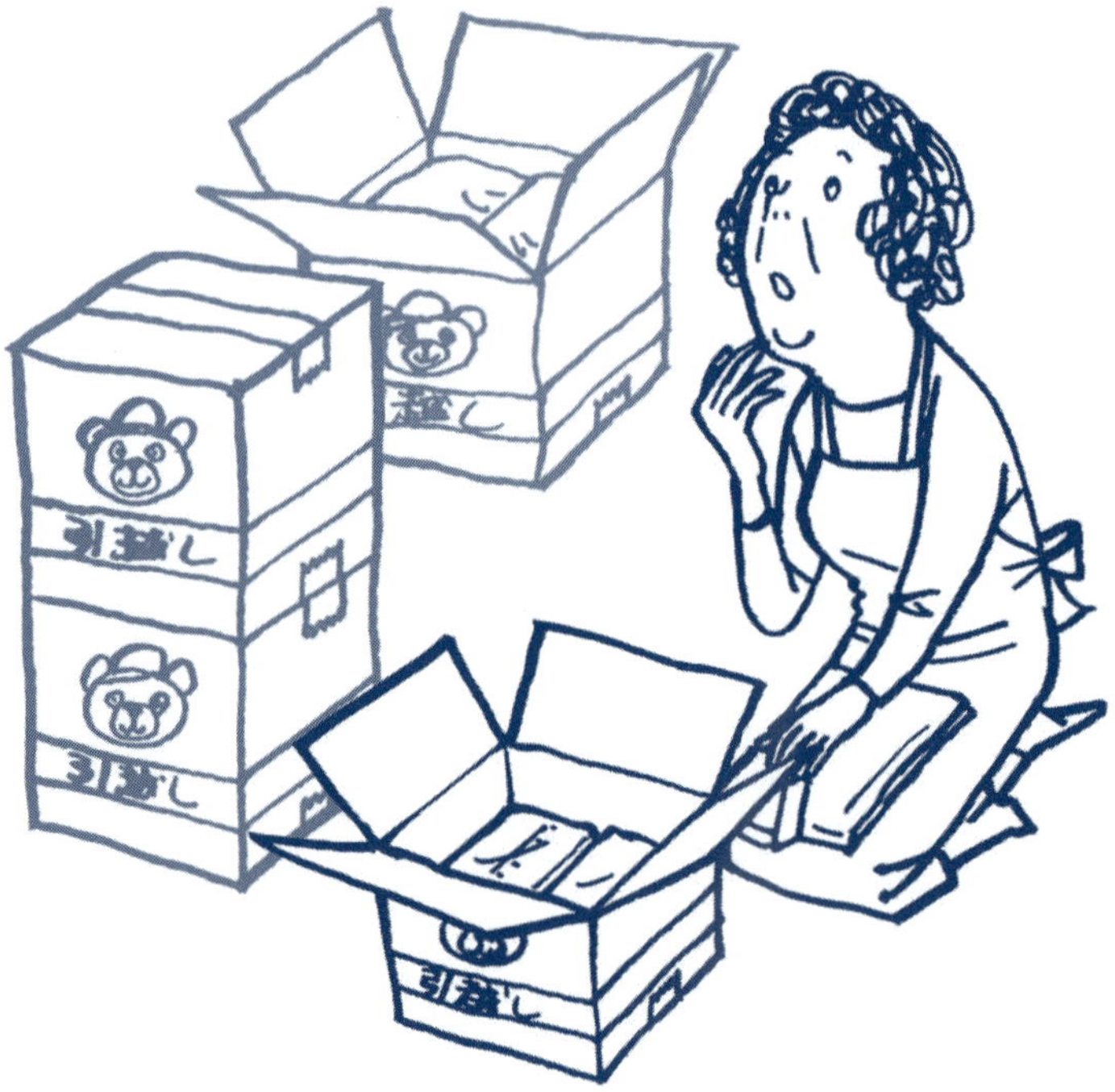

A 治療の進行に応じて精算されます。

引っ越しなどで矯正歯科治療中にやむを得ず転医(治療を受けているクリニックを途中で変わること)する場合、気になるのが治療費の精算です。基本的に、治療の進行状況より多くの費用を払っている場合は、転医する前にこれまでかかっていた矯正歯科から払いすぎている金額を返してもらい、逆に治療の進行より支払いが少ない場合は、その不足分を支払うことになります。

こうした精算に関するトラブルを避けるためにも、治療を始める前に「転医の際の費用精算」について確認しておくとよいでしょう。

日本臨床矯正歯科医会では、転医の際も患者さんが安心して治療を続けられるよう、北海道から沖縄まで全国を網羅する会員ネットワークを生かし、転居先にできるだけ近い場所で開業する矯正歯科医を紹介する「転医システム」を構築しています。この転医システムでは矯正歯科医の紹介のほか、治療進行状況に応じた治療費の精算や治療経過を含む転医資料の作成・送付を行うことで、スムーズな引き継ぎにつなげています。

Q 主治医のやり方に納得がいかない。矯正歯科治療について第三者的に相談できる場所ってありますか？

A まずは主治医とよく話し合いを。それでも納得がいかないときはセカンドオピニオンを利用しましょう。

せっかく始めた矯正歯科治療を望ましい結果につなげるためには、患者さんと矯正歯科医、そしてクリニックのスタッフとが、それぞれ信頼関係でつながっていることが大切です。そのため、患者さん本人に疑問や不安があるのなら、矯正歯科の主治医に相談して、よく説明してもらい、早めに疑問や不安を解決しておくことをおすすめします。

主治医と話しても納得のいく説明が得られない場合は、セカンドオピニオンとして、ほかの矯正歯科医の意見を聞いてみるのもよいでしょう。ただし、初診時の模型やセファロなどの検査資料は必要ですので、主治医から提供を受ける必要があります。また、相談時点の検査資料も必要になりますので、相談先での費用がある程度かかるとお考えください。

相談先としては、この本を監修している日本臨床矯正歯科医会が公式ホームページ内に開設している「矯正歯科何でも相談」（92ページ）を利用するのもひとつの方法ですが、治療中の経過に関する相談は実際に相談者の口腔内を診て経過などを聞かないと何ともいえないため、矯正歯科医院でのセカンドオピニオンを受けるほうがよいと思います。

治療に納得がいかないときに大切なのは、主治医との話し合いです。セカンドオピニオンを利用する際もいきなり他所を訪ねるのではなく、まずは主治医と話をしておくことをおすすめします。

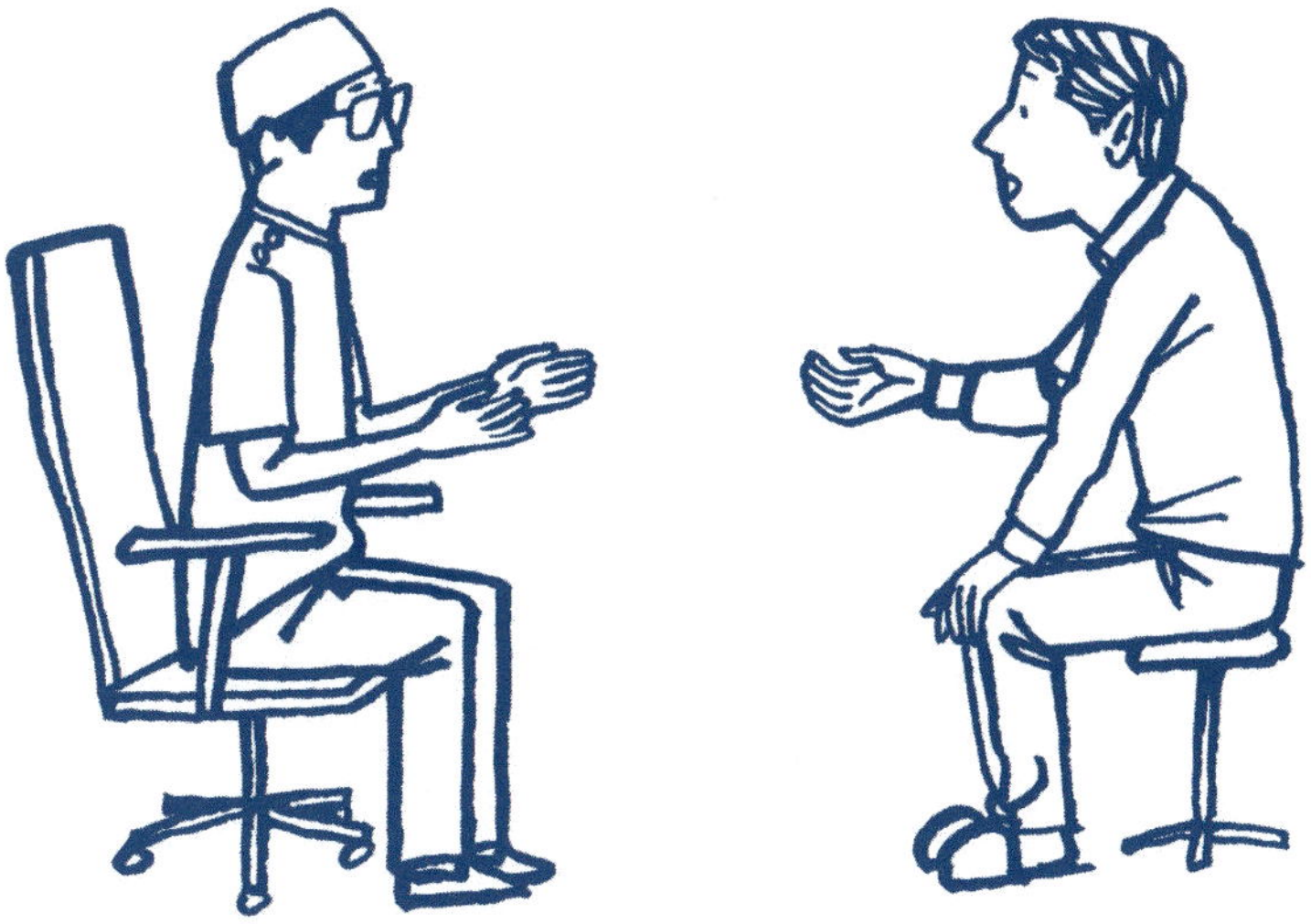

Q

アレルギーがあっても矯正歯科治療を受けられますか？

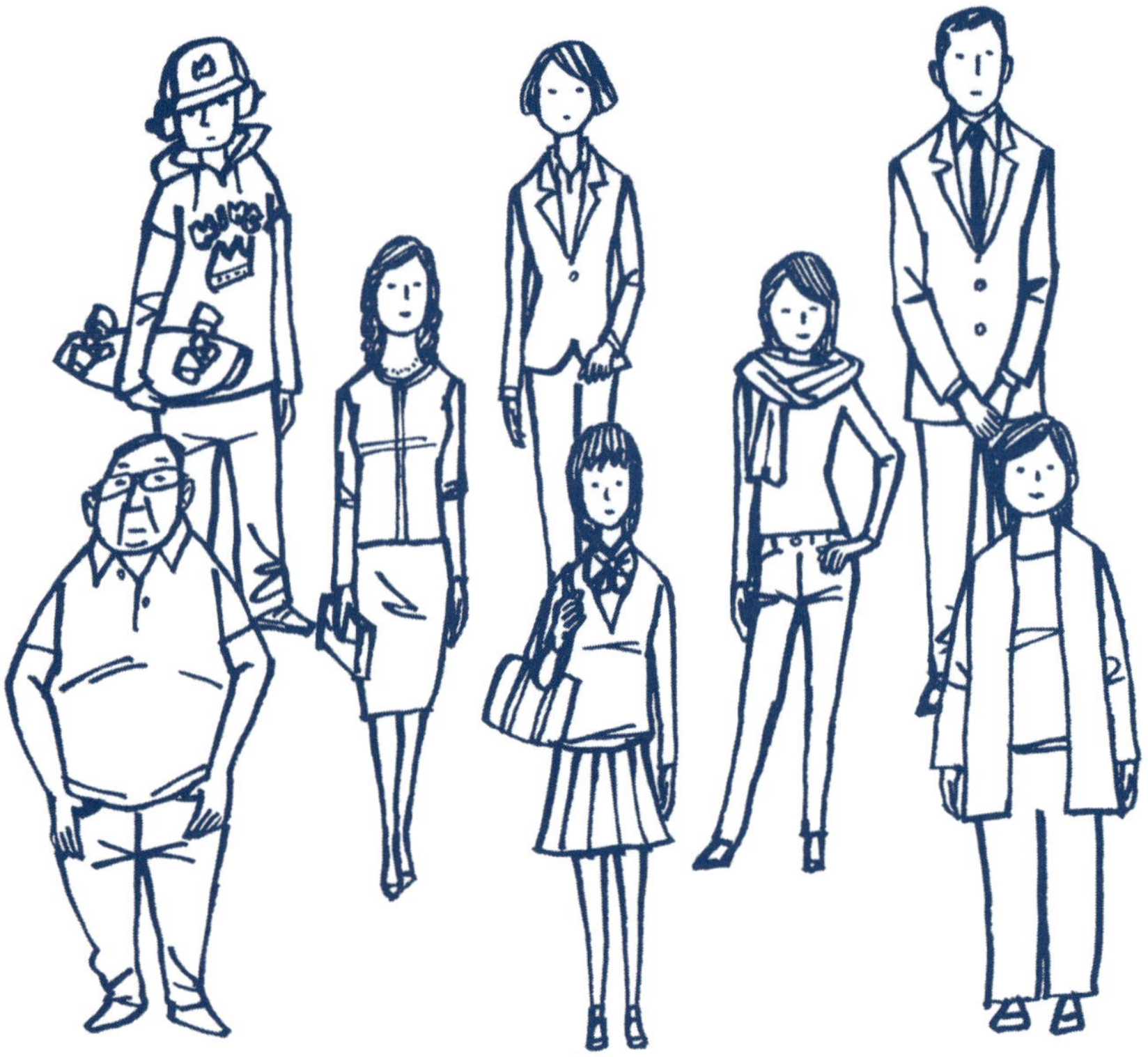

A あなたに合う装置を主治医が選ぶので大丈夫です。

矯正歯科治療に用いられるワイヤーやブラケット、バンドのほとんどには、金属アレルギーを発症させるニッケルやクロームなどの金属元素が含まれています。

しかし、金属アレルギーの方を治療する場合、主治医がセラミックやプラスチックなど、アレルギーに対応した装置を選択するため、事前にアレルギーについて申告すれば基本的に心配ありません。ただし、使える器具の制約があるため、多少治療の流れが変わる場合もあります。くわしくは矯正歯科の主治医にご相談ください。

また、矯正歯科医や歯科衛生士が使用するラテックスのゴム手袋もアレルギーの原因となりますが、この場合もラテックスフリーの手袋があるので、それを代用して対応することになります。

ほかにも、喘息のある方には鎮痛剤として「ロキソニン」は処方できないなど、いろいろな制約があります。アレルギーの傾向がある方は、皮膚科でパッチテストを受け、何に対してアレルギーがあるのかを正しく把握し、その結果を主治医にきちんと申告しておくことが大切です。

Q

ブラックトライアングルって何ですか?

A

歯間と歯ぐきの間にできる黒く見える隙間です。

おとなが矯正歯科治療を受けると、ブラック・トライアングルといわれる三角形の隙間が歯と歯の間にでき、歯ぐきが下がり、歯が伸びたように見える場合があります。これは矯正歯科治療を受けたからというより、これまで歯並びがデコボコしていたため、本来あるはずの歯間乳頭（歯と歯の間の三角形の歯肉）がなくなっていたところに、治療によって歯がきれいに並び、隙間が目立つようになったことが原因だと考えられます。

あるいは、これまで腫れていた歯ぐきが治療を終えたことで引き締まったことや、歯周病でもともとの歯槽骨がなくなり、歯ぐきが退縮していたことなども一因でしょう。

いずれにしても、ブラックトライアングルができたことで歯の強度が弱まったわけではなく、歯の健康にも問題はありません。まずは治療前に、ブラック・トライアングルができる可能性やできるだけ目立たなくする方法などについて主治医から説明を受けておきましょう。

個人差はあるものの、年齢とともに歯ぐきは退縮していきます。それを少しでも防ぐには、日常での正しい歯みがきが大切です。過度なブラッシングは退縮の原因となるので避け、軽い力でみがくように心がけてください。

Q

日本臨床矯正歯科医会ってどんな団体?

A

矯正歯科の専門開業医が所属する国内最大の団体です。

公益社団法人 日本臨床矯正歯科医会は、１９７２年の設立以来、45年以上の歴史をもつ日本で最大規模の矯正歯科専門開業医の団体で、全国12支部、約４５０名の会員が所属しています。同会の会員になるには、矯正歯科臨床を専門に5年以上の経験を積み、さらに所属支部会員１名を含む会員３名以上の推薦を受けた歯科医師に限られます。

日本臨床矯正歯科医会は、矯正歯科のプロフェッショナル集団として、「よい咬み合わせときれいな歯並びによって心身の健康を育む」ことを治療目的とし、見た目の美しさだけでなく、咬み合わせの改善や咀嚼機能の向上、口全体の健康増進など、総合的に取り組んでいます。

その活動内容については、92ページをご覧ください。

日本臨床矯正歯科医会では こんな取り組みをしています

「ブレース スマイルコンテスト」の開催

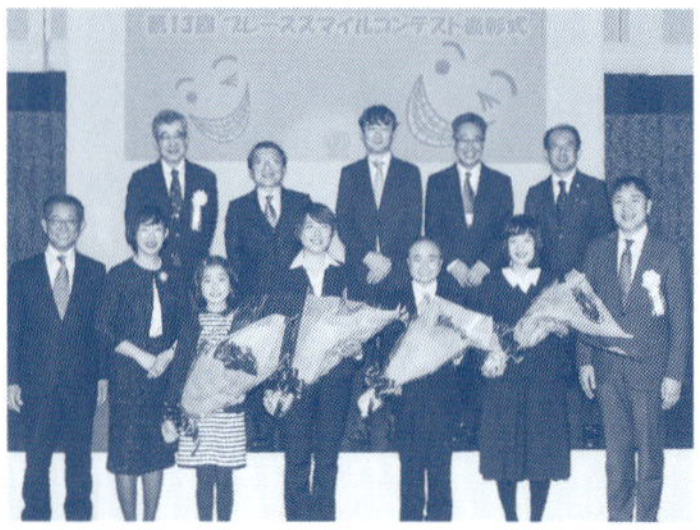

日本臨床矯正歯科医会では8月8日を「歯並びの日」と制定し、2005年より毎年、矯正装置（ブレース）をつけた笑顔の写真コンテスト「ブレース スマイル コンテスト」を開催しています。矯正歯科治療に前向きに取り組んでいる患者さんの笑顔の写真とコメントから受賞作品を選び、表彰しています。表彰式までの流れは、93ページをご覧ください。

「市民セミナー」の開催

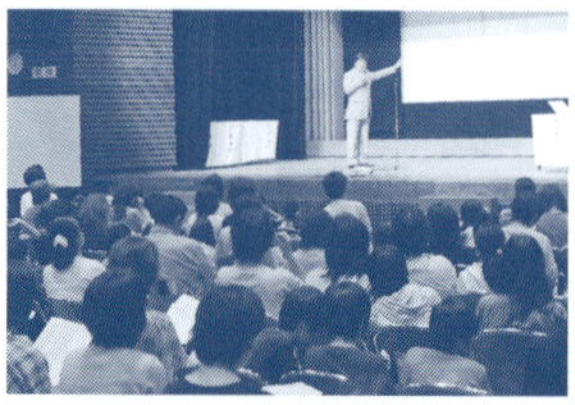

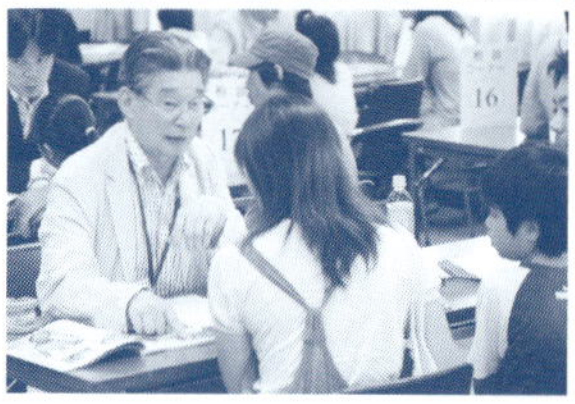

「矯正歯科治療について気軽に相談できる場がほしい」という声に応えるために、全国で無料セミナーを開催しています。専門家の講演や実際に治療を経験した方々によるトークショーなどを通して、矯正歯科治療の正しい理解と普及を目指しています。

「矯正歯科何でも相談」の設置

2004年3月から日本臨床矯正歯科医会のホームページに、矯正歯科治療に関する疑問や困っていることなどを無料で相談（投稿）できる窓口を設置しています。寄せられた相談には、同会の社会医療委員会が回答。また、過去の質問と回答は白書としてまとめ、定期的に同会の会員宛てに配布し、組織内での情報共有を図っています。

「養護教諭向け無料講演」の開催

全国各地で開催される養護教諭の集会で、矯正歯科治療をわかりやすく解説するための講演を無料で開催。矯正歯科に対する養護教諭の知識向上に努めることで、発育期の子どもたちのすこやかな咬み合わせをサポートしています。

「意見広告」の出稿

新聞や雑誌、テレビなどさまざまなメディアへの意見広告の出稿を通して、「ただしい矯正歯科治療」についての啓発・普及活動を行っています。

「啓発本」の監修

矯正歯科治療に関する書籍の監修・発行を通して、安定した咬み合わせをつくる大切さ、そのために必要となる治療についてなど、矯正歯科治療の意味と意義、そしてその内容への啓発を行っています。

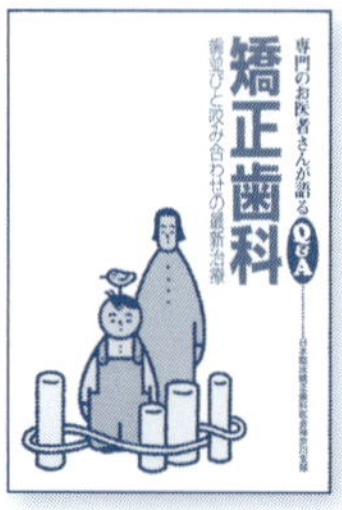

『専門のお医者さんが語るQ&A
矯正歯科
歯並びと咬み合わせの最新治療』

日本臨床矯正歯科医会 神奈川支部
保健同人社／ 1,350円（税別）

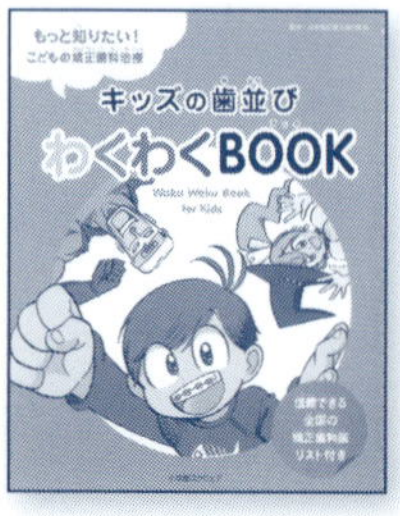

『もっと知りたい！
こどもの矯正歯科治療
キッズの歯並び わくわくBOOK』

日本臨床矯正歯科医会 監修
小学館スクウェア／ 952円（税別）

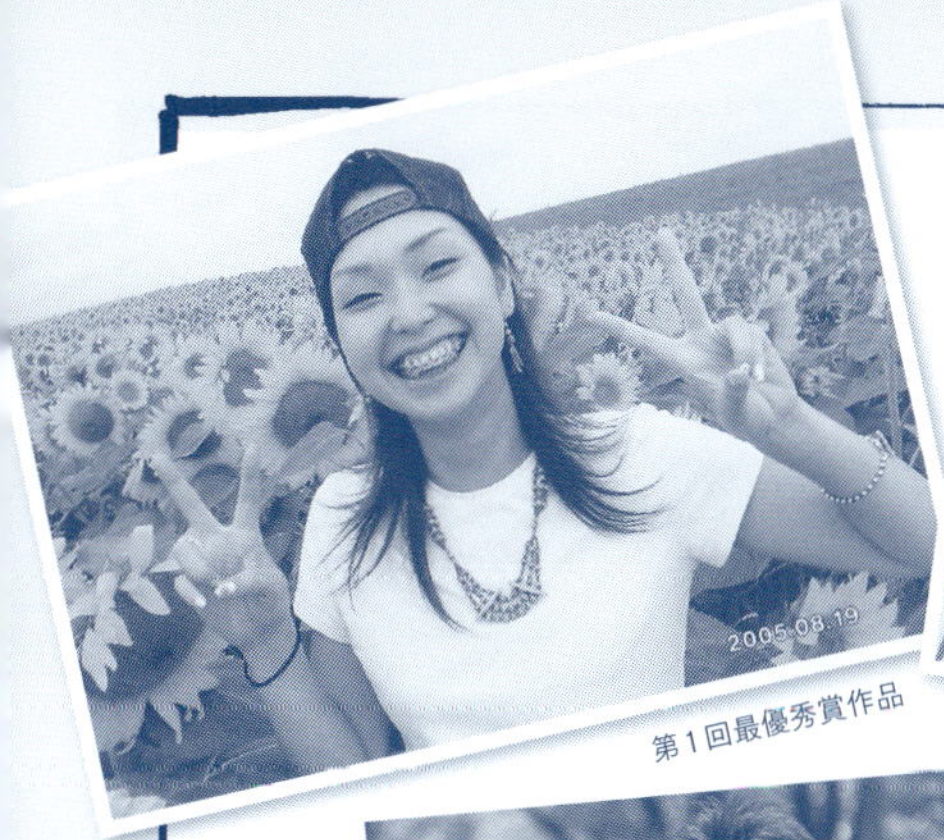

第１回最優秀賞作品

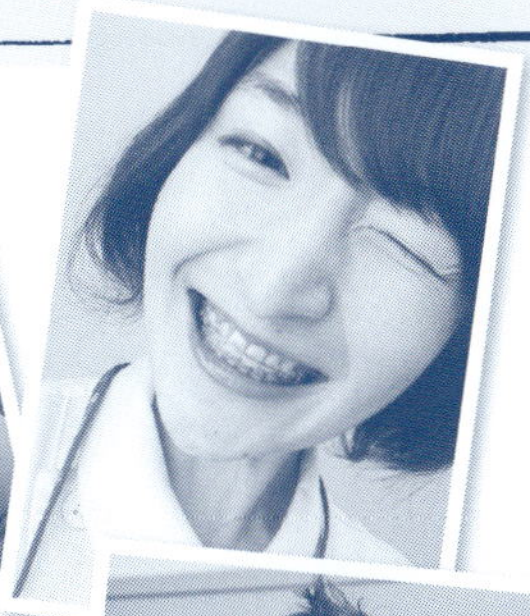

第９回
優秀賞作品

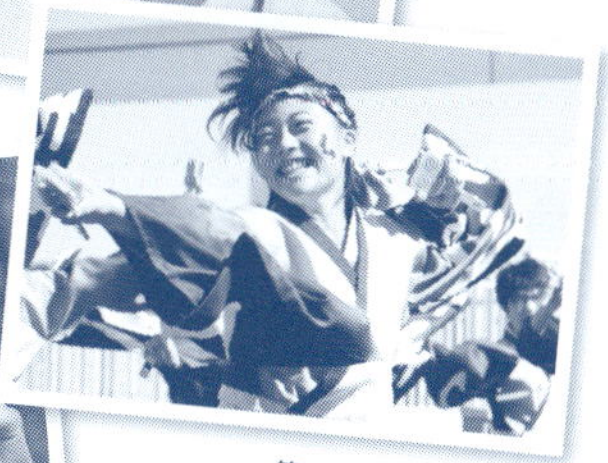

第13回最優秀賞作品

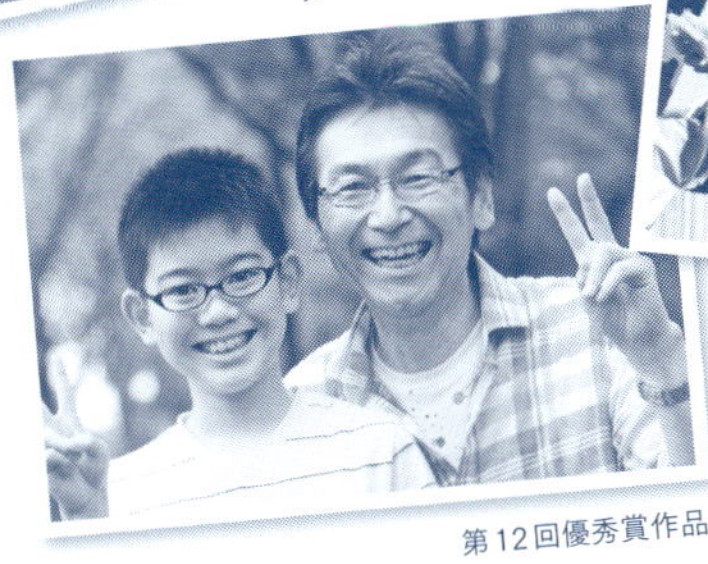

第12回優秀賞作品

What's ブレスマ？

「ブレスマ」こと「ブレース スマイル コンテスト」は、矯正歯科治療をしている方の最高の笑顔を対象にしたユニークな写真コンテストです。作品募集から表彰式までの流れをご紹介しましょう。

1 作品募集の開始

毎年夏に応募のテーマとともに作品募集がスタート。矯正歯科の掲示板やホームページ、地域の新聞、雑誌などを通して、全国的に「ブレスマ」が告知されます。

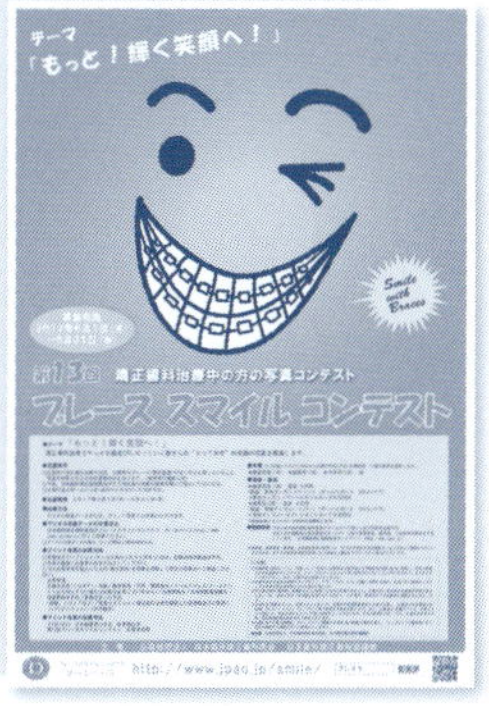

2 一次審査

全国から集まった応募写真を、日本臨床矯正歯科医会の先生や器材協議会、日本矯正歯科学会、日本学校歯科医会などの代表者の方々が丁寧にチェック。なごやかなムードの中、一次審査が行われます。

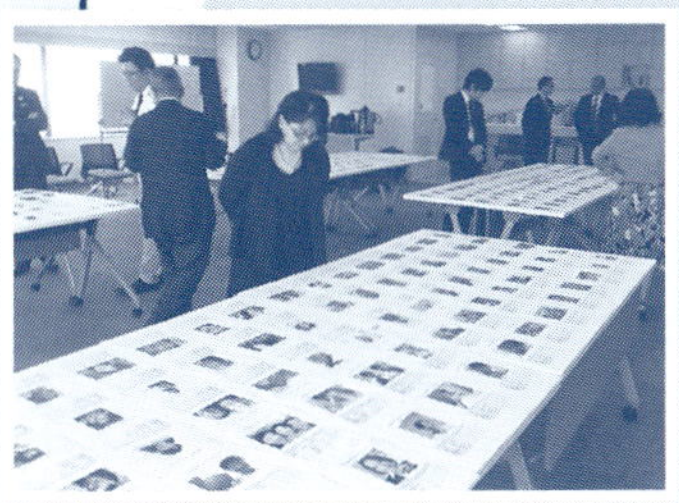

3 二次審査

時と場所を変え、一次審査を通過した作品をさらにチェックし、最終審査を行います。多数の素晴らしいブレース スマイルの中から受賞作品を選ぶのは、楽しくも大変な作業です。

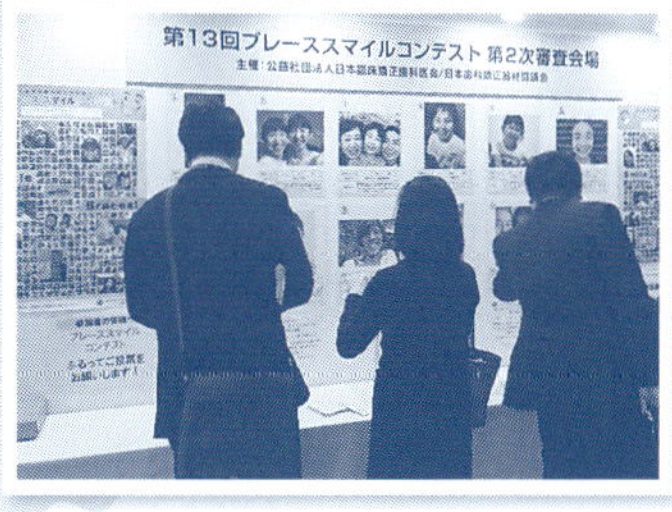

4 表彰式

受賞者には賞金および記念品の贈呈が。そして受賞者全員で記念撮影も行います。最初は緊張ぎみの受賞者の方々も、式典の進行とともに、リラックスした表情になります。

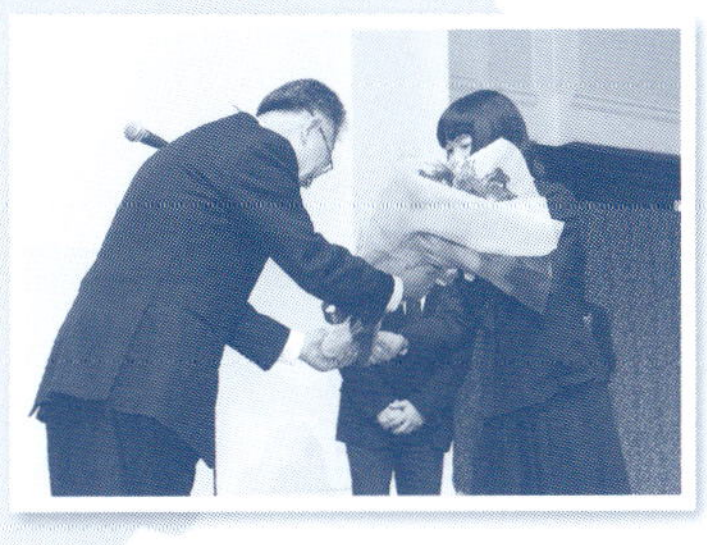

支援事業

大規模災害孤児・遺児矯正歯科治療費支援事業

日本臨床矯正歯科医会では、大規模災害で親を亡くし、矯正歯科治療を受けたくても受けられない状況にある孤児（満20歳未満）に対し、所属の矯正歯科医が担当医となって無償で矯正歯科治療を行う「大規模災害孤児・遺児矯正歯科治療費支援事業」に取り組んでいます。

この事業は2011年に発生した東日本大震災発生直後に行われた「被災矯正歯科治療患者治療費補助事業」から発展したもので、2014年には、その対象を孤児だけでなく遺児にも広げました。そして2016年、日本では地震以外の大規模災害も頻発することから、特定非常災害に指定された災害被災者を対象としての支援事業とし、2019年度までに計15名の患者さんへの支援を実施しています。

東日本大震災に対して行った支援活動

東日本大震災を機に、日本臨床矯正歯科医会では以下の5つの事業を通して支援活動に取り組んできました。

矯正歯科被災者支援フリーダイヤル

震災により矯正歯科治療の継続が困難になった被災患者さんとその保護者を対象に、矯正歯科治療に関する相談を無料で受け付けるフリーダイヤルを開設し、2011年5月22日から同年9月30日までの期間に144件の相談を受けました。

※現在、フリーダイヤル対応は終了しています。

義損金

会員・各支部および海外の各矯正歯科学会・医師会から送られた義損金約662万円を被災地がある支部に分配。また、会の予算より日本赤十字に100万円を寄附しました。

被災患者さんへの治療指針

継続治療あるいは転医の手続きに関して、会の医療管理担当理事や弁護士と相談のうえで災害時の法的な解釈を含めて会員に指針を提示しました。

桜の花プロジェクト

日本臨床矯正歯科医会の執行部有志が日本歯科矯正器材協議会と協力して、口腔衛生用品を2011年3月下旬に1500セット、同年4月中旬に大人用・子ども用各1500セット、被災地の会員を通じて配布しました。

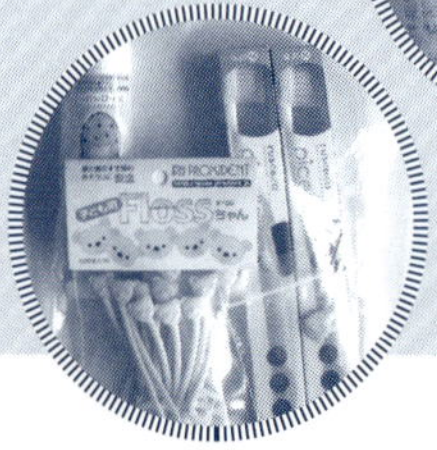

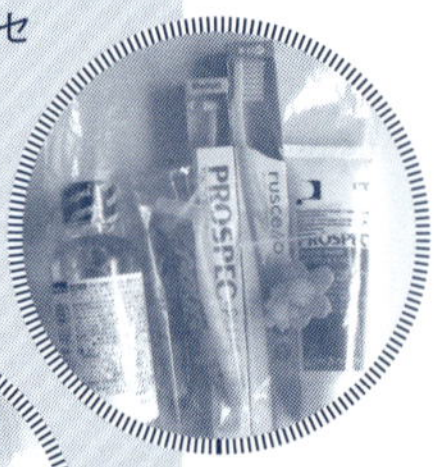

左は子ども用に衛生用品がセットされた「桜の花プロジェクト」。右はおとな用。

被災矯正歯科治療患者治療費補助事業

2011年12月末までに118件、総額978万4,000円の事業となりました。

これからのよりよい治療につなげるために

専門家同士で学び合う年2回の「症例報告」

日本臨床矯正歯科医会では、治療技術のさらなる向上につなげるために、毎年2回（2月・6月）開催される学術大会および例会で会員の症例報告を行っています。これは会員が自らの治療症例を、模型（治療前、治療後、保定2年後の3点）や口腔内写真、治療前の分析結果や治療方針などの資料とともにパネルやファイルにまとめて展示し、その治療評価を会員である矯正歯科医から受けるというものです。出展したすべての症例は日本臨床矯正歯科医会が発行する学術誌に掲載し、データとして長く保管しています。

また後日、症例報告の中から2～3名の優れた症例を選び、治療を担当した会員が症例の診断や治療方法、経過、問題点などについて発表し、質疑応答を行っています。

5年に一度の参加で日頃の治療を振り返る

日本臨床矯正歯科医会では、こうした症例報告への参加を約20年前から全会員に義務づけており、少なくとも5年に一度行うこととしています。会員にとって症例報告とは見識を広げ、臨床の質を高める貴重な機会であり、同時にこの取り組みによって会員の相互扶助の精神を育み、ともに学び、高め合うという風土の醸成につなげているのです。

矯正歯科を専門に行うオルソドンティスト（矯正歯科医）の団体として、これからもこうした活動を通して治療の質の向上を図っていきます。

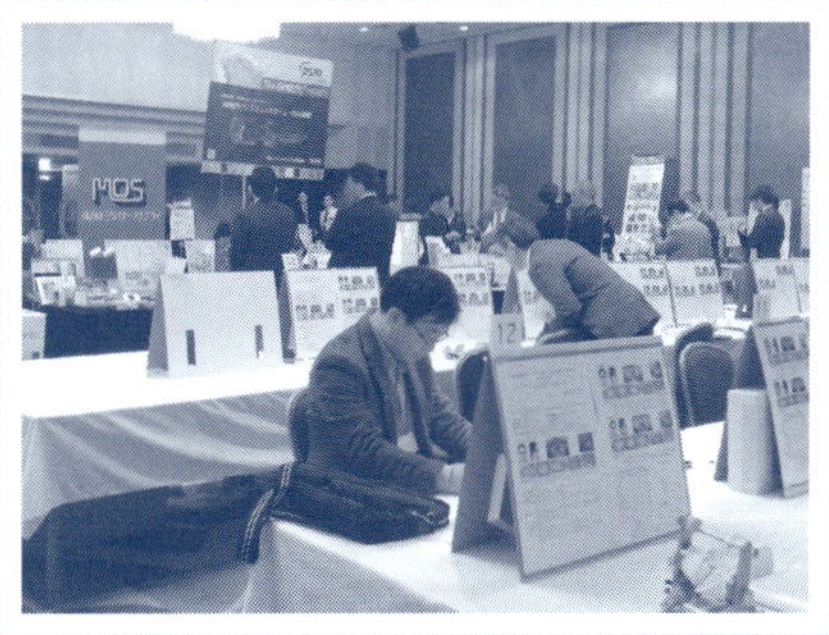

症例報告の様子

信頼できる全国の矯正歯科医を探すには

日本臨床矯正歯科医会は日本で約半世紀にわたって活動を続ける矯正歯科専門開業医の団体です。
会員の診療所は全国に広がっており、その情報は会の公式ホームページからご覧いただけます。
咬み合わせや歯並びが気になったら、身近な診療所に、まずは相談してみましょう。

日本臨床矯正歯科医会

公式サイト

https://www.jpao.jp/

会員診療所の検索はこちらから

知れば知るほど！ 始めたくなる

おとなの矯正歯科BOOK

2019年5月15日　初版第1刷発行
2021年4月10日　初版第2刷発行
2023年2月20日　初版第3刷発行

□ 監修／公益社団法人 日本臨床矯正歯科医会
□ 表紙・ブックデザイン／小田切信二・石山早穂（wip・er graphics inc.）
□ イラスト／ 平野こうじ（p2～p3, p15, p41, p67）
善養寺すすむ（p18, p21～p25）
あべかよこ（p26～p27, p29）
しおたまこ（p30～p32, p36～p37, p39, p53, p58～p60, p65）
中原耕二（p46～p47, p63）
寺山武士（p73～p74, p76～p77）
山本重也（p80, p82, p84, p88～p90）
□ 撮影／河野鉄平（p6～p7, p42～p45, p48～p49）
宮奥 淳（p9～p10, p12～p13, p50～p51）
西 希（p54～p57）
園田賢史（p68～p71）
□ 原稿／村山京子（p6～p14, p42～p45, p48～p51, p54～p57）
□ 校正／長谷川素子
□ 編集制作／冨部志保子（有限会社グルーラップ）

□ 発行／株式会社小学館スクウェア
〒101-0051　東京都千代田区神田神保町2-19　神保町SFⅡ 7F
TEL.03-5226-5781　FAX.03-5226-3510
□ 印刷・製本／三晃印刷株式会社

□ 協力／お問い合わせ先
日本歯科矯正器材協議会
グラクソ・スミスクライン・コンシューマー・ヘルスケア・ジャパン　TEL.03-4231-5000
サンスター　0120-008241
サンデンタル　TEL.06-6245-0950
ソニッケアーコール　0120-418-608
ライオンお客様センター　0120-556-913

※本誌掲載のインタビューは2018年8～10月に行われたものです。

ISBN978-4-7979-8755-3